Princípios de **Cirurgia Bucomaxilofacial**

Equipe de tradução

André Alberto Camara Puppin

Mestre e Doutor em Cirurgia e Traumatologia Bucomaxilofacial pela Pontifícia Universidade Católica do Rio Grande do Sul (PUCRS).
Professor da disciplina de Cirurgia Bucomaxilofacial da Universidade Federal do Espírito Santo (UFES).
Post-Doctoral Training in General Dentistry at the University of Rochester, Eastman Dental Center, NewYork, USA.

Ângelo Menuci Neto

Especialista em Cirurgia e Traumatologia Bucomaxilofacial pela PUCRS.
Professor dos Cursos de Especialização e Atualização em Implantodontia e de Atualização em Cirurgia Dento-Alveolar da ABO-RS.
Cirurgião do Serviço de Cirurgia e Traumatologia Bucomaxilofacial do Hospital Mãe de Deus e do Hospital Mãe de Deus Center, Porto Alegre, RS.

Cristiane Baggio Polido

Especialista em CTBMF pela PUCRS.
Mestranda em Odontologia, área de concentração: Laser, pela Universidade de São Paulo (USP), SP.

Grasiela Antunes Paiano

Especialista, Mestre e Doutora em Cirurgia e Taumatologia Bucomaxilofacial.
Professora de CTBMF da Universidade Federal de Santa Catarina (UFSC).
Professora de CTBMF e Implantodontia Oral da UNISUL, Tubarão, SC.
Serviço de Cirurgia e Traumatologia Bucomaxilofacial do Hospital Florianópolis, SC.

U.J. Moore
FDSRCS (Eng), PhD (Ncle)
Lecturer in Oral and Maxillofacial Surgery University of
Newclastle-upon-Tyne

Princípios de Cirurgia Bucomaxilofacial

5ª Edição

Consultoria, supervisão e revisão técnica desta edição:
André Alberto Camara Puppin
Mestre e Doutor em Cirurgia e Traumatologia Bucomaxilofacial pela
Pontifícia Universidade Católica do Rio Grande do Sul (PUCRS).
Professor da disciplina de Cirurgia Bucomaxilofacial da
Universidade Federal do Espírito Santo (UFES).
Post-Doctoral Training in General Dentistry at the University of Rochester,
Eastman Dental Center, New York, USA.

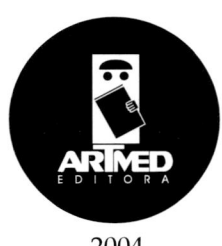

2004

Obra originariamente publicada sob o título:
Principles of oral and maxillofacial surgery

© Blackwell Science Ltd, 2001

ISBN: 0-632-05438-7

Capa: *Mario Röhnelt*

Preparação do original: *César Pinto*

Supervisão editorial: *Letícia Bispo de Lima*

Editoração eletrônica: *Laser House*

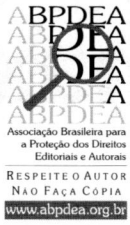

M821p	Moore, U.J.
	    Princípios de cirurgia bucomaxilofacial / U.J. Moore; trad. André Alberto Camara Puppin ... [et al.]. – 5.ed. – Porto Alegre : Artmed, 2004.
	
	    1. Cirurgia bucomaxilofacial - Princípios. I. Título.
	
	    CDU 616-089.844

Catalogação na publicação: Mônica Ballejo Canto – CRB 10/1023
ISBN 85-363-0295-X

Reservados todos os direitos de publicação, em língua portuguesa, à
ARTMED® EDITORA S.A.
Av. Jerônimo de Ornelas, 670 – Santana
90040-340 – Porto Alegre - RS – Brasil
Fones (51) 3330-3444 - Fax (51) 3330-2378

É proibida a duplicação ou reprodução deste volume, no todo ou em parte, sob quaisquer formas ou por quaisquer meios (eletrônico, mecânico, gravação, fotocópia, distribuição na Web e outros), sem permissão expressa da Editora.

SÃO PAULO
Av. Rebouças, 1.073 – Jardins
05401-150 – São Paulo - SP – Brasil
Fones (11) 3062-3757 - Fax (11) 3062-2487

SAC 0800 703-3444

IMPRESSO NO BRASIL
PRINTED IN BRAZIL

Colaboradores

J. G. Cowpe
PhD, BDS, FDSRCS (Ed), FDSRCS (Eng)
Professor of Oral Surgery, University of Bristol.

J. G. Meechan
BSc, BDS, PhD, FDSRCPS (Glas)
Senior Lecturer in Oral and Maxillofacial Surgery, University of Newcastle-upon-Tyne.

K. R. Postlethwaite
FRCS, FDSRCS, MBChB, BDS
Consultant in Oral and Maxillofacial Surgery, Royal Victoria Hospitals Trust, Newcastle-upon-Tyne.

P. J. Thomson
BDS, MBBS, MSc, PhD, FDSRCS, FRCS (Ed)
Professor of Oral and Maxillofacial Surgery, University of Newcastle-upon-Tyne.

Agradecimentos

Este livro-texto teve o seu começo no início da especialidade e muito tem se alterado tanto na disciplina como no livro desde então. É importante agradecer aqueles que criaram o ambiente para essas mudanças e que influenciaram as contribuições para esta edição revisada.

Sou grato ao professor Peter Thomson, que estimulou meu desejo de ver este livro novamente impresso, e a Manchester University Press, que generosamente nos cedeu os direitos autorais do texto original. Blackwell Science, que aceitou de bom grado o desafio de publicar uma nova 5ª edição com toda a revisão e inclusão de novas informações que isso envolveu, e Richard Miles, que particularmente mostrou grande paciência e proporcionou conselhos muito úteis, também devem ser mencionados.

A VU Press, Amsterdam, generosamente permitiu a reprodução de várias ilustrações para o capítulo de deformidades faciais.

Mesmo com todas as facilidades que o computador oferece, o suporte de secretariado continua importante: por ele os colaboradores gostariam de agradecer a Mrs. Beryl Leggat.

Por fim, eu gostaria de agradecer ao meu pai por tudo o que ele me proporcionou, tanto profissional quanto pessoalmente.

Prefácio à 5ª edição

Muito tem sido dito sobre a fragmentação desta especialidade, mas este livro empenha-se em ampliar sua abrangência para conter o padrão estabelecido da cirurgia bucomaxilofacial dentro das raízes essenciais da educação na graduação odontológica.

Tal objetivo se tornou mais fácil pela excelência do texto original, que sofreu o mínimo possível de alterações em relação à edição anterior, embora os tópicos de câncer bucal, trauma maxilofacial, doenças das glândulas salivares, infecção, deformidade facial e farmacologia tenham sido consideravelmente atualizados.

Explicar os princípios que norteiam a área permaneceu como uma prioridade, direcionando esta obra para graduação e início de pós-graduação.

Prefácio da 1ª edição

Há uma necessidade crescente de cirurgiões bucomaxilofaciais no mundo hoje. Um campo operatório que era uma terra de ninguém, parte controlada pelo cirurgião geral e parte pelo cirurgião-dentista, agora se tornou área de um ramo especializado da Odontologia.

No passado, usávamos livros publicados na América do Norte, que, embora bons, não diminuem o agradável encontro com um livro produzido por um cirurgião bucomaxilofacial britânico: aliás, no mundo, hoje, a cirurgia bucomaxilofacial britânica tem, sem dúvida, o mais alto nível geral de treinamento no campo da cirurgia bucomaxilofacial.

J. R. Moore teve uma considerável experiência prática como cirurgião bucomaxilofacial consultor antes de dedicar-se ao ensino e produzir este livro de grande utilidade prática tanto para o estudante quanto para o residente que está aprendendo cirurgia bucomaxilofacial e também de grande interesse para o especialista.

Lamento a fragmentação da profissão odontológica pela divisão desta em muitas especialidades, mas na área de cirurgia bucomaxilofacial há procedimentos que o cirurgião-dentista não deseja realizar. Portanto, conhecer as dificuldades e os riscos de um procedimento cirúrgico bucomaxilofacial é essencial para o cirurgião-dentista, que deve incluir este livro em sua biblioteca.

É com grande prazer que recomendo este livro de J. R. Moore, do University College Hospital, para estudantes e profissionais de odontologia.

T. G. Ward

Sumário

Colaboradores — v
Agradecimentos — vii
Prefácio à 5ª edição — ix
Prefácio da 1ª edição — xi
T. G. Ward

CAPÍTULO 1	O Paciente Novo	15
CAPÍTULO 2	Controle Geral do Paciente	23
CAPÍTULO 3	Problemas Relacionados a Algumas Condições Sistêmicas	35
CAPÍTULO 4	Emergências em Cirurgia Bucal	49
CAPÍTULO 5	Farmacologia em Cirurgia Bucal *J.G. Meechan*	58
CAPÍTULO 6	Sala de Cirurgia, Instrumentos e Equipe Cirúrgica	66
CAPÍTULO 7	Técnicas e Princípios de Cirurgia	77
CAPÍTULO 8	Extração de Dentes e Raízes	92
CAPÍTULO 9	Extração de Dentes Não-Erupcionados ou Parcialmente Erupcionados	109
CAPÍTULO 10	Complicações em Extrações Dentárias	128
CAPÍTULO 11	Preparação da Boca para Próteses	145
CAPÍTULO 12	Tratamento das Infecções Cirúrgicas na Região Orofacial *J.G. Cowpe e J.G. Meechan*	159

Capítulo 13	Tratamento dos Cistos dos Maxilares	177
Capítulo 14	Tratamento do Trauma Maxilofacial	192
Capítulo 15	Tumores da Boca e Câncer Bucal *P. J. Thomson*	224
Capítulo 16	Tratamento Cirúrgico das Glândulas Salivares *J.G. Cowpe*	241
Capítulo 17	Articulação Temporomandibular	251
Capítulo 18	Deformidades Faciais *K.R. Postlethwaite*	260
Índice		271

Capítulo 1
O Paciente Novo

- História
- Princípios do exame
- Procedimento sistemático para exame da boca
- Investigação especial
- Diagnóstico
- Plano de tratamento

É difícil enfatizar o quão importante é uma boa história e um exame clínico meticuloso em todos os pacientes e, baseado nisso, o diagnóstico é estabelecido e o plano de tratamento é elaborado. Um prontuário por escrito claro e detalhado da consulta original é essencial para estimar o sucesso que se segue ao tratamento. Particularmente, isso é verdade se outro colega fosse solicitado para ver o paciente na ausência do profissional habitual. A importância médico-legal de um prontuário acurado não pode ser subestimada.

Em hospitais e na clínica especializada esse procedimento raramente é negligenciado, mas o estudante e o clínico atarefado podem achar cansativo manter um alto padrão quando defrontados com uma série de condições dentárias aparentemente rotineiras. Entretanto, deve-se dispor de tempo suficiente para uma consulta sem pressa na primeira visita, o que ajudará a evitar erros de omissão, e poderá contribuir muito para o sucesso do tratamento e para o interesse do clínico. Com experiência, somente fatos importantes precisam ser registrados, com o cirurgião-dentista considerando e deixando de lado pontos irrelevantes. Essa técnica pode ser usada com segurança somente após um longo aprendizado durante o qual muitas histórias e exames tenham sido metodicamente completados e todas as informações registradas. Neste capítulo um sistema de entrevista e de exame de pacientes, bem como o registro de dados, é brevemente sugerido.

História

No primeiro encontro é importante para o clínico estabelecer um relacionamento com o seu paciente e avaliar sua atitude frente à situação clínica. O paciente deve ser acomodado confortavelmente e tratado por seu nome e grau corretos. Os detalhes gerais sobre idade, gênero, estado civil, ocupação e endereço, junto com o nome de seu médico-geral e dentista clínico são registrados no prontuário.

Neste estágio é possível determinar se o paciente encontra-se ansioso ou tranqüilo. A história é, então, registrada abaixo dos títulos mostrados em itálico.

O paciente raramente contará bem a sua história. Alguns serão loquazes, outros reticentes, enquanto que a seqüência usualmente é apresentada em ordem de cronologia inversa, com os eventos mais recentes relatados antes. A arte de uma boa história consiste em evitar questões capciosas, extraindo o essencial, censurando a fala demasiada e organizando os fatos em sua verdadeira ordem, de forma que o prontuário escrito seja curto e lógico. Permitindo que inicialmente o paciente conte sua história e, em seguida, escrevendo as informações em ordem cronológica, ao mesmo tempo em que revisa os fatos verbalmente, auxilia o clínico em obter um relato acurado e conciso dos sintomas do paciente.

Paciente encaminhado por

Registra-se o nome e a qualificação profissional da pessoa que fez o encaminhamento.

Queixa principal (QP)

A queixa principal do paciente é dita *em suas próprias palavras*. Opiniões, profissionais e de outra natureza, repetidas com o objetivo de auxiliar, devem ser educadamente ignoradas. É necessário encorajar o paciente a descrever os sintomas que deseja curar, e não seu ponto de vista com relação ao diagnóstico.

História da queixa atual (HQA)

Esse é um relato feito em *ordem cronológica* da doença. Como e quando começou a doença, a causa suspeita, algum fator desencadeante, e a característica da lesão local, como dor, edema e secreção, incluindo remissão e efeitos de qualquer tratamento recebido. Sintomas gerais, como febre, mal-estar e náusea são também registrados.

História dentária prévia (HDP)

A história dentária prévia registra quão regularmente o paciente comparece para obter cuidados odontológicos e a importância que atribui a seus dentes. Qualquer experiência passada de cirurgias orais é incluída, especialmente se ocorreram dificuldades na administração de anestésicos, extração dentária e controle de sangramento.

História médica (HM)

Trata-se de um resumo em ordem cronológica do passado de enfermidades do paciente. Detalhes de doenças prolongadas, ou que necessitaram internação hospitalar ou medicação atual são registrados. O cirurgião deve exercer seu raciocínio crítico e tomar nota somente daquelas condições que possam afetar o diagnóstico ou o tratamento. As condições médicas mais importantes são discutidas no Capítulo 3.

A história famíliar (HF)

Ocasionalmente, é de importância em cirurgias orais. Doenças hereditárias, como hemofilia e anodontia parcial podem ser relevantes no tratamento do paciente.

A história social (HS)

Inclui um breve comentário da ocupação do paciente, e de hábitos sociais como exercícios físicos, fumar e beber. As condições domésticas são importantes quando a cirurgia está para ser realizada – isto é, se o paciente tem de viajar longas distâncias, se mora sozinho ou se tem alguém para cuidá-lo. Esses fatores podem influenciar na decisão de tratá-lo como paciente ambulatorial ou hospitalar.

Princípios do exame

Aparentemente, o exame do cirurgião-dentista pode parecer muito diferente daquele de seus colegas médicos, ainda que os princípios básicos sejam os mesmos. Deve ser realizado de acordo com um sistema definido que com o tempo torna-se uma rotina, no intuito de evitarem-se erros de omissão.

A partir do momento em que o paciente entra na clínica, ele deve ser cuidadosamente observado em relação a sinais de doenças físicas ou psicológicas que podem ser evidenciados no modo de andar, na postura, nas maneiras gerais, ou no relacionamento entre pais e filhos. Freqüentemente é despendido pouquíssimo tempo na inspeção visual, tanto intra como extra-oralmente. Olhar primeiro e manipular depois deve ser a regra, não ambos ao mesmo tempo.

Na palpação, todos os movimentos têm propósito e lógica, e o toque deve ser firme e ao mesmo tempo delicado. A ponta dos dedos é usada primeiro para localizar pontos de referência anatômicos e então determinar características da condição patológica. A cooperação do paciente é solicitada, de modo que as áreas sensíveis sejam reconhecidas e que o mínimo desconforto seja causado. Sempre que possível, o lado normal deve ser examinado simultaneamente. Somente com tal comparação pode-se identificar graus menores de assimetria. Aumentos de volume situados no assoalho da boca ou na bochecha são sentidos bimanualmente com uma mão colocada dentro e a outra fora da boca. Ambos achados positivos ou negativos são registrados por escrito como se tardiamente alguém desejasse checar que na primeira visita nenhuma anormalidade fora encontrada em determinadas estruturas.

Procedimento sistemático para exame da boca

Exame extra-oral

Começa com uma inspeção geral e palpação da face incluindo a mandíbula, a maxila e os ossos malares, registrando-se a presença de qualquer anormalidade, como assimetria ou paralisia dos músculos faciais. Os movimentos dos olhos e a reação das pupilas são observados junto com qualquer dificuldade em respirar.

As articulações temporomandibulares

Com o cirurgião posicionado atrás do paciente, o local do côndilo é identificado por palpação enquanto que o paciente abre e fecha a boca.

As articulações são examinadas na busca de estalos ou crepitação e dor durante a abertura ou o fechamento. O grau de abertura e as excursões laterais direita e esquerda são avaliados e as anormalidades registradas. Os músculos da mastigação são palpados à procura de sensibilidade.

Os seios maxilares

Em casos de doenças, os seios maxilares podem dar origem a edema, eritema e dor sobre a bochecha e fossa canina, secreção nasal, e fístula bucal, freqüentemente através de um alvéolo dentário.

Os linfonodos

O cirurgião posiciona-se atrás do paciente, que flexiona sua cabeça para frente para relaxar seus músculos do pescoço. Os nodos submentonianos e submandibulares aumentados podem ser sentidos com a ponta dos dedos colocando-os abaixo da borda inferior da mandíbula e movimentando os nodos para fora. O grupo cervical profundo superior pode ser encontrado identificando-se a borda anterior dos músculos esternomastóides e deslocando a pele e tecidos subcutâneos entre os dedos e o polegar. Com a prática se perceberá a sensibilidade, a consistência e o grau de mobilidade.

Os lábios

São inspecionados quanto a lesões, como fissuras nos ângulos da boca, ou ulcerações.

Exame intra-oral

As membranas mucosas

As bochechas, os lábios, o palato e o assoalho de boca são examinados em relação à cor, à textura e à presença de edema ou ulceração. A comparação de ambos os lados por palpação é essencial para descobrir qualquer anormalidade.

A língua

Movimentos, tanto intrínsecos como extrínsecos, são testados, visto que limitação é um sinal clínico importante da inflamação e neoplasias recentes. O dorso é melhor visto estendendo-se a língua com uma gaze com a qual ela pode ser segura, tracionada para frente e, com o auxílio de um espelho bucal, examinada em toda sua extensão quanto a fissuras, úlceras, etc.

As tonsilas

As tonsilas são visualizadas abaixando-se a língua com uma espátula e pedindo para o paciente dizer "Ah". Uma segunda espátula comprime o pilar anterior das fauces para everter a tonsila de seu leito. Pressões adicionais irão expor e abrir as criptas.

A faringe

Novamente a língua é abaixada e o paciente é solicitado a dizer "Ah". Com uma boa iluminação, um pequeno espelho morno é passado sobre o dorso da língua, além da úvula, e é girado para mostrar a naso e a orofaringe.

As glândulas salivares

O exame das glândulas salivares está descrito no Capítulo 16.

Os tecidos periodontais

A cor e a textura da gengiva são observadas, e o padrão de higiene bucal é classificado incluindo o mapeamento da presença de placa e cálculos. Recessão, bolsas e hiperplasia das gengivas são medidas, e a mobilidade dos dentes é avaliada.

Os dentes

São examinados quanto a cáries e restaurações com um espelho e uma sonda. Dentes, coroas ou restaurações com mobilidade são anotados, pois esses podem ter de ser removidos antes que a anestesia geral seja administrada.

Rebordos edêntulos

São examinados em relação à forma, às raízes retidas e aos tecidos moles ou anormalidades ósseas. As próteses usadas devem ser inspecionadas *in situ*.

A oclusão

A oclusão é melhor analisada realizando-se modelos de estudo e montando-se em um articulador anatômico. No entanto, a função oclusal dos dentes naturais, próteses fixas ou próteses totais deve ser avaliada ao mesmo tempo em que os dentes são examinados.

Lesões especiais

É o exame da lesão pela qual o paciente procurou o tratamento. Pode estar incluído no exame geral mencionado acima, mas freqüentemente existe edema, úlcera, fístula ou outra enfermidade que requer atenção especial, detalhes que são melhor registrados sobre um cabeçalho facilmente acessado durante todo o tratamento.

É importante, ao se examinar tal entidade patológica, a determinação do local, do tamanho, da forma, da cor, das características de suas margens e se são únicas ou múltiplas. A sensibilidade, a drenagem ou o envolvimento linfático são também importantes. Os aumentos de volume devem ser palpados para determinar se são móveis ou fixos à pele ou aos tecidos subjacentes; podem ser flutuantes ou sólidos, muito duros (tipo osso), firmes (tipo/músculo contraído), moles (tipo músculo relaxado), ou muito moles (tipo gordura). Quando existe suspeita de uma coleção líquida, provoca-se flutuação colocando-se dois dedos de uma mão de cada lado do edema e pressionando centralmente com o dedo da outra mão.

Quando a lesão for fluida, um frêmito será sentido, o que deve ser verificado em duas direções em ângulos retos, uma vez que o músculo flutua no plano longitudinal, em vez do transversal. Todos os edemas pulsáteis devem ser examinados para estabelecer se a pulsação é verdadeira ou transmitida por uma artéria profunda.

Investigação especial

Obtida a história e concluído o exame do paciente, o cirurgião considera então seus achados e realiza um diagnóstico diferencial ou provisório, desejando, com isso, estabelecer o processo de doença e relacioná-la ao tecido envolvido. É um exercício útil para profissionais menos experientes considerar sucessivamente as principais categorias patológicas (Tabela 1.1) rejeitando aquelas que não se ajustam aos fatos averiguados.

Os tecidos na área podem então ser reexaminados na tentativa de identificar aqueles a partir dos quais as lesões poderiam originar-se e, com isso, argumentos sensatos podem ser sustentados para dar suporte a uma ou mais possibilidades no diagnóstico diferencial. Para diferenciá-los ou para confirmar um achado clínico, investigações especiais podem ser necessárias, o que não é indicado a todos os pacientes; na verdade, seus custos e a demora envolvida em concluí-lo faz necessário limitar seu uso. Tais investigações são um auxílio ao diagnóstico e podem também ser requeridas para o plano de tratamento. É conveniente dividir os procedimentos mais usuais em quatro categorias principais, mostradas na Tabela 1.2.

Tabela 1.1 A peneira cirúrgica: a relevância dos possíveis processos patológicos e dos tecidos envolvidos podem ser considerados como uma "peneira cirúrgica" onde em algum dos orifícios se encaixa o diagnóstico

Categorias patológicas	Tecidos envolvidos								
	Epitélio	Tecido conjuntivo	Gordura	Músculo	Osso	Vasos sangüíneos	Linfáticos	Nervos	Tecidos dentários	Glândulas salivares
Hereditária										
De desenvolvimento										
Traumática										
Inflamatória (agudo)										
Inflamatória (crônico)										
Císticas										
Neoplásica (benigno)										
Neoplásica (maligno)										
Degenerativa										
Médica										
Endócrina										

Tabela 1.2 Investigações especiais comumente usadas em cirurgias orais

Investigações dentárias locais

A Realizadas na cirurgia:
   (1) Percussão do dente para sensibilidade apical.
   (2) Teste de vitalidade do dente.
       (a) Térmica.
       (b) Elétrica.
   (3) Radiografia.
   (4) Injeção diagnóstica de solução anestésica local em dor facial.
   (5) Modelos de estudo para estudar a oclusão.
   (6) Fotografia como um registro comparativo.

B Requisição de condições especiais:
   (1) Investigação bacteriológica incluindo testes de sensibilidade.
   (2) Aspiração de cavidades císticas.
   (3) Biópsia de tecidos.

(continua)

Tabela 1.2 Investigações especiais comumente usadas em cirurgias orais (continuação)

Investigações gerais:

A Realizadas na cirurgia:
  (1) Temperatura do corpo.
  (2) Freqüência do pulso.
  (3) Pressão sangüínea.
  (4) Freqüência respiratória.

B Requisição de condições especiais:
  (1) Análise da urina.
      Exame físico da cor, gravidade específica.
      Químico, teste para açúcar, acetona, albumina, cloretos, sangue.
      Microscópico, exame para células, bactéria, sangue.
      Cultura bacteriológica.
  (2) Investigação sangüínea.
      Estimativa de hemoglobina.
      Células vermelhas, células brancas e contagem de plaquetas.
      Sangramento e mecanismos de coagulação.
      Grupo e combinação cruzada para transfusão.
      Química sangüínea e eletrólitos – cálcio, fósforo inorgânico, fosfatase alcalina, potássio/sérico, cloreto, albumina, globulina, uréia, glicose (ver apêndice).
      Sorologia.
  (3) Radiografia de tórax.
  (4) Eletrocardiograma.
  (5) Teste de alergia.

Embora o cirurgião possa não completar esses testes que requerem exames de laboratório, ainda assim ele deve estar inteiramente esclarecido sobre como as amostras necessárias são coletadas e, ainda mais importante, entender o significado clínico dos resultados. Esses têm sido tratados extensivamente em outros trabalhos e os métodos de coleta de certos espécimes são descritos mais tarde, no texto, em um capítulo apropriado.

Diagnóstico

Quando as investigações especiais tiverem sido realizadas, o cirurgião deveria estar apto a fazer o diagnóstico definitivo, e é importante que esse seja claramente registrado na ficha. Diagnóstico não é um problema de intuição, mas um exercício de "computador" na qual toda a informação é classificada e analisada na mente do cirurgião. Algumas vezes é impossível alcançar uma decisão por causa da falta de informações ou conhecimentos, caso em que o cirurgião precisará consultar livros-texto ou artigos, e é sensato pedir a opinião de um colega.

Plano de tratamento

Somente quando o diagnóstico estiver estabelecido que um plano de tratamento satisfatório poderá ser feito. Deveria ser dividido em pré-operatório, operatório e cuidados pós-operatórios, cada um desses devendo ser planejado numa seqüência lógica, tendo constantemente em mente que o objetivo final é a cura do paciente com o menor risco e o mínimo de desconforto para o mesmo.

Leitura Complementar

Hill, G.L. & Farndon, J.R. (1994) *Guide for House Surgeons and Interns in the Surgical Unit.* Butterworth-Heinemann, Oxford.

Munro, J. & Edwards, C.R.W. (eds) (1995) *Macleod's Clinical Examination,* 9th edn. Churchill Livingstone, Edinburgh.

Capítulo 2
Controle Geral do Paciente

- Pacientes cirúrgicos
- Pacientes hospitalares
- Cuidado intensivo
- Pacientes externos
- Acompanhamento

Pacientes cirúrgicos

O gerenciamento dos pacientes cirúrgicos pode ser considerado sob três aspectos: pré-operatório, operatório e pós-operatório; formando um programa planejado para atender às necessidades terapêuticas do paciente. Este capítulo está orientado para os cuidados pré e pós-operatórios, excluindo-se os pacientes com comprometimentos médicos, que serão abordados no Capítulo 3.

Uma vez que a cirurgia foi planejada é preciso definir se o paciente vai requerer internação em ambiente hospitalar, se poderá ser tratado em um dia (day-case basis) ou como um paciente externo (ambulatório). A rotina do paciente internado assegura uma vida organizada e regular com o máximo de repouso para o mesmo. A equipe de enfermagem é quem terá a responsabilidade de prover a maioria desses cuidados. O fumo é controlado e as luzes se apagarão às 22:30 horas. As refeições, mesmo sendo leves e em pequenas quantidades são feitas freqüentemente em intervalos regulares. Esse isolamento de qualquer irritação externa proporciona um ambiente, que mesmo com a melhor vontade do mundo, raramente conseguiria se ter em casa. As facilidades do hospital-dia, onde o paciente é admitido pela manhã e retorna à casa no pós-operatório, algumas horas após a recuperação, está tornando-se cada vez mais popular. A vantagem é a supervisão pós-operatória da equipe de enfermagem durante o período em que podem ocorrer complicações cirúrgicas ou da anestesia, deixando o paciente em plenas condições de retornar para casa à noite. Entretanto, o ambiente de casa deve ser tal que o paciente possa ser adequadamente cuidado por pessoas da família. O paciente deve estar a uma distância razoável de cuidados pós-operatórios no caso de ocorrer alguma complicação pós-operatória inesperada. Nas cirurgias orais a maioria dos pacientes ambulatoriais são tratados com anestesia local, algumas vezes em conjunto com técnicas de sedação. Os pacientes internados geralmente são submetidos à anestesia geral endotraqueal de uma duração maior do que a administrada em pacientes de permanência diária.

As indicações para admissão de pacientes para o hospital são cirúrgicas, médicas e sociais.

Cirúrgicas

Quando o diagnóstico é duvidoso e requer investigações adicionais, quando existe o risco de complicações, como hemorragias e fraturas dos maxilares, quando cirurgias múltiplas são propostas, ou quando uma cirurgia maior é planejada. Em relação à última, o tamanho somente não é critério de importância da condição.

Médicas

O paciente requer tratamento adicional por um médico, terapias especiais ou cuidados especializados de enfermagem.

Social

As condições dos pacientes em casa são deficientes, como, por exemplo, viver sozinho, morar longe, ou são pacientes que anseiam por ser tratados como pacientes hospitalares.

O atendimento aos pacientes internados demanda maior aplicação de princípios gerais que regem o tratamento dos pacientes cirúrgicos, o que deve ser considerado primeiramente, já que não há diferenças implicadas no que diz respeito entre as necessidades de um paciente internado ou não.

Pacientes hospitalares

A data de admissão no hospital pode ser feita no momento da consulta e a lista de espera pode ser evitada. Contudo, quando a lista de espera é usada, é importante tomar alguns cuidados para que se tenha leito disponível e também que se fique alerta para algumas prioridades cirúrgicas, como as que vêm a seguir.

Emergência

Algumas condições requerem internação imediata como infecções agudas ou feridas traumáticas.

Urgência

Condições que podem evoluir para emergência se o tratamento for adiado (por exemplo, infecções subagudas e neoplasias).

Rotina

São pacientes que não têm urgência e que podem seguir uma ordem cronológica. Um paciente que está bem e só requer cirurgia de rotina é normalmente admitido no dia anterior a ela. Quando se requer uma preparação especial, como exames de sangue, adaptação de goteiras cirúrgicas ou consultas com outros especialistas, o horário de internação deve ser calculado para permitir que esses procedimentos sejam realizados primeiro.

Após poucas horas de admissão, o paciente deve receber a visita do cirurgião e os achados do exame ambulatorial devem ser revistos e refeitos se necessário.

O pulso, temperatura, pressão sangüínea, nível de hemoglobina e uréia são cuidadosamente registrados. A boca deve ser também examinada para que se houver dentes em mau estado, esses poderão ser extraídos com a mesma anestesia. Curativos soltos devem ser trocados para prevenir que se desloquem para dentro do alvéolo ou da ferida. Antes da anestesia geral dentes com mobilidade ou com coroas protéticas são observados e informados ao anestesista. Quando é previsto sangramento intenso, deve-se coletar sangue para tipagem e reação cruzada, e se solicita a quantidade necessária para a reposição. Quando a tipagem for pedida por medida de precaução, o soro pode ser mantido se solicitado para reação cruzada, mas o sangue não é pedido. A cirurgia deve ser explicada detalhadamente ao paciente antes de ser feita assim como suas possíveis complicações. Um consentimento informado deverá ser obtido por escrito tanto para o procedimento cirúrgico quanto para o anestésico.

O papel do cirurgião é não só realizar o tratamento local, mas também supervisionar os cuidados proporcionados diariamente.

Relacionamento com a equipe de enfermagem

O cirurgião-dentista deve entender a rotina das enfermarias do hospital e o modo como os pacientes são cuidados. Embora seja essencial que se façam visitas diárias para se avaliar o progresso do paciente e do tratamento oferecido, elas devem ser feitas de modo a evitar horários inconvenientes, como, por exemplo, quando as enfermarias estiverem fechadas. A equipe de enfermagem passa muito tempo com o paciente e tem oportunidades de ouvir muitas reclamações e de observar pequenas mudanças que o cirurgião pode não perceber. Seus comentários podem ser de grande ajuda, motivo pelo qual a equipe deve ser consultada diariamente sobre a evolução dos pacientes.

Consentimento informado

Antes de qualquer procedimento ser realizado deverá se obter do paciente o consentimento informado. A cirurgia proposta, ou exame, deve ser explicada numa linguagem simples para que pessoas leigas possam entender. As complicações mais comuns devem ser mencionadas sem causar estresse. Quando a anestesia geral ou sedação forem propostas para a cirurgia o consentimento deverá ser por escrito; para os pacientes menores de 16 anos de idade, deverá ser assinado pelos pais ou responsáveis.

Pontos principais no consentimento informado:

- Para qualquer procedimento cirúrgico em pacientes menores de 16 anos.
- Para todos os pacientes submetidos a anestesia geral ou sedação.
- Requer explicação cuidadosa pela equipe que conhece perfeitamente o procedimento.
- Informar completamente sobre complicações, que devem ser anotadas.
- Pacientes muito nervosos podem ter pouca lembrança das informações dadas.

Dieta

O conhecimento dos princípios de nutrição é essencial para entender os problemas relacionados à dieta do paciente, e o resumo abaixo é apresentado com "isso em mente". A dieta pode ser de uma forma geral dividida em conteúdos sólidos e líquidos.

Líquidos ingeridos e excretados

A água ingerida é a soma do peso, expressa em gramas, do líquido e do alimento sólido ingerido, porque quando o alimento sólido é digerido e metabolizado resulta em três quintos do próprio peso como água. A água ingerida deve ser cerca de 2500 mL diários, metade do que é ingerido como bebidas.

A água é excretada em torno de 400 mL como ar expirado, 500-1000 mL de evaporação incluindo suor, 1200 mL de urina, e 200 mL de fezes. A água perdida por exalação e evaporação é usada para regulação térmica e a quantidade perdida varia largamente de acordo com as circunstâncias. Líquidos ingeridos insuficientemente são mostrados com um decréscimo da excreção de urina. O mínimo absoluto de urina diária que se requer é de 600 mL para carregar os 50 mL de sólidos urinários excretados diariamente; abaixo disso os metabólitos tóxicos retornam ao sangue. Nessa concentração a gravidade específica é aumentada de 1015 para 1030. Todos os pacientes que têm dificuldade de se alimentarem porque estão com trismo ou alguma outra lesão na boca devem ter um quadro de balanço líquido. Isso mostra no lado do crédito todos os líquidos ingeridos em 24 horas incluindo água metabólica, e, pelo lado do débito, a urina mais uma estimativa de água perdida por evaporação que pode ser muito alta em estados febris. Para todos os propósitos práticos o débito urinário é a medida do balanço hídrico.

Em um adulto a excreção diária deve ser pelo menos 1000-1500 mL. Este critério simples (mas preciso) é satisfatório, a menos que doenças cardiovasculares e renais estejam presentes, quando uma pressão aumentada de líquidos além da capacidade de excreção do rim pode resultar em um encharcamento dos tecidos. Os líquidos podem ser administrados por várias vias de acesso, das quais a via oral e a endovenosa são as mais usadas. O meio de administração de líquidos mais seguro, mais conveniente e mais efetivo é pela boca quando não for contra-indicado e deve ser o de eleição. Até 3 litros de água com sabores atrativos podem ser tomados diariamente. Quando não for possível administrar líquidos via oral, podem ser administrados via endovenosa.

Alimentos sólidos

Uma dieta balanceada deve conter carboidratos, gorduras, proteínas, vitaminas e sais minerais.

As gorduras, maiores provedoras de calorias, não são facilmente digeridas pelo doente e a sua ingestão deve ser rigorosamente reduzida. Elas são entretanto um importante veículo para as vitaminas lipossolúveis A, D, E e K. Em estado de fome a gordura corporal armazenada pode ser mobilizada, mas uma quantidade mínima diária de carboidratos é necessária para o seu uso fisiológico e para a prevenir a cetose. Somente 100 g de glicogênio é armazenado no fígado, menos do que é preciso por dia. As proteínas são essenciais para a reparação dos tecidos e para a manutenção da circulação. A sua deficiência pode ocorrer após hemorragias intensas ou queimaduras, e pode aumentar a possibilidade de choque, impedir a cicatrização de feridas, dificultar a eficiência circulatória e baixar a resistência à infecção. Pacientes acamados sofrem uma perda de proteínas que pode ser prevenida com uma dieta rica em carboidratos e proteína. Sais minerais e vitaminas são essenciais e são supridos terapeuticamente, se deficientes.

A comida deve ter algum atrativo no preparo, e mesmo que peneirada ou na forma líquida, não pode perder sua identidade. Cada refeição deve parecer semelhante a sua forma original. A maioria dos alimentos pode ser facilmente liquidificadas e até a comida para bebês, apesar de mais caras, podem ser úteis nestes casos.

Requisitos especiais de dieta devem ser discutidos com a nutricionista e com a enfermeira. O total de calorias, a quantidade de água, as proteínas e as vitaminas juntamente com as características de preparação bem como o número e o tipo dos complementos alimentares devem ser bem especificados. A regra "em pequenas quantidades e com frequência" pode ajudar para se evitar indigestão, e para garantir uma adequada ingestão particularmente quando os maxilares estiverem imobilizados. Alimentos complementares devem ser considerados de forma que a rotina alimentar diária inclua um chá matinal, café da manhã, "lanche leve", almoço, chá da tarde, jantar, ceia e algo leve antes de dormir.

Certos pacientes terão de ser alimentados por via nasogástrica (tubo de Ryle). É um tubo plástico de pequeno calibre passado através do nariz de modo que cerca de 5 cm se localize no estômago. Seu comprimento normal, a partir do nariz, é de 50 cm; qualquer excesso interfere com a peristalse gástrica e pode causar anorexia e náuseas. A sua presença no estômago é confirmada por radiografias se possível, ou por aspiração de conteúdo gástrico antes da alimentação ser iniciada, a qual pode continuar desse modo indefinidamente se a cada dois ou três dias o tubo for retirado, limpo, e recolocado na outra narina. A alimentação é bombeada de um dispensador calibrado com uma freqüência controlada para se assegurar que é tolerada. É iniciado com 5 mL/hora e é gradualmente aumentada para uma força total após 24 a 48 horas. Antes da desconexão da seringa, o tubo nasogástrico deve ser pinçado (para comprimi-lo). Todos os pacientes em dieta especial devem ser pesados semanalmente para que se possa avaliar o seu progresso.

Dieta pré-operatória

Os pacientes operados sob anestesia local devem fazer suas refeições normalmente. Se o paciente não tiver feito alguma refeição importante, deverá ser dado ao mesmo um líquido com glicose antes de se começar a anestesia. Quando for administrada anestesia geral, uma refeição leve à base de proteínas e carboidratos será sugerida para a noite anterior. No dia da cirurgia, os pacientes agendados para manhã estarão com fome (jejum), mas aqueles agendados para a tarde poderão tomar um pequeno café da manhã com chá e torradas. O paciente não deverá comer nada quatro horas antes nem beber qualquer líquido claro 2 horas antes da cirurgia.

Dieta pós-operatória

Cada paciente deverá ser analisado individualmente, mas a alimentação deverá começar o quanto antes para se evitar náuseas. A maioria consegue se alimentar com o cardápio previsto, mas alguns, por causa de dor ou trismo, requerem alimentos preparados especificamente.

Quando necessário, antes da sua ida para casa, o paciente deverá receber algumas informações sobre a dieta.

Excreção

Micção

Esse ato reflexo ocorre quando a pressão na bexiga aumenta suficientemente causando o relaxamento do esfíncter e a contratura do músculo detrusor. A habilidade de atrasar a micção é a inibição da resposta reflexa normal da distensão. Nos pacientes com lesões cranianas, o desejo aparentemente insano de sair da cama tem como propósito esvaziar a bexiga ou os intestinos, pois o desejo de ir para o lugar certo é forte e pode persistir apesar de graves distúrbios craniocerebrais. A retenção pode ser orgânica, como no homem que sofre de aumento de próstata, ou um distúrbio funcional, podendo ocorrer após a anestesia geral mas não deverá causar nenhuma ansiedade excessiva até 24 horas a menos que a bexiga comece a se distender ou os sintomas de excesso ocorram. A micção pode ser estimulada levantando-se o paciente, e, se isso falhar, um cateterismo pode ser necessário.

Suor

O suor contém 0,5% de sólidos, principalmente cloreto de sódio. Na febre ou em temperaturas altas o suor pode ser aumentado significativamente e aproximadamente 10 gramas de cloreto de sódio pode ser perdido em 1 hora, o qual deve ser reposto na dieta.

Defecação

Os intestinos devem ser regularmente esvaziados e o fato anotado, mas muita atenção deve ser prestada a irregularidades. Em constipação, deve-se decidir primeiro se é orgânica ou funcional. A orgânica é devido a uma obstrução parcial do lúmen, freqüentemente por causa de um tumor. A funcional deve ser devida aos movimentos deficientes da musculatura do cólon, ou a uma deficiência no volume de fezes devido a uma dieta líquida, o que pode acontecer no hospital como resultado de uma mudança repentina na rotina e na dieta.

É tratado também com alimentação à base de frutas, vegetais e cereais integrais ou pela administração de laxantes. É importante que quando existirem dúvidas a respeito da causa, um cirurgião-geral opine sobre o caso.

Sono

O sono é distinguido de outros estados inconscientes pela facilidade com que o paciente desperta. Os distúrbios do sono podem estar relacionados à dor, a estímulos externos, a preocupações ou a mudanças de hábitos. É importante reconhecer a causa antes de considerar o tratamento, e, quando houver dor, hipnóticos não devem ser administrados até as causas serem investigadas, removidas se possível, ou analgésicos serem prescritos.

Se esses forem eficientes o paciente deverá dormir normalmente. Os estímulos externos devem ser reduzidos mantendo a enfermaria escura à noite, e proporcionando enfermarias laterais para admissões noturnas e para o barulho dos pacientes despertos. Preocupações ou mudança de hábito, particularmente cochilos diários, podem levar à insônia na convalescença ou no adulto normal. As drogas hipnóticas devem ser prescritas, mas só se realmente for necessário, pois induzem ao hábito.

Higiene

A higiene bucal e geral é de responsabilidade da enfermeira, mas a higiene da boca é supervisionada pelo cirurgião bucomaxilofacial. Na sua admissão ao hospital o paciente deve receber uma profilaxia bucal e instruções de higiene.

Nos pacientes muito traumatizados, nos idosos e nos recém-operados, uma técnica modificada é necessária para se evitar causar dor ou por precisarem de assistência. Nenhuma limpeza da cavidade bucal é sugerida nas primeiras 24 horas depois da cirurgia e pode de fato ser prejudicial podendo iniciar uma hemorragia. Após isso, a mucosa e os dentes devem ser limpos com uma escova macia ou esponjas aderidas em palitos de laranja, e a boca irrigada com 0,2% de clorexidina aquosa após cada refeição. As suturas intrabucais também requerem cuidados pois tendem a acumular comida sobre as feridas. Os resíduos aderidos à mucosa devem ser removidos com o auxílio de cotonetes todos os dias. Um bochecho com solução de sal hipertônica deve ser usado tão quente quanto o paciente suportar, com o cuidado de não queimar e permitir que fique sobre a ferida até esfriar, mas, diferentemente do bochecho usado no pré-operatório, nenhum bochecho violento é aconselhado. A escovação deve começar nos dentes e nas gengivas normais assim que possível e o paciente deve ser motivado precocemente a realizar sua própria higiene, fato que ocupará seu tempo de forma mais útil sendo que as técnicas deverão ser supervisionadas antes da alta, garantindo um satisfatório cuidado em casa.

Barras de Erich

As barras de aço devem ser limpas com uma escova de dentes e pasta, e os bochechos com clorexidina podem ser empregados para próteses obturadoras.

Quando se usar moldes de guta percha para manter enxertos de pele em posição, a boca deve ser limpa usando somente anti-sépticos mais leves. Após os primeiros 10 dias (tempo no qual o enxerto deve estar estabilizado) uma seringa com irrigação deve ser introduzida entre o enxerto e o molde para que o espaço morto seja limpo, gentilmente, mas por completo.

Pré-medicação e sedação

Ver Capítulo 5.

Cuidados pós-operatórios

Quando o paciente chega na sala de recuperação logo após a cirurgia, é imediatamente colocado na cama, deitado de lado com um travesseiro atrás das costas em posição para dormir, de modo que possa haver drenagem pela boca.

Seus braços devem se manter cruzados sobre o peito; sob nenhuma circunstância devem estar elevados acima da cabeça por risco de danos ao plexo braquial.

Durante esse período difícil que acontece antes do paciente recuperar completamente a consciência, e especialmente quando tiver seus maxilares bloqueados, uma enfermeira deve ficar sentada com ele para avaliar as vias aéreas, aspirar a boca e orofaringe, certificar que não cause danos a si mesmo puxando os fios da sutura ou goteiras, e, inclusive, cuidar para que não caia da cama. Ela também deve verificar vômitos e hemorragias, registrar o pulso, a pressão sangüínea, a respiração e o nível de consciência.

Medicação pós-operatória

Os analgésicos devem ser dados para reduzir a dor pós-operatória. Os hipnóticos não devem ser administrados para pacientes parcialmente conscientes quando esses estiverem com seus maxilares bloqueados (Ver Capítulo 5).

Complicações pós-operatórias

Isso pode incluir febre, vômito, conjuntivite, dor de garganta, faringite e complicações pulmonares.

Febre

O aumento de temperatura é uma reação normal à infecção, mas uma febre fraca é comum por dois a três dias após a cirurgia onde está presente um hematoma ou algum material necrótico, e um hematoma muito grande pode fazer a febre persistir por uma semana. Após anestesia geral, uma queixa de dor no tórax como causa da febre deve ser considerada e qualquer secreção (escarro) mandada para exame de cultura. Mais raramente, pode ocorrer uma desregulação temporária da temperatura após o uso de anestésico ou um trauma na cabeça.

O tratamento primário deve ser aquele que trata a causa, seja ela local ou geral. O tratamento sintomático inclui permanência no leito, administração de líquidos liberada e uma dieta rica em carboidratos, adequada para prevenir a quebra de proteínas corporais. À temperatura de 39.4° C e acima o corpo deve ser banhado com água morna a 27° C, que reduz sua temperatura e o refresca.

Vômito

O vômito pode ocorrer após a cirurgia, geralmente devido ao anestésico ou à deglutição de sangue, apesar da predisposição nervosa do paciente ser um fator importante. A persistência de quadro de vômito por mais de oito horas é parte de um círculo vicioso caracterizado por uma desordem do equilíbrio ácido-básico, no qual a reserva alcalina é reduzida havendo um aumento da acidez urinária e cetonúria. Para esse tipo de tratamento um anestesista deve ser consultado. Pode, entretanto, ser freqüentemente evitado por um tratamento precoce e enérgico, que consiste em dar leite ou bebidas alcalinas com glicose, o qual deve ser tomado aos poucos bem devagar e com freqüência. Um anti-hemético pode ser prescrito (Capítulo 5).

Conjuntivite

A conjuntivite pode ser causada pelo vapor dos anestésicos, sangue, anti-sépticos ou toalhas que entraram no olho, ou pelo olho ter ficado aberto e seco durante a cirurgia, podendo ser evitada deixando os olhos fechados com protetores. Ocorrendo contaminação o olho pode ser irrigado com solução salina normal. Um colírio a base de cloranfenicol deve aliviar o processo.

Dor de garganta ou faringite

Geralmente é causada por trauma do tubo endotraqueal, escoriações por uso de um tampão orofaríngeo seco ou secura pelo uso de atropina, podendo ser tratada com gargarejos e inalações (Capítulo 5).

Complicações pulmonares

Os exercícios respiratórios de rotina no pós-operatório podem reduzir os incidentes de complicações pulmonares, mas deve se ter em mente que elas podem ocorrer, variar de inflamações menores da traquéia ou brônquios para um colapso pulmonar ou uma pneumonia pós-operatória. Quando há a suspeita, uma radiografia do tórax deve ser realizada e o anestesista informado imediatamente. O tratamento geral inclui o uso de antibióticos, fisioterapia, oxigênio umidificado, sedativos e drogas mucolíticas. A ingestão de bebidas quentes freqüentemente ajuda a aliviar espasmos e espectorar secreções.

Evolução

A monitoração de rotina dos pacientes internados inclui:
- Sinais vitais:
  - Temperatura, pulso, pressão sangüínea.
- Quadro de balanço hídrico.
- Sangue:
  - Contagem total, hemoglobina, eletrólitos.
- Hábitos intestinais.
- Dieta ingerida.
- Requisições de drogas:
  - Analgésicos, antibióticos, medicação de rotina.

O paciente deve ser visitado diariamente pelo cirurgião que deve primeiramente perguntar como ele se sente e sobre seus cuidados diários, sobre a dieta e a higiene oral. Tal fato deve ser seguido por um exame cuidadoso do local operado, checagem das temperaturas anotadas, drogas prescritas, etc., e perguntas ao pessoal da enfermagem, se necessário. A resposta ao tratamento é avaliada e deve ser anotada na evolução, juntamente com qualquer mudança a ser feita no tratamento.

Antes de dar alta ao paciente, sua condição atual deve ser resumida. A importância desses registros não pode ser negligenciada, pois é difícil comparar progressos por um longo período sem os mesmos.

Alta do paciente

Quando o paciente está apto para ir para casa, ele ou seus parentes devem ser informados sobre as recomendações e o tratamento a ser seguido e quando deverá voltar para a revisão. As anotações e os documentos hospitalares devem ser preenchidos, e um transporte adequado deve ser providenciado, se necessário para levar o paciente para casa e para o seu retorno na revisão.

O médico do paciente e seu cirurgião bucomaxilofacial devem receber a notificação de que o paciente está recebendo alta, incluindo detalhes dos procedimentos cirúrgicos e suas condições na alta. Assim, se for preciso ser chamado para uma emergência, eles serão informados de tudo o que se passou, e estarão aptos a prescrever qualquer medicação ou curativo que precise ser feito em casa.

Cuidados intensivos

Nem todos os pacientes seguirão a rotina acima; alguns serão admitidos em choque, inconsciente ou ambos. Outros irão requerer tratamento especial após a cirurgia e a condição de alguns poderá deteriorar enquanto estiverem na enfermaria. Em hospitais modernos os pacientes enfermos mais críticos são tratados numa unidade de terapia intensiva por uma equipe especializada.

O controle da respiração pode requerer entubação ou traqueostomia e, ocasionalmente, o uso de ventilador mecânico. Esse atendimento está totalmente dentro do campo do especialista em anestesia. Líquidos e alimentos são dados freqüentemente a esses pacientes via endovenosa. Toda infusão endovenosa prolongada requer o mais cuidadoso monitoramento contínuo, pois é muito fácil peturbar o delicado balanço da homeostase.

Líquidos endovenosos

A solução deve ser estéril e ser contida num frasco ou bolsa no qual um tubo de polietileno é inserido. Todo o ar deve ser removido do tubo permitindo que o líquido corra por ele com o registro aberto. Uma veia adequada, não muito superficial nem muito próxima às articulações, é escolhida e um torniquete é colocado acima do local selecionado. Um conjunto com uma cânula plástica adaptada sobre uma agulha perfura o tecido, a agulha é retirada e o conjunto é então fixado. A cânula é segura no local e o fluxo ajustado de acordo com as necessidades do paciente. Geralmente é cerca de 1 litro para 8 horas.

Os líquidos que podem ser administrados desse modo são sangue total, plasma e solução salina, dextrose ou soluções calóricas. A decisão de qual líquido usar dependerá do estado clínico do paciente.

O sangue pode ser administrado como reposição por perda devido a trauma ou cirurgia e solução salina ou dextrose durante procedimentos longos, e no período de recuperação imediato. Quando o uso de líquidos endovenosos for além desse curto período, uma monitorização é realizada usando uma linha de pressão venosa central e retirando amostras de sangue para estimar a glicose sangüínea e os eletrólitos. Quando for necessário a alimentação usando soluções calóricas, a estimativa da uréia urinária e o peso corporal indicará o nitrogênio a ser reposto e as calorias requeridas.

Pacientes externos

Todos os princípios de tratamento para o paciente internado, particularmente aqueles relacionados à dieta, higiene e evolução, podem ser aplicados com modificações para os pacientes externos. Os pontos que devem ser observados são resumidos adiante.

Casos-dia

Quando os pacientes externos estão sendo submetidos a cirurgias de menor porte sob anestesia endotraqueal eles podem ser operados pela manhã, mas mantidos em sala de recuperação adequada ou enfermaria sob supervisão profissional adequada. Como é comum para esses pacientes permanecer no local o dia todo e ter alta à noite, são chamados de "casos-dia" apesar de às vezes os cuidados gerais serem semelhantes aos dos pacientes externos. Mesmo assim devem ser avaliados adequadamente, e o critério peso/altura deve ser aplicado antes dele ser submetido a uma anestesia para pacientes externos. Um transporte adequado deve estar disponível e necessitarão de repouso e de cuidados em seu retorno para casa. Uma investigação cuidadosa deve ser feita sobre o ambiente doméstico do paciente para se ter certeza de que um suporte adequado será providenciado.

Finalmente, ambos, o anestesista e o cirurgião, devem ser aptos e experientes em suas áreas para que o paciente não se exponha a nenhum risco por falta de conhecimento ou julgamento.

Pré-avaliação clínica

A pré-avaliação clínica realizada pelo serviço de enfermagem é freqüentemente utilizada para agilizar os atendimentos de casos-dia. O paciente é atendido algumas semanas antes da cirurgia, e os detalhes da sua condição física antes de submeter-se à cirurgia são confirmados. O consentimento é avaliado e o paciente é estimulado a perguntar sobre o procedimento de modo a minorar os temores. A data da cirurgia é confirmada para minimizar a chance de não-comparecimento.

Instruções pré-operatórias para pacientes externos

A natureza da cirurgia deve ser explicada e deve-se obter a permissão do paciente por escrito para o procedimento anestésico e cirúrgico. Deve ser comunicado aos pacientes externos que eles devem vir acompanhados e informar sobre a ingestão de álcool, o ato de dirigir carros ou bicicletas ou operar máquinas (incluíndo cozinhar).

As instruções devem ser dadas sobre a dieta antes da anestesia local – alguma coisa leve e de fácil digestão. Quando for administrada anestesia geral, eles devem ser instruídos para vir acompanhados, para vir com roupas confortáveis e estar em jejum de comidas e bebidas por pelo menos 4 horas antes da cirurgia; em relação a esse aspecto, as crianças requerem supervisão particular. Aos pacientes que farão sedação devem ser dadas instruções similares àqueles que farão anestesia geral. De particular importância é avisar o paciente que não dirija veículos motorizados ou opere máquinas até o dia seguinte. Antes de entrar para a cirurgia se solicita a retirada das próteses, das lentes de contato e dos brincos, assim como limpar os intestinos e a bexiga.

Tratamento dentário pré-operatório

Profilaxias pré-operatórias e instruções de higiene bucal são dadas àqueles que irão se submeter à cirurgia dentária. Muitos pacientes falham em estimar a importância dessa medida. Todos os dentes duvidosos devem ser avaliados e curativos instáveis substituídos de modo que dentes que não podem ser mantidos possam ser extraídos sob a mesma anestesia. Antes da anestesia geral os dentes com mobilidade devem ser anotados e informados ao anestesista.

Medicação pré e pós-operatória

Será discutido no Capítulo 5.

Cuidado pós-operatório

Antes de dispensar o paciente, um tempo razoável deve ser permitido para a recuperação, o que se aplica igualmente aos que serão tratados sob anestesia geral ou local, e particularmente aos pacientes-dia.

Instruções adequadas devem ser dadas para o tratamento em casa. Se possível, essas deveriam ser passadas na presença de parentes ou por escrito, pois o paciente pode não estar suficientemente alerta após a cirurgia para lembrar os detalhes. Devem incluir dieta, higiene bucal, analgésicos e o período de repouso necessário antes de voltar ao trabalho. A data e a hora da próxima consulta deve ser claramente definida, juntamente com o que deve ser feito em caso de emergência no pós-operatório, como uma hemorragia (Tabela 2.1).

O operador deve estar facilmente disponível para o paciente no caso de surgir alguma complicação cirúrgica. Quando a anestesia geral foi administrada o seu médico clínico geral deve ser informado.

Acompanhamento

É dever do cirurgião assumir as responsabilidades dos cuidados pós-operatórios dos pacientes até que todas as possíveis complicações desse período "sejam parte do passado". Apesar de ser com freqüencia tedioso, o acompanhamento a longo prazo deve ser realizado pessoalmente, pois através disso muito pode ser aprendido que beneficiará o cirurgião e os seus pacientes.

Tabela 2.1 Amostra de instruções pós-operatórias ao paciente

Para prevenir sangramento:
    EVITAR bochechos por 24 horas,
        bebidas e comidas quentes, álcool,
        exercícios ou esforço físico.

Se um sangramento ocorrer:
    Fazer pressão mordendo uma gaze enrolada limpa e úmida.
    Repousar sentado em uma posição vertical.
    Se o sangramento não for controlado por essas medidas, entre em contato conosco durante o dia pelo telefone xxx-xxx e, durante a noite, pelo xxx-xxx.

Se doer:
    Tome dois comprimidos de Paracetamol.
    Se a dor for persistente ou intensa, entre em contato com o cirurgião.

Após 24 horas:
    Misture uma colher de chá cheia de sal em um copo de água quente.
    Preencha toda a boca e incline a cabeça para que a água escorra sobre o lado operado;
    Mantenha a água sobre a área, jogue fora e repita até esvaziar o copo.

Cirurgia...

Anestesia...

Antes de dar alta, o cirurgião deve se reportar às observações anotadas previamente e estabelecer que não só a cirurgia foi um sucesso, mas que o paciente está curado do seu problema original e que quaisquer complicações ocorridas durante o tratamento foram tratadas.

Leitura Complementar

Campbell, D. & Spence, A.A. (1997) *Norris and Campbell's Anaesthetics, Resuscitation, and Intensive Care.* Churchill Livingstone, New York.
Ganong, W.F. (1999) *Review of Medical Physiology*, 19th edn. Prentice Hall International.

Capítulo 3
Problemas Relacionados a Algumas Condições Sistêmicas

- Condições fisiológicas
- Doenças endócrinas
- Alergias
- Distúrbios cardiovasculares
- *Shunts* ventriculares e próteses articulares
- Distúrbios sangüíneos
- Distúrbios respiratórios
- Doenças infecciosas
- Epilepsia
- Doenças ósseas sistêmicas
- Doenças depressivas

Os pacientes encaminhados para cirurgia bucomaxilofacial podem, freqüentemente, estar sofrendo de doenças sistêmicas ou passando por tratamento com drogas: qualquer uma delas pode complicar a cirurgia, influindo na escolha e na administração de uma anestesia. Quando os procedimentos cirúrgicos causam uma exacerbação de uma condição médica, é o médico que vai tratá-la, e não o cirurgião-bucomaxilofacial. Nada é mais perturbador para o médico clínico geral do que ser chamado inesperadamente para atender a um de seus pacientes doentes crônicos que tenha se submetido a uma cirurgia sobre a qual não tinha sido informado.

Uma história médica completa é, portanto, essencial e deveria ser reavaliada periodicamente se o paciente consulta por um período prolongado. Se o paciente está sob tratamento, o médico deve ser informado da operação proposta e sua cooperação obtida com os cuidados pré e pós-operatórios, particularmente no que diz respeito a precauções especiais necessárias em relação à doença. Nenhuma alteração deve ser feita na prescrição da droga sem tal consulta prévia. Avanços na terapia com drogas ocorrem rapidamente e quando o paciente está sob uma medicação que o cirurgião bucomaxilofacial não está familiarizado, este deve consultar fontes especializadas.

As condições mais importantes, comumente encontradas na prática, serão, a seguir, discutidas.

Condições fisiológicas

Menstruação

A menstruação não é uma contra-indicação para cirurgia exceto pelo fato desses pacientes estarem com freqüência deprimidos física e mentalmente, devendo-se evitar esse período. Tem sido relatado que a hemorragia, após extrações, é prolongada, mas nenhum aumento de significância clínica no tempo de sangramento ou no de coagulação é demonstrado.

Gravidez

Em geral, mulheres grávidas submetem-se bem a operações e anestesias, se não melhor do que em outros períodos. O trauma físico e psicológico da extração não compromete o feto, embora possa ser culpado por fazê-lo. Um anestésico local com adrenalina é aceitável, uma vez que mecanismos hormonais protegem o útero contra ativadores da musculatura lisa. Sob anestesia geral, o maior perigo ao feto é a anoxia, que mesmo se leve, pode ter resultados sérios e mesmos fatais a qualquer tempo. Isso é mais passível de ocorrer em fases mais adiantadas da gestação, especialmente nos últimos três meses, pois o tamanho do útero reduz a capacidade vital do pulmão da mãe, e porque o oxigênio que supre o feto numa gravidez normal cai lentamente até as 36 semanas, e rapidamente daí em diante. Se a anestesia geral durante a gravidez é inevitável, o procedimento deve ser realizado com o paciente hospitalizado, com todos os cuidados tomados para evitar a anoxia.

O melhor momento para a cirurgia é o segundo trimestre, isto é, 4º, 5º e 6º mês de gravidez, pois nesse período o risco ao feto é mínimo. O aborto espontâneo ocorre mais freqüentemente no primeiro trimestre, e o feto está sob um risco maior das drogas teratogênicas, de modo que cuidados devem ser tomados quando da prescrição durante esse período. O último trimestre de gravidez deveria ser evitado em vista da possibilidade de precipitar o parto prematuro. Certos pacientes trazem uma história de aborto habitual em outros tempos e, nesses casos, a cirurgia não deveria ser realizada nesse período em particular.

Muitas grávidas sofrem de anemia, e isso pode aumentar o risco de anoxia ao feto, devendo o nível de hemoglobina ser verificado antes que qualquer cirurgia seja iniciada.

Doenças endócrinas

Hipertireoidismo

No hipertireoidismo, tanto a cirurgia bucal quanto a injeção de anestésico local contendo adrenalina podem precipitar uma crise tireotóxica. Por essas razões, a cirurgia deve ser adiada até que o médico esteja seguro de que o paciente se encontre adequadamente preparado.

A anestesia geral pode ser preferível à local, pois é psicologicamente menos desconfortável.

Corticosteróides adrenais

O córtex adrenal produz hormônios que são importantes para o cirurgião, uma vez que, dentre suas funções, podem afetar o balanço eletrolítico, reduzir a resposta inflamatória e exercer um grande papel nas reações do corpo ao estresse. Sua secreção é estimulada pelo hormônio adrenocorticotrópico (ACTH), produzido pelo lobo anterior da hipófise. Quando a quantidade de hormônio corticosteróide na circulação atinge o nível necessário, a produção do ACTH é inibida.

Os corticosteróides ou seus equivalentes sintéticos são utilizados em medicina para terapia de reposição de insuficiência, que pode ser primário e crônico como na doença de Addison, ou secundária e crônica como no hipopituitarismo. Eles são também utilizados numa grande variedade de condições médicas, incluindo asma e doenças do colágeno. Quando os níveis sangüíneos dos corticosteróides são mantidos em níveis altos, para propósitos terapêuticos, o córtex adrenal atrofia e causa uma insuficiência iatrogênica. Qualquer súbita demanda sob condições de estresse não pode ser suprida, podendo resultar numa insuficiência adrenal aguda (crise Addisoniana), com todos os sinais e sintomas de choque. A depressão da função pode se manter até dois anos após a interrupção do tratamento, e aqueles que requerem uma anestesia geral ou cirurgia devem receber adequada medicação prévia com esteróides. Atualmente, isso se faz com a administração de 100 mg de succinato sódico de hidrocortisona, administrando IM ou EV. Além disso, a pressão sangüínea do paciente deve ser monitorada em intervalos durante o procedimento e por um período no pós-operatório. Tem-se evidenciado que pacientes em uso crônico de esteróides têm menos risco de uma crise Addisoniana do que previamente se pensava, e no futuro, esse protocolo poderá ser revisado à luz de novas pesquisas. Uma vez que a crise se desenvolva, deve-se injetar 200 mg em dose única IM ou EV, juntamente com 1 ml de adrenalina 1:1000 subcutâneo. Uma infusão EV com solução salina 0,9% (154 m.mols/l) deve ser iniciada, contendo outros 100 mg de succinato sódico de hidrocortisona e tal terapia pode ser repetida.

Diabete

O diabete melito é uma doença caracterizada por uma elevação da glicose sangüínea, excreção de açúcar e acetona na urina, e um aumento na susceptibilidade à infecção. O estresse emocional ou a infecção podem aumentar a gravidade da doença. De forma geral, os pacientes podem ser divididos em dois grupos: o primeiro, mais idoso, freqüentemente com excesso de peso, que desenvolve diabete mais tardiamente na vida, sendo diabéticos não-insulino-dependentes e devendo ser tratados, quando necessário, com agentes hipoglicemiantes orais; o segundo grupo, constituído de diabéticos insulino-dependentes, necessita de um tratamento mais complexo, com administração de insulina. No diabete descompensado pode ocorrer coma hiperglicêmico, mas isso é de início lento e o paciente está obviamente doente com antecipação, o que torna improvável de se apresentar como uma emergência em cirurgias dentárias.

No entanto, a hipoglicemia (choque de insulina) pode ocorrer repentinamente em pacientes insulínicos que tiverem consumido carboidratos insuficientes. A fraqueza, a fome, a palidez, o pulso rápido e a sudorese profusa denunciam sua ocorrência, a qual, se severa, é seguido por confusão e perda de consciência. O tratamento é fornecer açúcar via oral ou 1 mg de glucagon intramuscularmente. O paciente deve ser observado para assegurar que o tratamento está sendo adequado.

Quando o diabético for submetido a uma cirurgia sob anestesia local, deve ingerir sua dieta normal e insulina no horário usual, e o procedimento deve ser iniciado cerca de uma hora após. Não é necessário usar soluções anestésicas locais sem adrenalina, mas a cirurgia não deve ser demasiadamente prolongada, nem o horário de refeições ou lanches omitido.

Aqueles em regime de insulina e que têm infecção aguda ou necessitam de anestesia geral, devem indubitavelmente ser internados em hospital, onde o acompanhamento médico deve ser solicitado. Quando a anestesia geral está para ser ministrada, o médico manejará o caso de acordo com os seguintes princípios gerais. Aqueles em insulina de longa ação são alterados para as formas solúveis e reequilibrados. Todos, exceto diabéticos graves, então, receberão normalmente sua insulina e carboidrato até a meia-noite do dia anterior à cirurgia. Na manhã seguinte, eles têm de ser operados cedo, recebendo apenas uma infusão salina durante a cirurgia, após a qual uma dosagem da glicose sangüínea é imediatamente realizada antes de se administrar as doses necessárias de insulina e glicose por infusão. No pós-operatório, um cuidadoso monitoramento do paciente e testes de urina são mantidos até que o balanço normal seja restabelecido.

Para diabéticos graves ou em cirurgias prolongadas, um manejo mais complexo pode ser necessário, envolvendo infusão de glicose, potássio e insulina (GKI).

O cirurgião deve tomar medidas para controlar a infecção no local da operação através de cuidadosa profilaxia bucal; as próteses são providenciadas tão rápido quanto possível para que o paciente possa retomar sua dieta normal.

Alergias

Anafilaxia

Ver Capítulo 4.

Angioedema

O angioedema é uma doença na qual há um edema difuso devido à aumentada permeabilidade vascular como resultado de uma reação alérgica.

Existem duas formas; uma é hereditária, sendo aparentemente uma resposta exagerada a um trauma menor e é caracteristicamente compartilhada por outros membros da família. A doença é devido a uma deficiência do inibidor de esterase C1 com o conseqüente início da cascata do complemento. A administração de plasma fresco congelado (FFP) antes da cirurgia proporciona inibição suficiente para prevenir o problema. Na ocorrência de um ataque angioedematoso espontâneo, o paciente é tratado com esteróides.

A variedade não-hereditária é um tipo de urticária no qual há uma resposta alérgica não somente a comidas ou drogas, mas também a situações emocionais. O trauma raramente produz sérias complicações, mas o uso de substâncias alergênicas pode provocá-las. Ao ocorrerem reações agudas, devem ser tratadas como o choque anafilático, como descrito no Capítulo 4.

Distúrbios cardiovasculares

Existem muitas condições cardíacas, mas o cirurgião bucomaxilofacial preocupa-se primeiramente com aquelas que afetam a eficiência do coração como bomba, e secundariamente com aquelas em que o endocárdio valvular está danificado e suscetível à infecção.

Hipertensão

Os pacientes hipertensos podem trazer problemas ao cirurgião de duas formas. Primeiro, o aumento da pressão arterial pode ser a causa de um sangramento pós-operatório, uma vez que impede os mecanismos vasculares normais e plaquetários responsáveis pela interrupção de hemorragia. Segundo, aqueles sob tratamento com drogas anti-hipertensivas podem ser mais suscetíveis aos efeitos hipotensivos de anestésicos gerais, tornando necessário informar ao anestesista sobre seu uso.

Doença arterial coronariana

A doença dos vasos coronarianos, por causar isquemia do músculo cardíaco, afeta a eficiência do coração como bomba. Quando existe oclusão parcial dos vasos, uma dor forte e de curta duração, denominada de angina de esforço, ocorre durante estresse físico ou emocional, uma vez que a demanda de sangue para o miocárdio excede a capacidade de suprimento. O tratamento inclui o uso de vasodilatadores quando a dor se manifesta. A freqüência da necessidade de uso desses comprimidos dará uma indicação da gravidade da doença. Quando o uso da droga é freqüente, ou vem aumentando com freqüência, orientações devem ser solicitadas junto ao médico do paciente. A oclusão completa da artéria coronária é conhecida como trombose coronariana, na qual o paciente tem uma dor aguda de longa duração, resultando em infarto do miocárdio, que pode ser fatal.

Os pacientes que sofrem de doença coronariana devem ser tratados em conjunto com o médico e serem hospitalizados quando houver necessidade de anestesia geral.

Alguns poderão estar em uso de anticoagulantes e obviamente exigirão preparo especial. Aqueles operados sob anestesia local podem necessitar de pré-medicação para diminuir a ansiedade e serem mantidos em posição supina para reduzir o esforço cardíaco. Na angina instável, está indicado o uso de soluções anestésicas locais contendo octapressin, embora a lidocaína e a adrenalina possam ser utilizadas; no entanto, a quantidade de qualquer solução anestésica local deve ser rigorosamente monitorizada e a quantidade limitada à metade da dose segura para um paciente normal da mesma idade. Aqueles em uso de comprimidos de trinitrato de gliceril ou *spray* sublingual devem ser orientados para usá-los antes do início da cirurgia – o efeito vasodilatador dura cerca de meia hora.

Se ocorrer um ataque de angina, o paciente é deitado, administrando-se *spray* de trinitrato de gliceril sublingual. Administra-se oxigênio a 6 litros por minuto. Quando a severidade do ataque é marcada por cianose, sudorese fria e dispnéia, sugerindo uma trombose coronariana, deita-se o paciente, administra-se oxigênio e sulfato de morfina 20 mg subcutâneo para aliviar a dor. O paciente é encaminhado para o hospital e não diretamente para casa.

Insuficiência cardíaca

Os sintomas de insuficiência cardíaca incluem uma reduzida tolerância ao exercício, cianose, dispnéia e edema das extremidades inferiores. O paciente com insuficiência inicial pode não apresentar esses sintomas, mas levar uma vida aparentemente normal. Apesar de ele ter uma perda da reserva cardíaca, essa aparece somente quando a demanda extra provocada por exercício físico ou hipoxia não pode ser atendida.

A insuficiência do coração em atuar como uma bomba eficiente ocorre em muitas doença, incluindo doença cardíaca congênita, arritmias cardíacas, hipertireoidismo, doença arterial coronária, hipertensão e cardite reumática. Pacientes sofrendo desses problemas não devem ser operados sem um acompanhamento médico e aqueles que apresentam insuficiência pode ser muito proveitoso a internação hospitalar para repouso no leito e tratamento médico. O anestésico de escolha nesses pacientes é o local. A pré-medicação com uma droga ansiolítica adequada deve ser considerada se o paciente estiver exageradamente preocupado com a operação proposta.

Endocardite infecciosa

A cobertura antibiótica é necessária:

- Em pacientes com lesões valvulares cardíacas
- Em pacientes com defeitos septais ou persistência do canal arterial
- Em pacientes com próteses valvulares cardíacas
- Em pacientes com história de endocardite bacteriana

O endocárdio das válvulas cardíacas pode estar danificado, como acontece em certas doenças congênitas do coração, na febre reumática e coréia de Huntington ou após uma cirurgia cardíaca.

O cirurgião-dentista deve compreender que nesses casos o coração pode funcionar de forma satisfatória, como bomba, e mesmo assim pode ser suscetível à infecção por bacteremia em qualquer período da vida do paciente. Entre os organismos infectantes, o *Streptococcus viridans* é repetidamente identificado, sendo liberado na corrente sangüínea durante extrações dentárias ou profilaxia oral.

A proteção pode ser exigida para aqueles com história de doença congênita cardíaca ou febre reumática, ou naqueles submetidos à cirurgia valvular cardíaca, como aconselhado por um cardiologista. Tipicamente, isso pode ser obtido pela administração de 3 g de amoxicilina oral, uma hora antes da cirurgia. Para os que são alérgicos à penincilina oral, clindamicina 600 mg é administrada uma hora pré-operatoriamente. Para aqueles sob anestesia geral, 1 g de amoxicilina pode ser dado por injeção intravenosa seguida por 500 mg, oralmente, seis horas após.

Riscos especiais

Quando houver história de um episódio de endocardite ou o paciente tiver uma reposição protética de uma válvula cardíaca, 1 g de amoxicilina e 1.5 mg/kg de gentamicina são administradas intramuscularmente, seguido por 500 mg de amoxicilina oral seis horas após. Para esse último grupo que é alérgico à penicilina, administra-se teicoplanin e gentamicina intravenosa.

Shunts ventriculares e próteses articulares

Pacientes sofrendo de hidrocefalia congênita podem ter válvulas artificiais inseridas para aliviar a pressão intracraniana. Não há evidências sugerindo que eles estejam em risco de infecção quando uma bacteremia ocorre. Há um aumento no número de pacientes que estão recebendo articulações de quadril e joelho. No passado, esses pacientes recebiam antibiótico previamente a extrações dentárias; no entanto, não há evidências sugerindo que essas próteses são suscetíveis à infecção por bacteremias durante tratamento dentário.

Distúrbios sangüíneos
Anemia

O cirurgião bucomaxilofacial deve assegurar-se de que o paciente não está clinicamente anêmico antes da operação, e quando houver dúvida, uma dosagem da hemoglobina e exame sangüíneo devem ser realizados. Deve ser sempre lembrado que existem diferentes formas de anemia e que essa pode ser sintoma de doença grave, como leucemia, que requer investigação de um hematologista. Na anemia grave, a operação é postergada até que responda ao tratamento, ou em uma emergência, uma transfusão sangüínea é providenciada.

Anemia de células falciformes

Essa hemoglobinopatia é uma doença hereditária, encontrada em indivíduos de origem africana, asiática e mediterrânea. A hemoglobina anômala (HbS) com baixa tensão de oxigênio (como ocorre durante a anestesia geral), leva os glóbulos vermelhos a adquirirem um formato falciforme, levando também ao aumento da viscosidade sangüínea e à trombose capilar. Pode se apresentar como uma verdadeira anemia de células falciformes, ou como um traço (característica) de células falciformes, na qual existe uma proporção variável de hemoglobina afetada, com o restante normal.

Todos os pacientes que possam ter herdado a doença e que necessitam de anestesia geral devem ser testados para a anemia falciforme. Os pacientes positivos necessitam de investigação adicional pelo hematologista, a fim de diferenciar aqueles com traço daqueles com anemia de células falciformes. Para maior segurança, ambos os grupos devem ser tratados com anestesia local; quando a anestesia geral é necessária, o paciente deve ser encaminhado ao hospital para uma opinião do anestesiologista.

Talassemia

Essas doenças herdadas são encontradas em raças mediterrâneas nas quais a hemoglobina fetal continua a ser produzida após o nascimento. O paciente sofre de anemia hemolítica e deve ser tratado no hospital.

Leucemia

Todas as formas de leucemia constituem contra-indicação a qualquer forma de cirurgia bucal sem a plena investigação e autorização do hematologista, em função da dificuldade de controle do sangramento pós-operatório e de infecção. Nesses casos, uma abordagem conservadora no atendimento odontológico deve ser adotada até que ocorra a remissão da leucemia ou o paciente esteja livre da doença.

Doenças hemorrágicas

A interrupção natural da hemorragia é obtida através de três mecanismos: primeiro, pela contração dos vasos sangüíneos, segundo, através da agregação plaquetária e, terceiro, pela coagulação sangüínea (fatores). Clinicamente, os pacientes com doença hemorrágica podem ser divididos naqueles cujo sangramento na cirurgia é profuso e continuado – esses apresentam um tempo de sangramento prolongado, mas a coagulação pode ser normal – e aqueles cujo sangramento usualmente cessa depois de um curto período após a cirurgia, porém ocorre uma hemorragia persistente mais tarde devido à incapacidade do sangue coagular – esses podem apresentar um tempo de sangramento normal, mas uma anormalidade na coagulação.

Tempo de sangramento prolongado

É encontrado quando o dano vascular impede a adequada contração das paredes do vaso lesado ou por anomalia plaquetária na qual há um tampão ineficiente nas pequenas deficiências.

Distúrbios dos vasos sangüíneos

Ocorrem na púrpura anafilactóide (alérgica) de Henoch and Schönlein, na púrpura sintomática do escorbuto, em infecções graves como a escarlatina, após o uso de certas drogas e na telangiectasia hemorrágica hereditária.

Anomalias plaquetárias

Existem dois tipos de anomalias plaquetárias: púrpuras trombocitopênicas, que apresentam baixa contagem de plaquetas, e que podem ser primárias como na púrpura idiopática, ou secundárias a drogas ou outras doenças hematológicas, como leucemia e púrpura trombocitêmica, na qual a contagem de plaquetas está grandemente aumentada sendo essa condição relacionada à policitemia.

Coagulação anormal

A Tabela 3.1 ilustra os mecanismos de coagulação. Existem várias teorias, entre elas a do conceito de cascata. O mecanismo extrínseco é ativado por dano tecidual, enquanto que o intrínseco é ativado pelo contato do sangue com uma outra superfície que não o endotélio ou as células sangüíneas.

Os defeitos de coagulação são raros e podem ocorrer por deficiência de qualquer um dos fatores envolvidos no mecanismo. A doença mais comum, devido à insuficiência do Fator VIII, é a hemofilia A, uma moléstia ligada ao sexo, presente nos homens, mas mulheres portadoras têm baixos níveis do Fator VIII que pode exigir correção para a cirurgia. A deficiência do Fator IX causa hemofilia B (doença de Christmas), observada em homens.

A deficiência de coagulação pode também ocorrer pela carência de protrombina, que é sintetizada pelo fígado, sendo a vitamina K necessária para a sua síntese.

Fibrinólise

O sangue circulante normal contém plasminogênio, que é precursor da plasmina, uma enzima proteolítica que quebra as moléculas de fibrina e fibrinogênio, e, portanto, causa a destruição do coágulo. Ainda que exercendo um papel fisiológico na organização do coágulo, a fibrinólise excessiva pode ocorrer numa grande variedade de condições, como sépsis, hemorragia aguda, ou após uma grande cirurgia, retardando a hemostasia.

Tabela 3.1 Coagulação sangüínea. Observar que o mecanismo extrínseco envolve poucas etapas e ocorre rapidamente

Sistema Intrínseco	Sistema Extrínseco
Fator XII → XIIa	
Fator XI → XIa	Fator tecidual
Fator IX → IXa	VIIa ← Fator VII
Fator VIII →	
Fator X → Xa ← Fator X	
Fator V →	
Protrombina → Trombina	

a indica fator ativado.

Doença de Von Willebrand

Os fatores de Von Willebrand prolongam a vida do Fator VIII na circulação e estabilizam a adesão das plaquetas. A deficiência afeta a concentração do Fator VIII e a função plaquetária. A doença é vista em homens e em mulheres.

Terapia anticoagulante

Serão encontrados certos pacientes que são tratados com drogas anticoagulantes após trombose ou cirurgia cardíaca. Dois tipos de anticoagulantes são usados: o grupo da heparina, de ação rápida e curta, é antitrombina e, portanto, previne a conversão do fibrinogênio em fibrina, e o grupo de anticoagulantes orais de longa duração (como warfarin), que reduzem a quantidade de protrombina circulante, inibindo sua síntese hepática. Os pacientes em terapia anticoagulante não devem jamais suspender o uso dessas drogas, exceto por orientação médica. Antes da cirurgia, o tempo de protrombina é comparado ao controle de acordo com a taxa normalizada internacional (International Normalised Ratio [INR]). Os limites terapêuticos são de 2,0-4,0. Um INR inferior a 2,5 é considerado seguro para a maioria das cirurgias, e, para obtê-lo, o anticoagulante deve ser interrompido por dois dias. O coágulo pode ser estabilizado com celulose oxidada (Surgicel).

Doenças hepáticas

Muitos dos fatores envolvidos na cascata de coagulação são sintetizados no fígado e, portanto, qualquer possibilidade de redução da função hepática deve ser investigada. A cirrose hepática secundária ao abuso de álcool pode se manifestar somente por um aumento na tendência ao sangramento após um ferimento.

Tabela 3.2 Relação entre a deficiência do fator e a doença clínica

Fatores	Outros nomes	Doença por deficiência
Fator I	Fibrinogênio	Hipofibrinogenemia
Fator II	Pró-trombina	Hipoprotrombinemia
Fator III	Tromboplastina	
Fator IV	Íons cálcio	
Fato V	Pró-acelerina	Deficiência do Fator V
Fator VI	Não existe	
Fator VII	Pró-convertina	Deficiência do Fator VII
Fator VIII	Fator anti-hemofílico	Hemofilia A
Fator IX	Fator de Christmas	Hemofilia B
	Componente da tromboplastina plasmática (PTC)	Doença de Christmas
Fator X	Fator de Stuart	Deficiência do fator de Stuart
Fator XI	Tromboplastina plasmática antecedente (PTA)	Deficiência de PTA
Fator XII	Fator de Hageman	Deficiência do fator de Hageman
Fator XIII	Fator estabilizante da fibrina (FSF)	Deficiência do FSF

Deve-se fazer um questionamento cuidadoso quanto ao consumo de álcool pelo paciente. Os protocolos recentes estabelecem que a ingesta de álcool acima de 28 unidades por semana para o homem (21 unidades por semana para a mulher) é sugestiva de abuso de álcool.

Investigação de hemorragia após extração

Uma história de sangramento excessivo é mais comumente devido a fatores locais, mas deve-se prestar especial atenção àqueles que, por diversas ocasiões, tiveram de se submeter a repetidas tentativas de interrupção de hemorragias pós-extração ou de outra natureza o que exige cuidadosa investigação para eliminar uma possível causa sistêmica. As petéquias hemorrágicas (púrpura) e equimoses são típicas de dano vascular generalizado e de função plaquetária inadequada, mas não de distúrbios de coagulação. Hemartrose (sangue em articulações) recorrente é sugestiva de hemofilia A e B, mas não de distúrbios vasculares ou plaquetários e a história familiar é importante porque muitas dessas condições são hereditárias.

Sempre que surge uma suspeita por parte do cirurgião, o paciente deve ser encaminhado ao hematologista para completa investigação pré-operatória, pois somente no laboratório se poderá estabelecer o diagnóstico.

Tratamento

Os pacientes com doença hemorrágica sistêmica deverão ser hospitalizados para cirurgia e tratados em conjunto com o hematologista.

Em *distúrbios vasculares*, o tratamento depende de medidas locais, e disponibilidade de sangue para transfusão, uma vez que a perda assim exija.

Em *distúrbios plaquetários* secundários a outras doenças, a causa deve ser primeiro tratada. Os pacientes com trombocitopenia idiopática devem receber terapêutica com esteróides para aumentar a contagem de plaquetas ou infusão pré-operatória de plaquetas.

Nos *distúrbios de coagulação*, o tratamento essencial é a reposição do fator deficiente. Para a hemofilia A e doença de Von Willebrand o Fator VIII se encontra disponível e é administrado via endovenosa. Para pacientes com doença moderada a DDAVP (desmopressina) aumentará o Fator VIII endógeno do paciente. O ácido tranexâmico é um agente antifibrinolítico usado para prevenir a destruição do coágulo e é dado por 10 dias, a começar do primeiro dia pré-operatório.

Escolha do anestésico

Em distúrbios vasculares e plaquetários, tanto a anestesia local quanto a geral são satisfatórias.

Nas doenças de coagulação, é preciso cautela com o uso de anestésico local, particularmente bloqueio do alveolor inferior e póstero-superior devido ao risco de produzir um grande hematoma que coloque em risco a via aérea. As injeções ao longo da membrana periodontal podem fornecer uma anestesia adequada para extração dentária. A anestesia geral é indicada algumas vezes, e pode ser administrada por um anestesista experiente.

Medidas odontológicas locais

Essas incluem profilaxia bucal, melhora da higiene bucal e *medidas conservadoras para reduzir o número de extrações*. A operação é planejada e executada para causar um trauma mínimo e é mais prudente extrair o dente apenas de um quadrante da boca por vez. Para interrupção local da hemorragia, compressas hemostáticas como celulose oxidada, que é bioreabsorvível, pode ser utilizada para estabilizar o coágulo.

Distúrbios respiratórios

Bronquite

A bronquite é uma condição freqüente de inflamação aguda ou crônica da mucosa brônquica, que apresenta exacerbações sazonais e é freqüentemente associada a outras condições, particularmente infecções do trato respiratório superior, e bronquiectasias. Todo o paciente sofrendo de bronquite e bronquiectasia é melhor tratado com anestesia local. Quando a anestesia geral é necessária, ele deve ser previamente encaminhado a um anestesiologista, uma vez que muitos se beneficiam de um preparo médico que inclui uso de antibióticos, fisioterapia, e exercícios respiratórios.

Asma

Na asma ocorrem ataques intermitentes de broncoespasmo complicados pela secreção de muco espesso e de edema de mucosa. Acredita-se que se trate de uma doença alérgica e o uso de substâncias alergênicas (penicilina) deve ser evitado.

Alguns pacientes estão sob tratamento com broncodilatadores na forma inalatória, enquanto outros podem estar em uso de aerossóis inalatórios de corticosteróides. A anestesia geral, embora não contra-indicada, deve ser administrada por um anestesiologista.

Em ataques agudos, a via aérea deve ser preservada, e nesse sentido, pacientes asmáticos respiram melhor em posição vertical. Para aliviar o espasmo, a inalação de broncodilatadores pode ser útil, mas, se ela falhar, deve se administrar hidrocortisona endovenosa.

Doenças infecciosas

Os cirurgiões-dentistas estão expostos ao risco de adquirirem infecções do paciente. Isso inclui o resfriado comum, xantemata, tuberculose, citomegalovirus, herpes, hepatite e vírus da imunodeficiência humana (HIV). Algumas precauções devem ser tomadas para evitar infecção da equipe cirúrgica, bem como prevenir infecção cruzada entre os pacientes.

Hepatite viral

Muitos vírus podem provocar hepatite e os de maior importância são os vírus A, B e C (não-A, não-B). O vírus A é transmitido por contaminação fecal dos alimentos e da água e tem um período de incubação de 30 dias. O B é transmitido pelo sangue ou soro, com período de incubação em torno de 100 dias. O C foi recentemente identificado, e é transmitido pelo sangue ou soro. Portadores crônicos do antígeno-e da hepatite B devem ser considerados como altamente infectantes. Um grande cuidado na técnica operatória e no sistema de esterilização dos instrumentos são necessários para proteger a equipe cirúrgica e outros pacientes. Toda a equipe deve ser aconselhada a se imunizar contra o vírus da hepatite B, uma vez que portadores não-identificados do antígeno podem se apresentar para tratamento.

Vírus da imunodeficiência humana (HIV)

O retrovírus HIV foi identificado em 1980, e é transmitido pelo sangue e sêmen, embora tenha sido isolado em outros fluidos do corpo. Um teste específico para anticorpos anti-HIV encontra-se disponível, e sua presença indica que o paciente possa transmitir a doença. Enquanto alguns indivíduos podem estar cientes da sua condição, outros podem desconhecer que são HIV positivos. Uma vez que o número de pessoas afetadas vem aumentando, é prudente que se tome precauções durante o tratamento de todos os pacientes, de modo que não haja nenhum risco de infecção para a equipe cirúrgica ou para outros pacientes. Felizmente o vírus é facilmente inativado pelo calor ou uso do hipoclorito.

Aqueles que são HIV positivos estão sob risco de desenvolverem a síndrome da imunodeficiência adquirida (AIDS), mas o período de incubação é desconhecido. Esses pacientes têm um comprometimento da resposta imunológica mediada por células, e desenvolvem infecções oportunistas. Na cavidade bucal, a candidíase, a leucoplasia pilosa e o sarcoma de kaposi são manifestações da síndrome da imunodeficiência adquirida. Os pacientes que desenvolvem AIDS devem ser encaminhados ao hospital para tratamento.

Epilepsia

A epilepsia é uma doença do sistema nervoso central na qual há um distúrbio eletroquímico paroxístico. Pode resultar em ataques de dois tipos: "Pequeno mal", uma forma menos intensa, na qual sem aviso, o paciente perde a consciência por alguns segundos, mas raramente cai ou tem convulsões. O "grande mal" é caracterizado por convulsões generalizadas e perda de consciência, e é algumas vezes precedida da assim denominada "aura", ou sensação peculiar que avisa o paciente de um ataque iminente. Durante o ataque, o pulso e a pressão sangüínea permanecem normais, mas a contração muscular pode afetar a respiração, causando cianose, e a língua pode ser mordida se não protegida.

A prevenção se faz evitando excitação e assegurando que o paciente faça uso da sua dose normal de anticonvulsivante. Quando ocorre um ataque, mantém-se a via aérea e o paciente é colocado de lado e protegido de traumas. As cunhas de madeira são inseridas entre os dentes bilateralmente para proteger a língua. As próteses são removidas e a boca aspirada. A recuperação se dá lentamente, sem tratamento, se o paciente for mantido quieto para retomar a consciência. A exceção é o estado epilético, quando uma crise segue a outra em rápidas sucessões; esse deve ser tratado através da injeção endovenosa de diazepan.

Doenças ósseas sistêmicas

Essa condição afeta o cirurgião-dentista de quatro maneiras. Dificuldades de extração dos dentes podem ser encontradas devido à hipercementose (osteíte deformante – doenças de Paget), ou esclerose do osso (osteopetrose). O osso pode estar frágil levando à fratura mesmo quando ao se utilizar uma força mínima durante a cirurgia (osteogênese imperfeita). A incidência de infecções pós-operatória está aumentada (osteíte deformante). Existe risco de se causar uma exacerbação da doença (displasia fibrosa) ou uma alteração maligna do osso (osteíte deformante).

O sucesso do tratamento desses pacientes baseia-se no diagnóstico correto da doença seguido de um cuidadoso preparo pré-operatório.

Doenças depressivas

As drogas antidepressivas tricíclicas, utilizadas no tratamento da depressão, interagem com a noradrenalina causando hipertensão, mas os anestésicos locais contendo adrenalina parecem ser seguros. Os inibidores da monoamino oxidase são algumas vezes utilizados para depressão, pois potencializam a ação de muitas drogas, incluindo barbitúricos e noradrenalina, perdurando seu efeito até 2 semanas após a interrupção da droga.

Leitura Complementar

Rees, P.J. & Williams, D.G. (1995) *Principles of Clinical Medicine.* Edward Arnold, London.
Spector, T.D. & Axford, J.S. (1999) *An Introduction to General Pathology.* Churchill Livingstone, Edinburgh.
Working Party of the British Society of Antimicrobial Chemotherapy (1997) *Lancet,* 350, 1100.

Capítulo 4
Emergências em Cirurgia Bucal

- Tratamento do colapso
- Desmaio
- Choque anafilático
- Choque hipoglicêmico
- Insuficiência adrenal aguda
- Choque cirúrgico
- Obstrução e parada respiratória aguda
- Perfuração cricotireóidea
- Doença cardíaca coronariana
- Parada cardíaca
- Acidente vascular cerebral
- Morte em cirurgia ou no centro cirúrgico

Qualquer emergência pode ser aterrorizante se ocorrer sem aviso e o cirurgião-dentista estiver despreparado. O elemento surpresa pode ser reduzido por histórias completas e cuidadosas e investigações para identificar pacientes de baixo-risco e solicitar a ajuda do médico para prepará-los para a cirurgia. Somente por estudo e experiência o cirurgião-dentista adquirirá a habilidade para diagnosticar e tratar rapidamente aquelas emergências que vão surgir. Ele pode ser gravemente prejudicado se as medicações e os instrumentos não estiverem prontamente em mãos ou se seus assistentes não são treinados.

Todos os itens essenciais para ressuscitação devem ser mantidos em uma caixa especial, os medicamentos claramente etiquetados com seus nomes, dosagem das soluções ou comprimidos, a posologia, os métodos de administração e a data de expiração. Instrumentos como seringas hipodérmicas são armazenados, corretamente esterilizados, em recipiente selado. O oxigênio e a sucção devem estar sempre disponíveis. Geralmente dois assistentes são necessários, um para ajudar o paciente e um livre para solicitar auxílio e para carregá-lo. Os números de telefone de ambulâncias, serviço de bombeiros, hospital local e de médicos mais próximos devem estar prontamente disponíveis.

Todas essas preparações são inúteis se a equipe não é regularmente treinada com simulação de exercícios de emergência de modo que cada um saiba sua parte sem hesitar no que fazer. Emergências podem surgir de uma fase aguda de uma condição médica conhecida; esse grupo foi discutido no Capítulo 3. Outras ocorrem como o resultado de procedimentos cirúrgicos (Capítulo 7) ou sem história prévia, e estes serão descritos aqui.

Tratamento do Colapso

- Deitar o paciente no plano.
- Chamar por auxílio.
- Monitorar sinais vitais.
  - Respiração.
  - Pulso.
  - Nível de consciência.
  - Pressão sangüínea.
- Iniciar tratamento apropriado (Ressuscitação cardiopulmonar, RCP, etc.).
- Se possível certificar-se da causa do colapso.
- Monitoramento contínuo até estabilidade.

Desmaio

Essa é a emergência mais comum observada pelo cirurgião dentista pois é freqüentemente precipitada por distúrbios emocionais ou dor associada com procedimentos cirúrgicos. No desmaio uma vasodilatação periférica geral, particularmente nos músculos, causa isquemia cerebral, com perda de consciência.

Sinais e sintomas

Os sinais e os sintomas do desmaio são palidez, náusea, tonteira e suor frio, os quais se ignorados são seguidos por perda de consciência. A pressão sangüínea cai, os batimentos do pulso permanecem normais mas o volume é fraco e filiforme e as pupilas ficam dilatadas e viradas para cima.

Tratamento

O tratamento consiste em deitar prontamente o paciente em posição supina com a cabeça mais baixa do que o coração e os pés levantados. As vias aéreas são checadas, as próteses são removidas, a mandíbula é tracionada para a frente e as roupas apertadas são afrouxadas. A comunicação verbal com o paciente é importante tanto como medida de estímulo como para averiguação do nível de consciência. Pacientes famintos, que não são diabéticos, devem receber uma bebida glicosada. Esse tratamento geralmente é bem sucedido, mas, se a queda da pressão sangüínea persistir, administra-se oxigênio e um médico deverá ser consultado.

Choque anafilático

A anafilaxia é uma reação de hipersensibilidade aguda a substâncias que sensibilizaram previamente o paciente, que podem ser podem ser soros, soluções anestésicas locais, penicilina ou outras substâncias alergênicas. A prevenção é mais efetiva assegurando-se que todos aqueles com história de alergias, asma ou febre do feno não recebam medicamentos conhecidos por causar tais reações principalmente por meio de injeções.

Sinais e sintomas

Esses geralmente se iniciam por volta de meia a uma hora após a introdução da substância estranha.

A reação é caracterizada por urticária, principalmente no local da injeção, por cianose e dispnéia devido a um bronco espasmo e edema, por suor e pela sensação geral de desmaio. Esses são acompanhados por pulso acelerado, uma queda na pressão sangüínea, um começo de colapso circulatório e morte.

Tratamento

Consiste em deitar o paciente com os pés levantados, mantendo as vias aéreas e injetando primeiramente 0,5-1 mL de adrenalina 1:1,000, via intramuscular, o que deve aumentar a pressão sangüínea e dilatar os brônquios. Se após 10 minutos a hipotensão persistir, uma dose adicional é administrada sempre usando outro membro. Um anti-histamínico (clorfeniramina) administrado endovenosamente em aplicação lenta pode ajudar. A pressão sangüínea é avaliada repetidamente e, se a hipotensão persistir, pode ser necessário uma administração endovenosa de solução salina.

Choque hipoglicêmico

Ver Capítulo 3.

Insuficiência adrenal aguda

Ver Capítulo 3.

Choque cirúrgico

Isso raramente ocorre com procedimentos cirúrgicos bucais a menos que a cirurgia seja muito demorada e acompanhada por perda excessiva de sangue. Após lesões graves ou longas hemorragias contínuas pós-extração, os pacientes podem ser vistos em estado de choque e requerem tratamento urgente. O choque cirúrgico é o resultado da perda de líquidos (soro devido a queimaduras ou sangue por feridas abertas ou fechadas). Nas feridas fechadas o sangue e o plasma podem sangrar a partir dos vasos nos espaços teciduais. Acredita-se que se a perda inicial é mais de 1 litro ou um quarto do volume de sangue de 6 litros, isso é mais do que pode ser compensado por uma vasoconstrição geral. Quando não é reposto, um círculo vicioso começa no qual a diminuição da pressão sangüínea e a vasoconstrição geral causa falta de oxigênio nos tecidos e a permeabilidade aumentada dos capilares acarretará perda adicional de líquido para os tecidos.

Sinais e sintomas

O paciente está caracteristicamente frio, suando e pálido ou cianótico. Há frequentemente uma respiração ofegante ou falta de ar. Nos membros o grau de edema em injúrias fechadas fornece alguma indicação de líquidos perdidos nos tecidos, mas isso é de pouco valor em traumas faciais. O pulso é rápido e a pressão sangüínea é baixa.

Tratamento

Medidas rápidas e enérgicas em tempo hábil se fazem necessárias. Primeiro, deve-se realizar o controle de hemorragias para prevenir maiores perdas, enquanto um assistente avalia e registra o pulso e a pressão sangüínea em intervalos curtos (15 minutos).

No paciente levemente chocado, líquidos como chá doce morno devem ser dados pela boca se não houver nenhuma cirurgia prevista nas próximas 6 horas, e não houver nenhum trauma abdominal. Uma freqüência aumentada do pulso e uma queda de pressão sangüínea é um sinal preocupante. Um paciente com a pulsação acima de 100 persistentemente, e a pressão sangüínea sistólica menor do que 100 mm (13,3 Kpa), é quase certo que precisará de transfusão e o sangue deverá ser colhido para tipagem e reação cruzada. Isso deve ser realizado precocemente e, quando houver dúvida, iniciar a administração endovenosa de solução salina ou um substituto do plasma (p. ex., dextran) em gotas, antes do colapso das veias.

A escolha deve ser feita entre administrar solução salina ou plasma para repor líquidos, ou sangue total que aumentará a hemoglobina circulante. Infelizmente, as estimativas de hemoglobina são de pouco uso na fase aguda por causa da hemoconcentração que geralmente ocorre. A decisão é feita baseada na história ou na observação da perda de sangue atual a partir de feridas abertas ou fechadas, mas não importa o que for administrado, o nível de hemoglobina deve ser avaliado para evitar hemoconcentração ou hemodiluição.

A circulação para a cabeça é melhorada pela elevação dos pés da cama. Em pacientes cianóticos o oxigênio deverá ser administrado. Deve se aquecer o paciente com cobertores para manter a temperatura em 32°C. Nenhum outro aparelho térmico deve ser usado de modo que possa causar maior dilatação periférica.

O alívio da dor pode ser conseguido por imobilização temporária ou suporte das fraturas, aplicando curativos às feridas abertas e prescrevendo analgésicos.

Obstrução e parada respiratória aguda

Isso pode ocorrer durante cirurgias dentárias sob inalação de anestésicos gerais devido à aspiração de vômito ou de corpo estranho se a orofaringe não estiver adequadamente tamponada. Uma segunda causa é um edema inflamatório agudo no pescoço.

Sinais e sintomas

O paciente para de respirar e, embora alguns movimentos respiratórios deficientes sejam feitos, o paciente não é capaz de inflar seus pulmões. A face e pescoço tornam-se rapidamente congestionados e cianóticos.

Tratamento

Imediatamente quando o paciente começa a ficar cianótico o cirurgião deve parar a cirurgia, tracionar a língua para fora, e reduzir qualquer pressão do tamponamento ou do mento que possa ocluir as vias aéreas, e aspirar quaisquer resíduos da boca ou orofaringe. Enquanto isso o anestesista investiga as causas da anóxia tais como falha no suprimento de oxigênio, obstrução nos tubos do aparelho de anestesia, formação excessiva de muco no trato respiratório, vômito atrás do tamponamento, ou edema de glote e pescoço. O cirurgião-dentista deve silenciosamente certificar-se que cada um desses foi investigado, e se um foi omitido, deverá se direcionar a esse. Poderá solicitar um kit de traqueostomia e pode utilmente avaliar o pulso no caso de sobrevir uma parada cardíaca.

A passagem de um tubo endotraqueal geralmente restaurarás as vias aéreas; entretanto às vezes a entubação não é possível, tornando-se necessário fazer uma abertura na traquéia num local abaixo da obstrução, o que pode ser alcançado por uma perfuração da membrana da cartilagem cricotireóide ou por traqueostomia. Esses procedimentos não devem ser feitos sem treinamento apropriado pois danos adicionais podem ocorrer.

Perfuração cricotireóidea

Uma agulha para as cartilagens cricotireóideas, especialmente desenhada para esse propósito, perfura a pele e a membrana cricotireóidea para formar uma passagem de ar. Entretanto, embora sendo relativamente simples de fazer, pode somente ser considerada uma medida temporária.

Traqueostomia de emergência

Os pontos de referência para essa cirurgia são a cartilagem cricóide e a linha média do pescoço, que podem ser difíceis de identificar por causa de uma congestão grave. A cabeça é segura firmemente com o pescoço completamente distendido sobre um saco de areia de forma a tornar a traquéia o mais superficial possível. O dedo polegar e o dedo médio da mão esquerda palpam e identificam a cartilagem cricóide que é então apreendida ao longo de toda a cirurgia (Figura 4.1).

A incisão é feita ao longo de todos os tecidos superficiais a partir da incisura da tireóide até um ponto um centímetro acima da incisura esternal. Haverá muito sangramento devido à congestão, mas, se a incisão for na linha média, não há perigo.

O dedo indicador da mão esquerda é colocado na ferida para identificar e proteger a cartilagem cricóide. A incisão é aprofundada em direção à traquéia, e o istmo da tireóide é dividido se necessário. O segundo e o terceiro anéis da traquéia são incisados. Para proteger a parede posterior da traquéia, toda a lâmina do bisturi exceto seu último centímetro é marcado por uma gaze ou pelos dedos. O bisturi é removido e a incisão traqueal é alargada com o cabo. Quando não houver algo para introduzir ou não houver um tubo de traqueostomia disponível, qualquer tubo de borracha de aproximadamente 0,5 centímetros de diâmetro servirá para manter a passagem de ar.

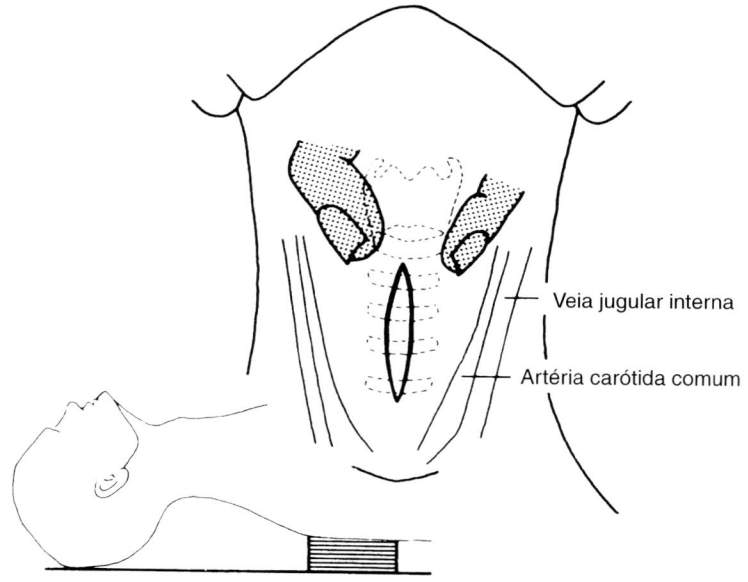

Figura 4.1 Incisão para traqueostomia de emergência. Note a posição do polegar, do segundo dedo e dos vasos maiores. O primeiro dedo tem sido omitido mas penetra no orifício e palpa a borda inferior da cricóide. O desenho mostra um suporte debaixo dos ombros para colocar o pescoço totalmente distendido.

Deve-se tomar o cuidado para que o tubo não seja introduzido acidentalmente nos tecidos laterais à traquéia. Uma vez que o tubo foi mantido firme em posição para prevenir o seu deslocamento para a traquéia, a emergência está terminada, a respiração deve ser recomeçada e o sangramento pode ser controlado. Uma vez estabilizado, o paciente deve ser transferido para um hospital para tratamentos adicionais.

Doença cardíaca coronariana

Ver Capítulo 3.

Parada Cardíaca

A parada cardíaca pode ser de dois tipos, assistolia cardíaca, no qual o coração está sem contrair-se, e a fibrilação ventricular, no qual a ação do coração embora presente está descoordenada e ineficiente, assim não se consegue manter a circulação. A causa predisponente principal é a doença cardiovascular e os fatores estimulantes principais são a anoxia, ou uma overdose de drogas, particularmente de agentes anestésicos, e estimulação vagal.

Sinais e sintomas

O pulso está ausente na carótida e em outras artérias principais, a pressão sangüínea não pode ser aferida e não há sangramento no sítio operatório. A respiração cessa, e as pupilas apresentam-se amplamente dilatadas e fixas. É bom lembrar que a maior chance de sobrevivência do paciente está relacionada com a sua rápida transferência para um centro onde equipamentos especiais de ressuscitação estão disponíveis e não há atraso na solicitação de auxílio nessa situação.

Tratamento

A massagem cardíaca é o único tratamento e todos os cirurgiões-dentistas devem estar aptos para realizá-la *sem demora*; três minutos é o limite de anoxia que o cérebro tolera antes de ocorrer mudanças irreversíveis. O anestesista (ou o assistente do cirurgião, se a parada ocorrer sob anestesia local) deita o paciente num local plano e mantém as vias aéreas desobstruídas removendo tudo que possa obstruí-la, traciona a língua para a frente e empurra a mandíbula para frente por meio de pressão nos ângulos. Ele insufla os pulmões, preferencialmente usando oxigênio por meio de um tubo endotraqueal ou por uma máscara facial e uma bolsa de ventilação. Quando isso não estiver disponível, a respiração boca a boca pode ser usada.

Respiração boca a boca

Após limpar a boca e a faringe, de resíduos e líquidos, o pescoço deve ser estendido flexionando a cabeça dorsalmente. O mento é direcionado para cima segurando a mandíbula com uma só mão, enquanto que a outra pressiona as narinas para fechá-las. A boca bem aberta do cirurgião é colocada em contato com a do paciente (ou uma via aérea) de modo a formar um bom vedamento. O ar é então exalado dentro da boca do paciente com força e volume suficiente para expandir os pulmões. O tórax deve ser observado se elevando e voltando à posição de repouso entre cada ventilação. Isso é repetido 12 a 18 vezes por minuto. Se houver disponível uma via aérea de Brook ou uma máscara de bolso de Laerdal essas facilitarão a respiração artificial.

Massagem cardíaca

O cirurgião retira toda a roupa do tórax do paciente preparando-o para a massagem cardíaca. A massagem cardíaca externa é feita deitando o paciente em uma superfície plana firme. O cirurgião ajoelha-se ao lado do paciente e coloca a palma de uma das mãos sobre o esterno logo acima do processo xifóide. A outra mão é colocada sobre a primeira. Os braços mantêm-se esticados e com todo o peso do corpo sobre eles e pressionam o esterno cerca de 5 cm para baixo (Figura 4.2). Assim, o coração é comprimido entre o esterno e a coluna vertebral e os ventrículos se esvaziam (Figura 4.3).

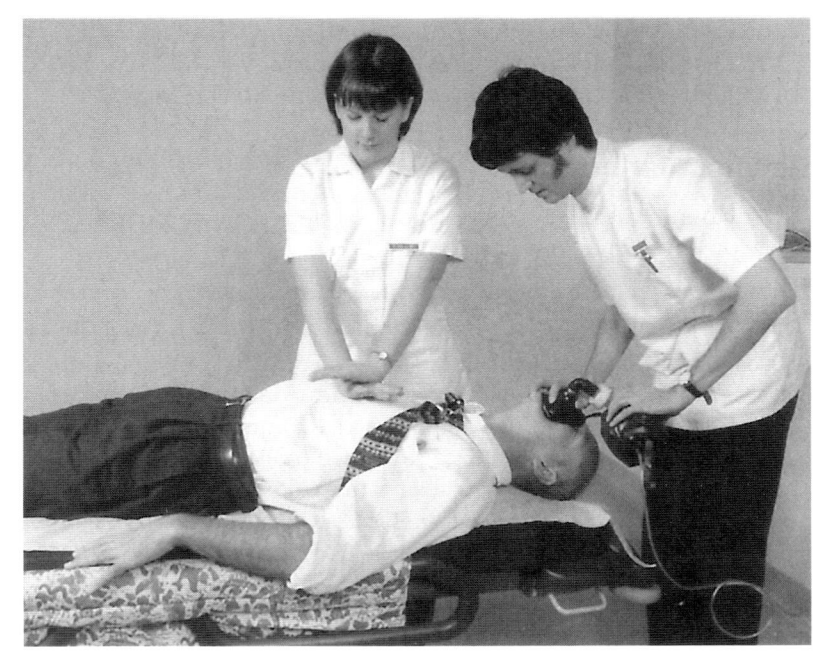

Figura 4.2 Ressucitação cardiopulmonar (RCP-CPR). Observar a utilização de uma máscara e ambú conectados ao oxigênio.

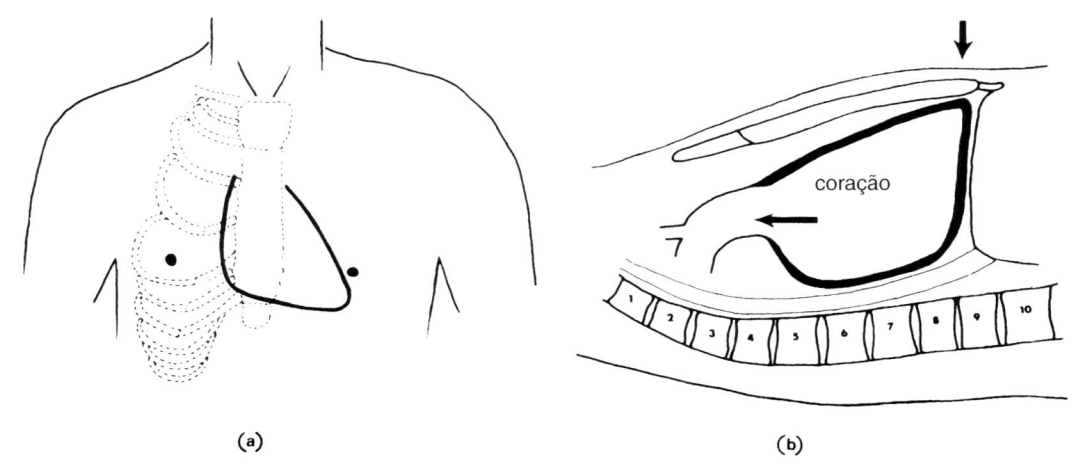

(a) (b)

Figura 4.3 (a) Mostra a relação do coração com o esterno e as costelas. (b) Mostra como a pressão no esterno comprime o coração localizado entre o esterno e a coluna vertebral.

A pressão é desse modo reaplicada 60 a 80 vezes por minuto e, se for realizada satisfatoriamente, a circulação pode ser mantida com possibilidade de registrar a pressão sangüínea. Em crianças a pressão sobre o esterno deve ser menor e aplicada no meio do mesmo com uma freqüência de 100 vezes por minuto.

Para permitir uma ventilação efetiva, a ventilação é feita a cada 5 repetições da manobra de massagem cardíaca. Quando somente um indivíduo está realizando essas duas tarefas, ele deverá ventilar igualmente os pulmões duas vezes entre cada quinze manobras de massagens cardíacas. Cerca de dez minutos desse exercício é muito para uma só pessoa fazer, mas a massagem deve ser continuada normalmente até o coração começar a bater da forma usual ou até que uma ajuda especializada com auxílio de um desfibrilador esteja disponível.

Se os sinais vitais retornarem o paciente deverá ser colocado em posição de recuperação (Figura 4.4) enquanto o monitoramento continua.

Acidente vascular cerebral

Um acidente vascular cerebral agudo pode ocorrer como resultado de ruptura, trombose ou embolia de um vaso cerebral.

Sinais e sintomas

Esses irão nitidamente variar bastante de acordo com o tamanho e o local dos vasos envolvidos. As situações abaixo são típicas da maioria de tais catástrofes. O começo é repentino mas nem todos os pacientes evoluem para o coma. A face fica corada ou cianótica, a respiração é lenta e ruidosa e o pulso é lento e oscilante. A hemiplegia e mudanças na reação das pupilas estão freqüentemente presentes. Em indivíduos conscientes, a fala costuma ser afetada.

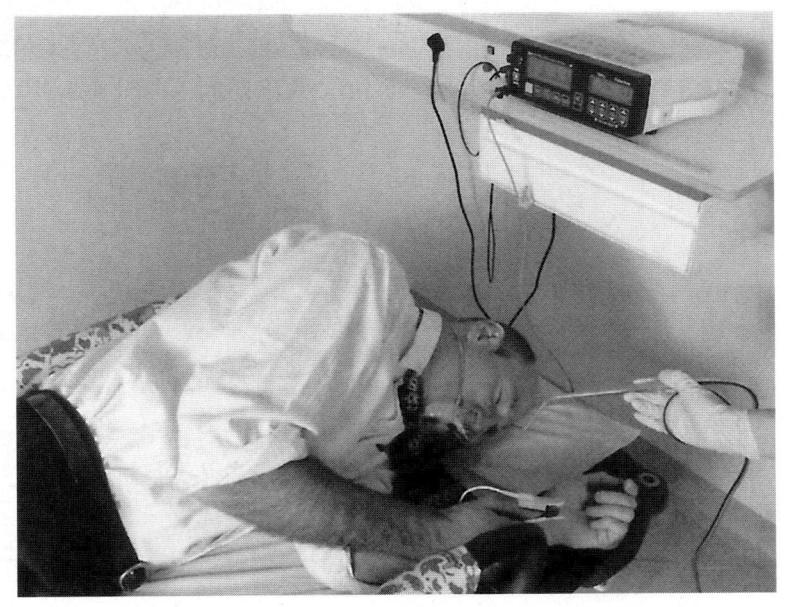

Figura 4.4 Posição de recuperação. Aspiração, oxigênio e equipamentos de monitoração devem estar rapidamente disponíveis.

Tratamento

Consiste em manter as vias aéreas e administrar o oxigênio. O paciente deve ser mantido quieto e não pode se mover até ser visto por um médico.

Morte na cirurgia ou no centro cirúrgico

No caso de ocorrer morte o cirurgião-dentista deve comunicar o fato aos parentes do paciente pessoalmente e ao médico. O magistrado (que investiga mortes suspeitas) deve ser notificado assim que possível do nome e endereço do falecido e a hora e as circunstâncias do falecimento. Um relatório deve ser enviado ao auxiliar do magistrado em 24 horas. O cirurgião-dentista pode comparecer à autópsia se lhe for ordenado e é aconselhável fazê-lo. Ele pode ser solicitado, pelo magistrado, a assistir o inquérito e fornecer evidências. É prudente em casos de tal calamidade procurar a orientação de uma sociedade médica protetora antes de escrever o relatório ou comparecer à autópsia ou ao inquérito.

Leitura Complementar

Colquhoun, M., Handley, A.J., Evans, T.R. & Resus Council (UK) (1999) *ABC of Resuscitation*, 4th edn. BMJ Publishing Group, London.

Jones, R.D.M. & Holland, R.B. (1997) *Anaesthesia and Resuscitation: a houseman's guide*. Butterworth Heinemann, Oxford.

Capítulo 5
Farmacologia e Cirurgia Bucal

J.G. Meechan

- A ação farmacológica da droga
- Contra-indicação e incompatibilidade das drogas
- Dosagem
- Medicação pré-operatória
- Medicação transoperatória
- Medicação pós-operatória
- Lesões traumáticas
- Infecções
- Medicação para alvéolos

Uma prática bem sucedida de cirurgia bucal depende do uso de certos medicamentos, principalmente das medicações envolvidas no controle da dor, da ansiedade e das infecções. Essas medicações podem ser:

- Administradas pelo cirurgião-dentista ou cirurgião bucomaxilofacial.
- Recomendadas para compra na farmácia (sem prescrição) pelo cirurgião-dentista.
- Prescritas pelo cirurgião-dentista.

Muitos medicamentos que o cirurgião-dentista pode prescrever (como aspirina ou paracetamol) apresentam custo menor quando comprados no balcão. Quando prescrever o medicamento é importante considerar os seguintes pontos.

A ação farmacológica da droga

Nunca deve ser prescrita qualquer droga cuja ação não é claramente compreendida. Observando isso, os efeitos colaterais devem ser cuidadosamente considerados. Por exemplo, o *British National Formulary* (Receituário Nacional Britânico), publicado duas vezes ao ano, apresenta um bom resumo da ação e efeitos colaterais, e deve ser consultado se houver qualquer dúvida sobre a indicação de uma droga em particular. É um bom princípio dispormos de um repertório de algumas drogas já bem testadas que atenda às necessidades da nossa clínica diária, e compreendê-las bem, ao invés de experimentar várias.

Contra-indicação e incompatibilidade das drogas

Em certas condições médicas, algumas drogas são contra-indicadas, por exemplo aspirina em doença renal grave. A incompatibilidade de drogas somente acontece ocasionalmente, mesmo assim precisamos ter isso em mente, mas uma complicação mais comum e perigosa é a reação anafilática em pacientes sensíveis a uma droga (por exemplo penicilina).

Por isso é muito importante questionar o paciente cuidadosamente quanto a tratamentos prévios e reações, e qualquer história de urticária ou asma, tendo em vista que os que sofrem dessas condições parecem ser mais sensíveis aos medicamentos. Sempre que existir alguma dúvida com relação à droga escolhida devemos usar uma droga alternativa.

Dosagem

Hoje em dia os receituários são desobrigados de apresentar detalhes dos fármacos constituíntes do medicamento, mas o título e a potência corretos do medicamento, juntamente com as quatro questões expostas abaixo, devem estar muito claros na receita.

- Quanto do medicamento deve ser tomado em cada dose individual?
- Qual a freqüência com que deve ser tomado, expresso pelo número de doses que devem ser tomadas no dia, e o intervalo entre cada dose?
- Por quanto tempo o medicamento deve ser tomado, expresso em dias, para que não seja usado por muito tempo ou seja interrompido antes de obter o efeito desejado?
- Como deve ser administrado, por via oral, intramuscular, etc.?

O Receituário Nacional Britânico sugere doses de remédios para adultos e crianças, para os quais a referência (adulto ou infantil) deve ser dada antes de prescrever. A excreção de drogas nos pacientes mais idosos pode ser mais lenta, e atenção especial deve ser dada quando prescrever esses pacientes.

A importância de prescrever a dose adequada para um propósito específico não pode ser negligenciada. Baixas dosagens devem ser evitadas se quisermos que a terapia seja efetiva.

Um exemplo de prescrição adequada é mostrado a seguir:

Data

Prescrição   Fenoximetilpenicilina – 250 mg – 20 comprimidos
                Tomar um comprimido via oral 4 vezes ao dia, por 5 dias.

Assinatura

Métodos de administração

As rotas de administração de uma droga são divididas em enteral e parenteral.

As vias enterais são gastrointestinais e compreendem:

- Oral.
- Sublingual.
- Retal.

As vias parenterais de administração são:

- Tópica.
- Inalatória.
- Por injeção.
- Por infusão intravenosa.

O cirurgião-dentista pode usar algumas dessas vias para administrar medicamentos. O momento de administração das drogas pode ser dividido em:

- Pré-operatório.
- Transoperatório.
- Pós-operatório.

Medicação pré-operatória

As medicações pré-operatórias podem ser usadas pelas seguintes razões:
- Ansiedade.
- Analgesia.
- Profilaxia de infecções.

Ansiedade

As drogas mais comumente usadas para redução da ansiedade antes do tratamento cirúrgico são os benzodiazepínicos, e quando utilizadas com esse propósito, são administradas via oral. Além de produzirem um efeito ansiolítico esses medicamentos são hipnóticos, e podem assegurar uma boa noite de sono antes da cirurgia. Os mais comumente usados para controle da ansiedade são o diazepam e o temazepam. Além disso, o nitrazepan é um bom hipnótico e, em crianças, o hidrato cloral pode ser útil.

Analgesia pré-operatória

A dor pós-operatória é uma consequência de muitos procedimentos cirúrgicos e as cirurgias realizadas na boca e nos maxilares não são exceções. Os iniciadores do processo de dor são produzidos pelo dano tecidual. Portanto é sensato obter níveis plasmáticos adequados de drogas analgésicas no momento do dano tecidual. Assim, os analgésicos devem ser iniciados antes da cirurgia. Medicamentos não-esteróides como o ibuprofeno tomados 40 minutos (via oral) antes da cirurgia, ou diclofenaco, administrado pelo reto nos casos de anestesia geral, devem ser considerados.

Alguns cirurgiões prescrevem corticosteróides pré-operatoriamente buscando reduzir o edema pós-operatório. Em alguns casos esse procedimento é legítimo, contudo, para procedimentos cirúrgicos de rotina como a remoção de um dente terceiro molar retido isso provavelmente não se justifica.

Profilaxia de infecções

O uso de antibióticos antes de procedimentos cirúrgicos orais pode ser de grande utilidade para prevenir infecção da ferida cirúrgica ou de um sítio distante (como válvulas cardíacas lesadas).

A infecção da ferida operatória após procedimento cirúrgico oral não é comum, e portanto os antibióticos não são rotineiramente prescritos. As indicações para o uso de antibióticos profiláticos para prevenir na infecção da ferida são:

- Em pacientes com a defesa imunológica reduzida.
- Quando da inserção de materiais tipo corpo estranho (implantes).
- Transplante de dentes.
- Para procedimentos com duração superior a duas horas.

Quando prescrevemos antibióticos para a prevenção de infecção da ferida operatória é importante administrar um que seja bactericida na dose correta, no tempo correto. Os níveis plasmáticos máximos da droga devem estar presentes no momento em que o coágulo sangüíneo está se formando, o que é alcançado quando administramos pelo menos o dobro da dose terapêutica normal, via oral, uma hora antes da previsão da formação do coágulo, ou intravenoso no final do procedimento; uma dose é suficiente. O uso de antibióticos para *prevenir* infecção da ferida após a formação do coágulo estar completa "não faz sentido". Uma droga apropriada para a profilaxia da ferida é a amoxicilina; para os alérgicos à penicilina, uma dose única de clindamicina é uma boa alternativa.

Quando administramos antibióticos para prevenir infecção à distância como a endocardite bacteriana, o tempo de administração é um pouco diferente do visto anteriormente. Neste caso, o objetivo é alcançar concentração plasmática suficiente da droga no *início* do procedimento. Então quando administramos drogas com essa finalidade via oral, devemos fazê-lo uma hora antes do início do procedimento cirúrgico. A Tabela 5.1 apresenta os regimes profiláticos recomendados no momento da prescrição para prevenção da endocardite bacteriana.

Medicação transoperatória

Sedativos e drogas anestésicas são usados para permitir a prática de uma cirurgia bucal bem-sucedida. O uso da anestesia geral para procedimentos dento-alveolares em adultos deve ser desencorajado. Contudo essa forma de anestesia continua necessária para procedimentos de maior porte ou para cirurgias menores em crianças mais jovens. De fato, mesmo em crianças o uso de sedação permite a realização de cirurgias que anteriormente eram realizadas sob anestesia geral.

Sedação intravenosa

A droga escolhida para adultos é o benzodiazepínico midazolam, embora algumas outras drogas como o propofol sejam usadas em alguns centros.

O midazolam é administrado intravenosamente em incrementos de 1,0 mg a cada minuto até que o estado de sedação seja alcançado. A média de dose utilizada para sedação varia de 0,07-0,1 mg/Kg. A anestesia local poderá então ser administrada. Quando realizarmos sedação intravenosa, uma segunda pessoa apropriadamente treinada deve estar presente durante o procedimento, e é importante providenciar um acompanhante para o paciente.

Monitorar as respostas do paciente tanto visualmente quanto mecanicamente é essencial quando realizarmos sedação intravenosa – o uso de um oxímetro de pulso é considerado essencial. O oxigênio, o equipamento de sucção adequado e o agente antagonista dos benzodiazepínicos, o flumazenil, devem estar à mão. A sedação intravenosa com midazolam proporciona entre 30 minutos a uma hora de sedação, e é o método ideal para a maioria dos procedimentos cirúrgicos bucais. Além das propriedades sedativas, o midazolam é uma excelente droga amnésica. Os pacientes devem ser avisados antes do dia da sedação que no dia da cirurgia não devem dirigir, operar máquinas ou assinar documentos legais importantes. Além disso, um adulto deve acompanhar o paciente até sua casa após terminada a sedação.

Tabela 5.1 Prevenção de endocardite (dose adulta*)

Droga	Dose	Via	Tempo (horas)
Sob anestesia local			
tanto Amoxicilina	3 g	oral	−1
ou Clindamicina	600 mg	oral	−1
Sob anestesia geral			
tanto Amoxilina	1 g	IV	na indução
	500 mg	oral	+6
ou Amoxicilina	3 g	oral	−4
	3 g	oral	pós-operatório
*Riscos especiais***			
tanto Amoxicilina	1 g	IV	na indução
Gentamicina	120 mg	IV	na indução
Amoxicilina	500 mg	oral	+6
ou Vancomicina	1 g	infusão IV	−1,5
Gentamicina	120 mg	IV	na indução
ou Teicoplanina	400 mg	IV	na indução
Gentamicina	120 mg	IV	na indução
ou Clindamicina	300 mg	infusão IV	na indução
Clindamicina	150 mg	IV/oral	+6

*Crianças abaixo de 10 anos recebem 50% da dose adulta; aquelas abaixo de 5 recebem 25% da dose adulta (exceto para vancomicina em que as crianças recebem 20 mg/kg, teicoplanina em que a dose é 6 mg/kg e gentamicina em que a dose é 2 mg/kg).

**Pacientes com história de endocardite bacteriana; pacientes com válvula cardíaca protética requerendo anestesia geral; pacientes alérgicos ou que receberam penicilina no mês anterior e requerem anestesia geral.

Sedação inalatória (analgesia relativa)

Apesar da sedação inalatória ser usada em adultos para cirurgias bucais, é mais comumente empregada em crianças. Além de proporcionar sedação, a mistura de óxido nitroso e oxigênio produz certo grau de controle da dor (daí o nome analgesia relativa). Nesta técnica, a mistura gasosa é inalada através de uma máscara nasal, e a concentração de óxido nitroso na mistura é lentamente aumentada até que um nível apropriado de sedação seja alcançado.

Usualmente a concentração de óxido nitroso no gás inalado varia de 30-50 %. O uso da sedação inalatória em combinação com a anestesia local permite a realização de procedimentos em crianças, que eram anteriormente submetidas à anestesia geral.

Anestesia local

As drogas anestésicas locais são usadas para reduzir a dor durante a cirurgia de forma isolada ou associada à sedação ou anestesia geral. O uso de anestesia local durante anestesia geral oferece inúmeras vantagens. Entre elas:

- Dose reduzida de anestésico geral.
- Hemostasia.
- Redução da dor pós-operatória.
- Redução da ingestão de analgésicos pós-operatórios.

Quando utilizados isoladamente para procedimentos cirúrgicos os anestésicos locais podem ser usados:

- Topicamente.
- Como anestesia infiltrativa.
- Como bloqueio anestésico regional.
- Como anestesia intra-óssea (incluíndo anestesia intraligamentar).

O anestésico padrão ouro para anestesia local é a lidocaína 2% com adrenalina, que produz uma anestesia confiável e boa hemostasia após sua injeção. A concentração de adrenalina varia em diferentes partes do mundo (no Reino Unido o padrão é 1:80.000; enquanto que em outros países é usado 1:200.000). A dose máxima de lidocaína é 4,4mg/Kg. Quando a adrenalina tem de ser evitada, a alternativa para a vasoconstrição é a felipressina, fornecida em associação com o agente anestésico local prilocaína (prilocaína 3 % com felipressina 0,03 IU/mL).

A dose máxima de prilocaína é 6 mg/Kg. Se uma solução sem vasoconstritor precisar ser usada (por exemplo nos casos em que a vascularização local está extremamente comprometida após radioterapia), então uma solução de prilocaína 4% ou mepivacaína 3% são as soluções de escolha. A dose máxima de mepivacaína é 4,4 mg/Kg.

Quando realizamos procedimentos cirúrgicos que produzem dor pós-operatória significativa, o uso de um anestésico local de longa ação deve ser considerado. As drogas como a bupivacaína podem produzir anestesias de longa duração (6-8 horas) quando administrada como bloqueio regional. A bupivacaína está disponível como soluções sem vasoconstrição de 0,25 e 0,5%, e com adrenalina na dose de 1:200,000. A dose máxima de bupivacaína é 1,3 mg/Kg.

Medicação pós-operatória

Os problemas pós-operatórios após cirurgia bucal incluem dor, edema, trismo e (se for usada anestesia geral) náusea.

Alguns desses problemas podem ser prevenidos por medicação pré-operatória e técnica cirúrgica cuidadosa. Contudo, a medicação analgésica pós-operatória é rotina após alguns procedimentos.

Analgesia pós-operatória

A maioria da dor causada por cirurgia bucal é de natureza inflamatória. Portanto, drogas analgésicas com ação antiinflamatória são recomendadas. Os princípios da terapia analgésica pós-operatória são os antiinflamatórios não-esteróides como a aspirina, ibuprofeno e diclofenaco. Nos pacientes que não podem tomar esse tipo de medicamento, o paracetamol é a droga de segunda escolha. Os pacientes devem ser orientados a tomar analgésicos como rotina após cirurgias que reconhecidamente provocam dor. A cirurgia de terceiros molares, por exemplo, pode produzir dor significativa por três dias após a cirurgia, de maneira que pacientes submetidos a esse procedimento devem ser preparados para tomar analgésicos por esse tempo e não aguardar que o desconforto ocorra.

Vômito pós-operatório

A náusea pode ocorrer após anestesia geral e pode ser controlada pelo uso de uma medicação endovenosa antiemética como o ondansetron ou o agente intra-muscular proclorperazina. Apesar de preparações antieméticas orais estarem disponíveis, o seu uso para o controle do vômito pós-operatório não é considerado efetivo.

Lesões traumáticas

Analgésicos e hipnóticos

Nos casos de ferimentos traumáticos os analgésicos e hipnóticos podem ser prescritos, desde que os reflexos do paciente não estejam tão deprimidos que a passagem de ar possa ser obstruída por sangramento ou por outras causas. Similarmente, em um ferimento suspeito na cabeça, devemos evitar o uso de medicamentos opióides ou sedativos que possam mascarar os sinais de pressão intracraniana progressiva. Todas as drogas que forem administradas ao paciente devem ser cuidadosamente anotadas, e se o paciente for transferido para qualquer outro lugar, esses registros devem ser enviados junto ao paciente.

Antiinfecciosos

As substâncias antibacterianas são usadas profilaticamente por alguns dias onde, houver grandes hematomas que possam se tornar infectados, e por períodos mais longos onde os tecidos mais profundos, e particularmente osso, foram contaminados.

Em fraturas maxilares que envolvam a fossa craniana, com perda do fluido cerebrospinal através do nariz, dos ouvidos ou da faringe, é importante prevenir infecção intra-craniana pelo uso de um antimicrobiano que penetre a barreira tecal.

Em todas as feridas penetrantes contaminadas com terra das ruas ou sujeira do solo a profilaxia antitetânica deve ser considerada. Em pacientes que não foram imunizados, ou que façam mais de 10 anos que não recebem dose de reforço, 0,5 mL de vacina para o tétano deve ser administrada por injeção intramuscular.

Infecções

Atualmente, as drogas antimicrobianas são uma parte importante no tratamento das infecções agudas, mas não podem ser consideradas substitutas para a cirurgia necessária, embora sejam úteis como um preparo ou um tratamento adjunto ao tratamento cirúrgico. O objetivo é selecionar o agente que ofereça o melhor resultado terapêutico, com o mínimo de efeitos adversos. Para isso, a condição do paciente deve ser diagnosticada, o organismo causador deve ser isolado e sua suscetibilidade a antimicrobianos testada *in vitro* (ver Capítulo 12). O tratamento medicamentoso é então planejado de maneira que a concentração e a duração sejam suficientes e que a formação de cepas resistentes seja prevenida. Uma concentração satisfatória no sangue é obtida administrando a droga por via parenteral sempre que possível, e uma dose inicial elevada é recomendada. A droga deve ser trocada se não houver resposta ao tratamento em 48 horas. Geralmente os agentes de escolha são penicilina, amoxicilina, flucloxacilina e metronidazol. Quando necessário, eritromicina e clindamicina são utilizados. As combinações de antimicrobianos devem ser usadas com cautela. Algumas combinações são efetivas, como por exemplo a penicilina e o metronidazol.

Em muitas ocasiões, quando não é possível precisar a sensibilidade do organismo, pode ser essencial a prescrição às cegas, mas esse nunca deve ser considerado o método de escolha. Um antibiótico que reconhecidamente seja eficiente para a infecção em questão deve ser usado. Em cirurgias bucais, esse antibiótico geralmente é uma penicilina, mas se não houver resposta em 48 horas, outro antimicrobiano deve ser escolhido.

Medicamentos para alvéolos

Comumente se faz necessário o uso de curativos para cobertura de cavidades ósseas após a cirurgia bucal. Os dois medicamentos utilizados com maior freqüência sobre tiras de gaze são o bismuto, iodofórmio e pasta de parafina (BIPP) ou o verniz de Whitehead (iodofórmio 200 mg, benzoína 200 g, storax 150 g e bálsamo de tolu 100 g). O BIPP pode levar a sintomas tóxicos decorrentes da absorção do bismuto, mas é muito incomum nos pequenos curativos de alvéolos que nos grandes curativos de cavidades maiores. O verniz de Whitehead contém iodofórmio e alguns pacientes podem ser sensíveis a esse produto, porém trata-se de um produto muito mais seguro e largamente utilizado. Medicamentos comerciais como o *Alvogyl* que contém um anestésico tópico, iodofórmio e eugenol, também podem ser usados para tratar alveolite seca.

Em adição aos tratamentos locais, o uso de antiinflamatórios não-esteróides deve ser recomendado para aliviar o desconforto dessa condição dolorosa.

Reações adversas dos medicamentos

Ocasionalmente o paciente relatará uma reação adversa inesperada a uma droga ou medicamento. Numa tentativa de identificar tais problemas em um estágio inicial, um sistema individual de relatos de ocorrência tem sido desenvolvido. O Comitê sobre Segurança de Medicamentos (Committee on Safety of Medicines – CSM) examina e confere as informações e formulários apropriados para os relatos que são encontradas no Formulário Nacional Britânico (British National Formulary).

Leitura Complementar

British National Formulary, current edition (produced biannually). Pharmaceutical Press, London.
Seymour, R.A., Meechan, J.G. & Yates, M.S. (1999) *Pharmacology and Dental Therapeutics,* 3rd edn. Oxford University Press, Oxford.

CAPÍTULO 6
Sala de Cirurgia, Instrumentos e Equipe Cirúrgica

- Sala de cirurgia
- Equipamento
- Instrumentos
- Esterilização
- Equipe cirúrgica
- Técnica estéril
- Cirurgia

Este capítulo trata dos aspectos relacionados à sala de cirurgia, aos instrumentais para os procedimentos cirúrgicos e à preparação da equipe cirúrgica.

Sala de cirurgia

A sala de cirurgia tanto no hospital como no consultório dentário deve ter um *design* simples, as paredes e o mobiliário fáceis de limpar e o equipamento necessário de rotina acomodado sem superlotação.

Deve ser bem ventilado e mantido em uma temperatura de 18-21°C, sem muita umidade. Em ambientes hospitalares, isso é melhor feito por uma pressão positiva do ar condicionado, o qual também previne contaminação da atmosfera externa. A porta ao lado da cirurgia deve ser a sala de recuperação central com uma equipe de enfermagem experiente onde o paciente pode se recuperar em um sofá ou em uma maca com fácil controle do cirurgião e do anestesista até ambos estarem satisfeitos de que o paciente está apto a ir para a enfermaria ou para casa.

Equipamento

Luz

A fonte de luz deve proporcionar uma iluminação adequada sem produção de calor, e ser facilmente ajustada para iluminar dentro da boca. Um fotóforo ou fibra ótica acoplada a uma peça de mão é recomendado para cirurgias envolvendo palato ou cavidades profundas como os cistos ou o seio maxilar.

Equipamento de aspiração

Nenhum procedimento, por menor que seja, principalmente os sob anestesia geral, devem ser tentados sem aparelho de aspiração. Deve ser testado antes da cirurgia começar e quando possível, uma forma alternativa de aspiração deve estar disponível em caso de quebra. Os equipamentos elétricos são muito potentes mas podem falhar. A aspiração a partir do suprimento hidráulico é muito eficiente, simples, livre de problemas, econômica e é idealmente sugerida para a cirurgia odontológica. O ar comprimido pode também proporcionar força de sucção de um jeito similar. Seja qual for o método usado, um reservatório de segurança deve ser incluído no circuito para que, se raízes forem perdidas, possam ser procuradas no mesmo.

Nagatoscópio

Deve ser bem colocado para que o cirurgião-dentista possa ver o que vai operar sem se mover da cadeira de cirurgia ou da mesa de operação. Deve ter um foco de luz interna.

Motor odontológico

Embora a peça de mão convencional possa ser esterilizada sua acoplagem ao motor elétrico ou ao motor a ar representa um problema. O cirurgião pode se contaminar com o cabo a menos que esse seja recoberto por uma proteção estéril. Como alternativa, motores cirúrgicos esterilizáveis e canetas estão disponíveis, mas devido ao seu alto custo, elas só são encontradas em ambientes hospitalares. Para um corte rápido e limpo do osso sem superaquecê-lo é necessário que esse seja irrigado com um jato contínuo de água estéril. As peças de mão com sistemas de irrigação incorporados proporcionam uma irrigação automática da broca. As canetas a ar não são indicadas para as cirurgias bucais devido ao risco de contaminação da ferida com óleo e da introdução de ar para dentro dos tecidos causando enfisemas cirúrgicos. O moderno motor elétrico proporciona uma velocidade e um torque adequados.

Cadeira odontológica

Deve ter um *design* no qual o paciente possa deitar totalmente e o cirurgião possa trabalhar sentado, pois essa é a posição de escolha. A luz, o motor e a aspiração devem ser suficientemente ajustáveis para que possam ser usados com o paciente em posição supina do lado direito ou esquerdo.

Equipamento elétrico

Quando esse for usado na presença de vapores anestésicos que podem formar misturas de gases explosivos, o equipamento, em particular o motor odontológico, deve ser adequadamente selado e aterrado por um eletricista competente para prevenir faíscas ou acúmulo de eletricidade estática, a qual pode causar uma explosão.

Lasers

Modernos *lasers* proporcionam excelente controle na dissecação de tecidos moles. As células na área do corte são vaporizadas com poucos danos laterais e a sua principal vantagem nas excisões na boca é a pouca quantidade de dor pós-operatória e a redução de edema nos tecidos.

As medidas exigentes de segurança devem ser tomadas durante o uso do equipamento para prevenir danos para o paciente e o cirurgião. Os óculos de proteção contra *lasers* devem ser usados por todas as pessoas na sala cirúrgica, todas as vezes que o *laser* estiver em uso, de modo a proteger os olhos. O tubo endotraqueal deve ser também protegido para prevenir furos ocasionais e instrumentos de metal devem ser evitados para diminuir a possibilidade de reflexo da luz.

Crioterapia

A crioterapia usando óxido nitroso líquido, dióxido de carbono ou nitrogênio destrói células pela formação de cristais de gelo intracelulares que rompem a membrana da célula. A cicatrização dos tecidos lesados ocorre pela regeneração dos tecidos normais, sendo particularmente benéfica no tratamento de lesões benignas de tecido mole e lesões preenchidas com líquidos como os hemangiomas.

Microscópio cirúrgico

É um equipamento essencial para cirurgias microvasculares e para reparação de nervos, em que é possível um aumento de até 40 vezes.

Instrumentos

A seleção do instrumental manual depende da preferência do cirurgião. Nos capítulos seguintes serão sugeridos instrumentos para os vários procedimentos. É de responsabilidade do cirurgião checar que todos os instrumentais que vai precisar estejam prontamente disponíveis, devendo estar acomodados em toalhas estéreis em uma mesa.

Cuidados e manutenção do intrumental cirúrgico

Os princípios de cuidado e manutenção são quatro: limpar os intrumentos cuidadosamente, examiná-los à procura de defeitos, consertar ou descartar aqueles que estão com defeito e afiar todas as superfícies de corte.

Limpeza mecânica

O muco e o sangue coagulado podem cultivar e proteger bactérias e tornar impossível que o vapor as alcance. O primeiro passo no processo de esterilização é escovar todos os instrumentos sob uma torneira com água fria corrente até que fiquem limpos. Um banho agitado por vibrações de ultra-som produz alto padrão de limpeza especialmente em instrumentos articulados e para tubos e cabeças de aspiração. O último deve fazer a aspiração de água fria pelo seu lúmen imediatamente após o término da cirurgia.

Limpar tudo inclui desmontar, limpar e lubrificar todo o equipamento de trabalho como as peças de mão.

Exame de defeitos

Os instrumentos tortos ou quebrados são colocados de lado para que sejam consertados ou descartados e as articulações são apertadas se necessário. Itens descartáveis, brocas, agulhas de injeção e lâminas de bisturi são jogados fora.

Afiação

Fórceps de aço inoxidável e alavancas são afiados com um disco de lixa na peça de mão (Figura 6.1). É somente usado no lado de fora das lâminas com cuidados sendo tomados para manter o ângulo da fabricação. Há um limite de quão freqüentemente

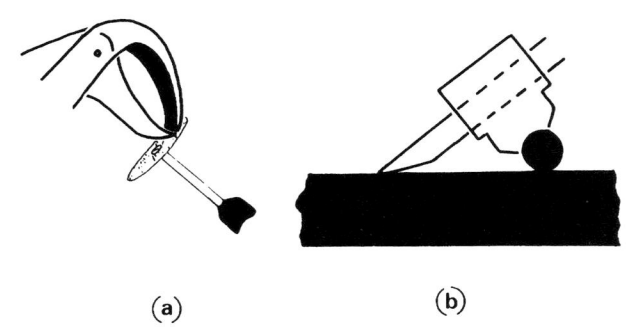

Figura 6.1 Afiação dos instrumentos: (a) disco de lixa para afiar a lâmina de fora do fórceps; (b) cinzel posicionado em ângulo correto na pedra de afiar por um guia.

esses instrumentos podem ser afiados antes que suas pontas ativas de trabalho se tornem muito curtas.

Os cinzéis têm dois biséis, uma para ser raspado e outro para afiar. O ângulo para a raspagem é de 20-25° e para a afiação é de 35°. A raspagem é melhor realizada por um técnico em instrumentais e é feita pouco freqüentemente. A afiação deve ser feita cada vez que se use o cinzel. Um guia segurará o lado biselado num ângulo correto com a pedra oleada quando do movimento de afiação. Finalmente o lado plano do cinzel é colocado sobre a pedra e é movimentado duas a três vezes para suavizar a borda.

Esterilização

- Mata todos os microrganismos.
- São usados métodos físicos e químicos.
- Vapor à alta pressão (autoclave).
- Água fervida somente desinfeta.

Tanto os métodos químicos quanto físicos estão em uso hoje em dia. Os métodos físicos incluem calor úmido e seco, e radiação gama (usada comercialmente para a esterilização de instrumentos embalados como as lâminas). A água fervente não é mais recomendada como um método seguro de esterilização pois essa somente desinfeta e não mata os microrganismos esporulados.

Os aparelhos de autoclave usam calor sob pressão. Alguns são de alto vácuo mas todos dependem do deslocamento para baixo do ar pelo vapor. Vapor a 2 Kg/cm^2 de pressão proporciona uma temperatura de 134°C que em 3 minutos destruirá todos os microrganismos e esporos. Esse é o método de escolha para compressas e toalhas, que devem ser embaladas folgadas para permitir a circulação do vapor. Os instrumentos tornam-se cegos devido à oxidação que não deve ocorrer numa autoclave que funciona de forma adequada, assim pode ser seguramente indicada para instrumentos afiados. O papel inibidor da fase do vapor (VPI) pode ser usado para embalar instrumentos como as brocas as quais tendem a enferrujar se autoclavadas. As peças de mão devem ser limpas e lubrificadas antes de serem colocadas na autoclave. O óleo não deve oxidar nem perder suas propriedades a altas temperaturas.

O calor seco é efetivo em estufas que tenham ventiladores para garantir a distribuição eqüitativa de calor e porta com fecho que previne a abertura durante o período de esterilização. O ciclo é mais lento levando uma hora e meia a 160°C para destruir os microrganismos e esporos e pode ser usado para instrumentos afiados e peças de mão. Tanto as autoclaves quanto as estufas são feitas com ciclos controlados os quais não podem ser interrompidos uma vez começados, de forma a garantir a esterilização do instrumental. A eficiência do ciclo deve ser checada periodicamente usando-se um tubo de Browne.

A esterilização química não é recomendada favoravelmente pelos bacteriologistas pois a maioria das soluções disponíveis não são consideradas confiáveis. O glutaraldeído é eficiente contra organismos vegetativos e esporos se os instrumentos ficarem imersos por 10 horas, sendo que, após esse tempo, os mesmos deverão ser lavados com água esterilizada, pois é irritante tecidual. Devido ao longo tempo de esterilização e das propriedades de irritação o uso do glutaraldeído é restrito para os instrumentos que não podem ser esterilizados pelo calor. As soluções de glutaraldeído e hipoclorito devem ser utilizadas para a desinfecção dos instrumentos potencialmente contaminados com vírus (como o da hepatite) antes de serem limpos e esterilizados.

Tanto a radiação gama como o óxido de etileno são usados comercialmente para a esterilização de descartáveis como lâminas de bisturi e suturas mas a sua toxicidade não permite o seu uso na cirurgia.

O método de escolha para se assegurar a esterilização é a autoclavagem. O calor seco é o segundo melhor método de esterilizar e somente quando ambos estiverem impossibilitados deve ser usada a esterilização química.

Embalagem do instrumental

Na prática hospitalar os instrumentos são esterilizados envoltos em envelopes de papel; eles são permeáveis ao vapor na autoclave e, sendo os últimos do tipo que permitem evacuação, estarão secos no final do ciclo. As embalagens são montadas para colocar um só instrumento ou para colocar um conjunto completo de cirurgia incluindo os campos. Podem permanecer estéreis por mais de 6 meses estando prontos para uso. As embalagens são duplicadas de acordo com a freqüência com que são usadas e podem ser preparadas para injeções anestésicas locais, realização de retalhos, sutura e assim por diante. Esse sistema raramente está disponível nos consultórios odontológicos, tornando-se necessário esterilizar e dispor os instrumentos separadamente para cada cirurgia, contudo, o calor quente da estufa torna possível agrupar instrumentais em caixas de metal que podem ser armazenadas estéreis.

Equipe cirúrgica

- Cirurgião.
- Anestesista.
- Assistente.
- Equipe de enfermagem.

O cirurgião

O cirurgião é responsável por checar a identidade do paciente e a natureza do procedimento cirúrgico, pela cirurgia e pela segurança cirúrgica do paciente. Todos os seus esforços e sua atenção devem estar voltados para essa tarefa e toda assistência deve ser dada a ele, de forma que essa possa ser bem finalizada e com segurança. Ele é quem responde por qualquer procedimento, planejado ou acidental, infligido ao paciente incluindo aqueles que são realizados por seus assistentes. É importante que todos os instrumentos, *swabs* e compressas confiram ao final da cirurgia.

Toda equipe com experiência tem conhecimento da responsabilidade que recai sobre o cirurgião e tolerará violações menores de autocontrole que possam ocorrer. Entretanto, numa emergência em que rapidez e eficiência são necessárias, um temperamento uniforme e um modo firme e determinado serão mais efetivos do que qualquer quantidade de histrionia.

O anestesista

O anestesista avalia a saúde do paciente para a anestesia geral, escolhe os agentes anestésicos, prescreve uma pré-medicação adequada e administra a anestesia geral. Também supervisiona as mudanças do paciente da e para a enfermaria, a colocação e retirada na mesa cirúrgica, assim como a sua recuperação da anestesia e possíveis complicações anestésicas que possam ocorrer.

Durante a cirurgia ele é o responsável pelas vias aéreas do paciente, que inclui a colocação do tampão orofaríngeo e a sua remoção após o término; deve avaliar continuamente as condições gerais do paciente e passar qualquer alteração para o cirurgião, de forma que uma avaliação mútua possa ser feita da situação.

A opinião do anestesista sobre a segurança do paciente é aceita e os procedimentos cirúrgicos planejados ou modificados de acordo.

O assistente do cirurgião

O assistente do cirurgião bucomaxilofacial no centro cirúrgico hospitalar é também um colega qualificado (cirurgião da casa ou credenciado) ou membro da equipe de enfermagem.

Na cirurgia dentária é comum ter uma enfermeira odontológica, que quando treinada pelo cirurgião, pode ser muito eficiente. O assistente é responsável pelas anotações e radiografias dos pacientes e pela sua montagem no negatoscópio. Ele então ajudará na preparação do paciente, fazendo a anti-sepsia e colocando os campos cirúrgicos na área a ser operada, montando o aspirador e outros equipamentos dentários.

Ele vai afastar os tecidos para proporcionar ao cirurgião o melhor acesso possível, remover líquidos do campo operatório com aspiração ou gases, e retirar resíduos sólidos com fórceps, auxiliar na hemostasia aplicando pressão ou pinças específicas para artérias e na sutura cortando as extremidades dos fios.

Quanto mais tempo duas pessoas trabalharem juntas melhor vai ser o espírito de equipe, com benefícios mútuos para todos os envolvidos. O cirurgião vai pedir auxílio de várias maneiras: em relação à equipe qualificada, pedirá conselhos baseados na experiência prévia, ampliando, desse modo, a sua área de interesse e de responsabilidade deles.

Equipe de enfermagem

Antes de a cirurgia começar a equipe de enfermagem irá selecionar e dispor os instrumentos, as medicações e o vestuário que se sabe que serão necessários, checar o funcionamento do motor odontológico e dos equipamentos de aspiração e dos aparelhos elétricos.

A equipe de enfermagem acompanha a seqüência da cirurgia de forma a antecipar as necessidades do cirurgião, inspecionando e limpando o instrumental, atento a qualquer um que venha a quebrar ou ser danificado. No início e no fim da cirurgia gases, *swabs*, compressas, curativos, instrumentos e agulhas são contados informando sempre para o cirurgião se algo estiver faltando antes do paciente sair da sala de cirurgia ou do ambulatório.

Preparação da equipe cirúrgica

Aqueles que fazem parte da equipe da cirurgia devem estar livre de infecções, especialmente do trato respiratório ou da pele, que pode ser transmitida para a ferida cirúrgica. Todos são responsáveis pela sua própria segurança e devem desenvolver uma rotina adequada que evite a contaminação da pele e conjuntiva por sangue e saliva de pacientes.

Técnica estéril

- Minimizar a contaminação da ferida.
- Usar escovas e tamancos.
- Realizar escovação.
- Usar aventais e luvas estéreis.
- Usar instrumentos estéreis.
- Preparar o sítio operatório com solução anti-séptica.
- Evitar contaminação durante a cirurgia.

Vestuário

Todos aqueles que entram no centro cirúrgico de um hospital devem trocar suas roupas normais por outras calças e camisas ou aventais recém-lavados na máquina, o que não só reduz o risco de contaminação como é mais fresco e confortável.

O cabelo é coberto com uma touca de papel e uma máscara é colocada sobre a boca e nariz, óculos de proteção devem ser usados para prevenir respingos de sangue ou líquidos de irrigação dentro dos olhos, os sapatos são trocados por sapatos antiestáticos, botas ou tamancos de borrachas usadas somente no bloco cirúrgico.

Na cirurgia dentária, uma vestimenta limpa apropriada é colocada sobre as roupas diárias para cada paciente. Uma máscara e um óculos de proteção devem ser colocados e o uso de gorro é opcional.

Escovação

Aqueles que têm de manusear os instrumentos estéreis ou as compressas devem fazer o ritual de escovação. Os braços são despidos até os cotovelos e todos os relógios e anéis removidos. As mãos e os antebraços são lavados sob água corrente, usando uma solução de detergente anti-séptico. Eles são bem ensaboados e lavados das pontas dos dedos até o cotovelo. As unhas devem ser mantidas curtas para uma limpeza satisfatória a qual é feita com uma escovação estéril ou um limpador de unhas. Em intervalos, não muito freqüentes, a espuma do sabão é enxaguada da parte dos dedos para baixo em direção ao cotovelo, e não em direção às mãos, o que se prolonga por quatro minutos marcados pelo relógio. As mãos então são secas em uma toalha estéril sempre na direção das mãos para os cotovelos. Para realizar procedimentos menores na sala de cirurgia dentária, as luvas são colocadas e a cirurgia se inicia. Para cirurgias mais extensas em que há risco de infecção para a equipe e para se ajustar à prática normal, devem ser utilizados aventais e luvas estéreis.

Paramentação

O avental cirúrgico estéril é retirado de sua embalagem dobrado de maneira tal que, ao ser segurado com as duas mãos pelo colarinho, irá se desenrolar de modo que as mangas estarão pendentes e afastadas do operador. Os braços são então colocados nas mangas e uma segunda pessoa que fica por trás de pé amarra as pontas do avental na altura dos ombros e na altura da cintura nas costas. A alça da cintura evita que se faça volume e que se friccione o avental sendo isso uma precaução antiestática.

As luvas cirúrgicas são então colocadas. Há agora grande seleção disponível no mercado para prover todos os tipos de cirurgia. As luvas sem talco são agora uma norma e, para aqueles que têm sensibilidade ao látex, já há alternativas disponíveis. As luvas são removidas do envelope pelos punhos os quais estão dobrados sobre as palmas. O punho da luva direita é seguro com a mão esquerda e a mão direita se insere para dentro dela. A mão direita então eleva a luva esquerda colocando-se os dedos por baixo do punho dobrado desta luva e a mão esquerda desliza então para o interior da mesma. Os punhos são virados sobre os pulsos para cobrir as mangas. Dessa maneira, em nenhum momento as mãos entrarão em contato com o lado externo do avental ou das luvas. Neste momento, se o cirurgião tocar ou for tocado por qualquer objeto não estéril, deverá se paramentar novamente.

Um método alternativo foi introduzido para reduzir os riscos de contaminação das partes externas das vestimentas e luvas. Após a paramentação, ambas as mãos devem ficar cobertas pelas mangas. A luva esquerda, com os dedos voltados para os cotovelos, é posicionada com a superfície da palma da mão contra a manga esquerda. O punho da luva é seguro através do tecido pelo polegar e pelos dedos da mão esquerda. A mão direita (através do avental) segura a parte externa do punho da luva e dobra-o sobre a manga do avental. A luva é colocada sobre a mão esquerda tracionando a luva e a manga até o antebraço (Figura 6.2).

Preparação do paciente

Em hospitais uma etiqueta contendo o nome do paciente, seu endereço e o número de identificação no hospital é colocado no seu pulso. Os detalhes devem ser observados nas anotações dos pacientes. Um consentimento informado deve estar disponível antes da anestesia geral começar. Quando for usado anestesia local um erro de identidade deve ser evitado por um direto questionamento do paciente.

Na sala cirúrgica com o paciente deitado na mesa de cirurgia, entubado e com o tampão orofaríngeo, o cirurgião avalia a sua posição na mesa e, se não estiver satisfatório, faz um ajuste. O cirurgião então limpa o local da cirurgia, geralmente a boca e pele adjacente, com um chumaço de algodão seguro por uma pinça que foi introduzida em uma cuba com detergente (clorexidina), tomando o cuidado de proteger os olhos. A cabeça e o corpo do paciente são então cobertos com campo cirúrgico estéril deixando de fora somente a região onde vai ser feita a cirurgia (Figura 6.3). Para procedimentos extrabucais a boca é também coberta.

Em cirurgias de pacientes não-internados, pede-se ao paciente para lavar toda a boca fazendo bochecho com anti-sépticos bucais e em casos de pacientes femininos todos os cosméticos devem ser removidos. Um campo cirúrgico pode ser colocado ao redor do pescoço do paciente e um gorro estéril colocado sobre o cabelo, prevenindo a contaminação de instrumentos ou das mãos do cirurgião. Os olhos do paciente são protegidos da luz e de instrumentos por um óculos escuro.

Cirurgia

Todas as pessoas da equipe devem trabalhar em posição confortável para evitar a fadiga. Os modernos equipamentos possibilitam ao cirurgião e ao assistente operarem sentados, o que é menos cansativo. Com isso em vista, a posição e a altura da mesa e da cadeira, a mesa de instrumentos e os outros equipamentos são ajustados antes da cirurgia começar. Na cirurgia bucal, isso deve ser feito antes que o cirurgião e seu assistente se escovem.

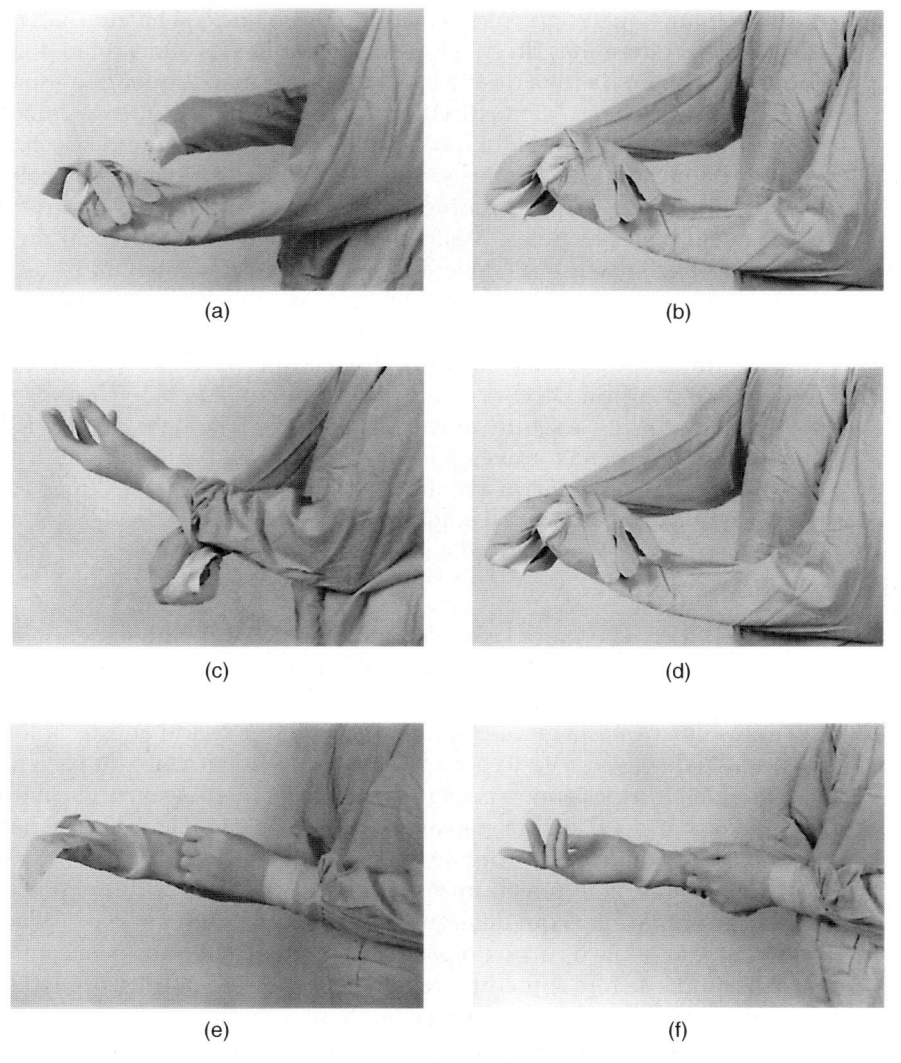

Figura 6.2 Colocação de luvas (método da luva fechada): (a) a luva é colocada sobre a mão ainda no interior do avental, dedos (da luva) apontando para o braço; (b) o punho da luva é seguro através do avental pelas duas mãos e a luva é puxada sobre a mão esquerda; (c) a mão esquerda é então colocada dentro da luva; (d) a mão esquerda posiciona a luva na mão direita; (e) e puxa-se a luva sobre a mão enquanto; (f) que a mão emerge do avental para o interior da luva.

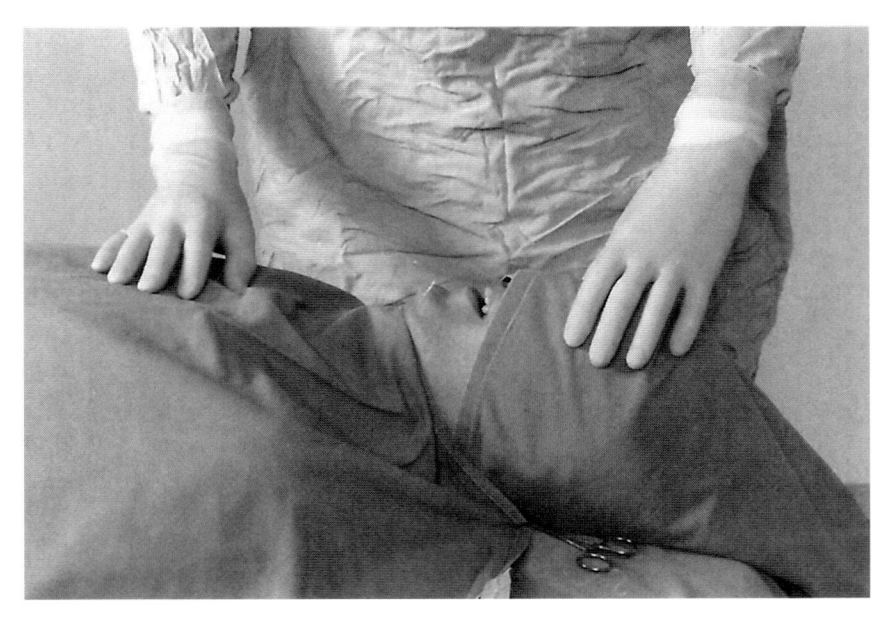

Figura 6.3 Paciente é protegido por campos cirúrgicos estéreis para reduzir contaminação.

A boca pode ser mantida aberta com um bloco de borracha colocado entre os molares. Para cirurgias sob anestesia local um apoio é usado freqüentemente para ajudar o paciente a relaxar a musculatura e as articulações. Sob anestesia geral a boca não deve ser aberta a força pelo risco de causar fraturas aos dentes ou lesar a articulação temporomandibular. Uma pressão intrabucal na proeminência mentoniana abrirá a boca ou então abridores de boca serão colocados nos dentes para separar as arcadas.

Antes de iniciar a cirurgia o cirurgião deve ter certeza de que está com o paciente e prontuário certos. Ele então examina a boca e as radiografias para confirmar a cirurgia proposta. Se o paciente estiver submetendo-se à anestesia geral, dentes podem ser danificados ou deslocados durante a indução. Cuidados especiais devem ser tomados por anestesistas e cirurgiões quando houver dentes com mobilidade.

O final da cirurgia

O cirurgião escreve suas anotações para confirmar que toda a cirurgia planejada foi completa e fala para o anestesista que ele está para terminar. Certifica-se de que o sangramento está controlado e que o fechamento da ferida cirúrgica está satisfatório. Verifica que as compressas ou drenos que serão deixados na boca ou na ferida estão suturados firmemente em posição. Procura-se na boca por algum coágulo, resíduo ou *swabs* e a contagem de dentes extraídos, gases, agulhas ou pequenos instrumentos é feita. Com o consentimento do anestesista o tampão orofaríngeo pode ser removido assim como qualquer resíduo nas camadas superficiais da boca, após o qual o paciente é entregue ao anestesista.

O cirurgião descreverá a cirurgia, o que é feito imediatamente para a informação da enfermeira-chefe e para qualquer pessoa que possa ser chamada numa emergência.

As anotações da cirurgia devem ser escritas da seguinte forma:

Data   Nome e número   Horário do
        hospitalar ou cirurgia   início da cirurgia
        Nome do cirurgião
        Nome do anestesista

1. Anestesista. Anestesia local, anestesia geral, tipo, tampão usado.
2. Descrição lógica da cirurgia. Incisão – descolamento – remoção de osso – extrações dentárias, redução da fratura e fixação, etc., debridamento da ferida– fechamento da ferida – sutura – aplicação de curativos – remoção do tampão da orofaringe – condição do paciente ao fim da cirurgia – tempo completo da cirurgia.

O assistente fica com o anestesista para auxiliar com os aparelhos de aspiração e para informar sobre o sítio operado. O paciente deve manter-se sob a supervisão do anestesista com preferência em uma área especial para recuperação, até se recuperar suficientemente bem para poder controlar suas vias aéreas.

É comum na prática hospitalar uma enfermeira remover o paciente da sala de cirurgia. O anestesista e o cirurgião devem falar para ela qual o procedimento realizado e dar instruções verbalmente e por escrito para os cuidados pós-operatórios imediatos. Deve ser mostrado a ela o lado da cirurgia, sutura em língua se realizada, e áreas a serem protegidas de pressão. Quando é feito fixação entre as arcadas com fios de aço ou elásticos, deve ser mostrado à enfermeira o que cortar para liberar os maxilares em caso de emergência e fornecer cortadores de fios de aço para esse propósito.

O paciente será transportado em uma maca equipada com cilindro de oxigênio e máscara, uma caixa contendo fórceps para língua, abridores de boca e gazes firmemente seguras em pinças. Ele deitará de lado em posição de recuperação (Figura 4.4) para permitir que a saliva ou o sangue possa escoar da boca e será acompanhado para a enfermaria por duas pessoas. Uma dessas pessoas deve ser uma enfermeira treinada que dará ao paciente a devida atenção e, em uma emergência, enviará sua companheira para solicitar auxílio.

Leitura Complementar

Cottone, J.A., Terezhalmy, G.T. & Molinari, J.A. (1995) *Practical Infection Control in Dentistry*, 2nd edn. Williams and Wilkins Media, Philadelphia.

Mulcahy, L., Rosenthal, M.M. & Lloyd-Bostock, S.M. (1998) *Medical Mishaps: pieces of the puzzle*. Open University Press, Buckingham.

Sentinel events: approaches to error reduction and prevention (1998). *Joint Commission Journal on Quality Improvement*. **24**(4),175-86.

Capítulo 7
Técnicas e Princípios de Cirurgia

Princípios de:
- Cirurgia indolor
- Assepsia
- Dano mínimo
- Acesso adequado
- Controle de hemorragia
- Debridamento (limpeza da ferida)
- Drenagem
- Reparo da ferida
- Controle e prevenção de infecção das feridas
- Suporte ao paciente

A prática da cirurgia repousa em certos princípios fundamentais que permanecem inalterados, sendo que para aplicá-los, o cirurgião pode ter de modificar sua técnica para adaptá-la ao campo anatômico, o tipo de operação e as condições naquele período. O cirurgião deve ter um conhecimento claro e amplo de fisiologia cirúrgica, da anatomia da região que ele está operando, e da condição da patologia sob tratamento.

Princípios de cirurgia indolor

Atualmente aceita-se que toda cirurgia deve ser indolor, fato importante para evitar estresse psicológico e físico ao paciente, o que pode predispor ao choque, retardar a recuperação e tornar a cirurgia sob anestesia local mais difícil ao cirurgião.

Em cirurgia bucal, é prudente que a anestesia geral seja administrada por um especialista neste campo, ao passo que o cirurgião-dentista é, normalmente, muito qualificado em administrar sua própria injeção de anestésico local.

Está fora do objetivo desse livro discutir a administração de anestésicos locais e gerais. A escolha entre esses dependerá das considerações cirúrgicas, bem como das médicas e, quando existirem dúvidas, a decisão deve ser tomada conjuntamente com o anestesista. O cirurgião-dentista pode, freqüentemente, ter de orientar o paciente e o anestesista para o que for melhor.

As indicações para anestesia geral são: primeiro, quando há uma infecção aguda ou subaguda em que não é possível tratar usando anestesia por bloqueio regional; segundo, quando a cirurgia envolver vários quadrantes da boca, for extensa, difícil ou de natureza alarmante; terceiro, para crianças pequenas ou pacientes adultos que não são capazes de cooperar. A anestesia geral sem entubação não deve ser usada para procedimentos que irão demorar mais de 5 minutos, apesar do uso da máscara laríngea poder prolongá-la com segurança por até 20 minutos. Para procedimentos em pacientes não-hospitalizados, isso está quase que inteiramente restrito para o tratamento de crianças. Cirurgia de internação de um dia, em que o paciente é entubado e o pós-operatório supervisionado pela equipe de enfermagem, é adequada para operações que possam ser realizadas em 45 minutos.

A anestesia local é apropriada para muitos procedimentos cirúrgicos bucais. Está indicada quando o paciente alimentou-se recentemente e não deseja esperar, e em certas condições médicas (como bronquite crônica). A combinação de anestesia local e sedação com benzodiazepínico endovenoso, como o midazolan, é útil para pacientes nervosos, esta técnica requer uma equipe bem treinada e instalações adequadas para a recuperação e deve ser tratada de maneira similar à anestesia geral, e o paciente, preparado da mesma forma.

Princípios de assepsia

A assepsia é a exclusão completa de microrganismos do campo operatório para prevenir que contaminem a ferida. A boca do paciente, no entanto, não pode ser esterilizada e permanece como uma fonte de infecção. Uma raspagem pré-operatória e uma boa higiene bucal praticada antes da cirurgia reduzirá a chance de grande contaminação. Além disso, os pacientes parecem adquirir um grau de imunidade em sua própria flora bucal.

Os instrumentos estéreis, fluidos e curativos usados em cirurgias bucais são colocados em uma mesa com rodas. Quando os instrumentos previamente embalados não são usados, deve ser feita sua disposição com fórceps estéreis. O cirurgião e o assistente devem usar luvas estéreis descartáveis, e somente aqueles instrumentos dispostos na mesa devem ser manuseados. Um terceira pessoa deve estar presente para ajustar a iluminação do campo e a posição do paciente.

Princípio de dano mínimo

Os cirurgiões inexperientes freqüentemente prestam muita atenção ao dente, cisto ou tumor a ser removido, e pouquíssima atenção aos tecidos remanescentes após a cirurgia ter sido realizada. Certas cirurgias radicais podem, lamentavelmente, exigir o sacrifício de estruturas vitais, mas isso não é aplicado freqüentemente na cirurgia bucal, e danos ou perdas de função, como resultado da falta de cuidado ou falta de previsão, são indesculpáveis.

As causas mais comuns de trauma são cirurgias pobremente planejadas, com retalhos mal desenhados, abordagem não-cuidadosa na remoção de osso e na extração dentária, e uso excessivo de força pelo cirurgião ou assistente na dissecação, retração de retalhos e no uso de elevadores, brocas e cinzéis. Essas condutas aumentam a dor e o edema pós-operatórios e retardam a cicatrização. Elas não só interferem com a cicatrização, mas aumentam a possibilidade de infecção, por deixar fragmentos de osso necrosado, dentes e tecidos moles mutilados.

Princípios de acesso adequado

Incisão e retalho

O acesso ao local da cirurgia é obtido por incisão da pele ou membranas mucosas e pela dissecação através dessa incisão para descolar um retalho. O local, o tamanho e a forma da incisão são planejados para fornecer a melhor abordagem possível com mínimo risco a estruturas importantes próximas. Ao se completar a cirurgia, o retalho tem uma segunda função igualmente importante, que é fornecer a primeira cobertura da ferida. Para isso deve ser grande o suficiente para proporcionar um acesso fácil, ser mobilizado com tecido subcutâneo suficiente para dar suporte apropriado e trazê-lo com um bom suprimento sangüíneo. Também deve ser sadio, com bordas nítidas que cicatrizarão por primeira intenção, significando que na boca, quando o retalho mucoperiósteo é rebatido, a mucosa e o periósteo não devem ser separados. A incisão deve ser desenhada de forma que não seja feita cortando transversalmente o suprimento sangüíneo, mas que inclua os vasos que suprem aquela área de pele ou da membrana mucosa, senão as bordas poderão necrosar e a cicatrização será retardada (Figura 7.1).

Quando ele recobre uma cavidade óssea, deve ser de tamanho tal que, ao ser reposicionado, a linha de incisão repouse seguramente sobre osso.

Incisão

O cabo do bisturi é empunhado como uma caneta de escrever e a mão é apoiada de forma a não deslizar. A incisão é feita com um movimento firme e lento com uma lâmina afiada que é mantida vertical à superfície epitelial. O arco é usado para o corte, sendo a ponta mantida acima da pele ou da mucosa como um guia da profundidade da incisão que está sendo feita (Figura 7.2).

A ponta é usada do começo ao fim da incisão para assegurar uma profundidade de corte uniforme ao longo de toda a extensão. O mucoperiósteo deve ser incisado ao longo de toda a sua espessura sobre o osso, em um só movimento.

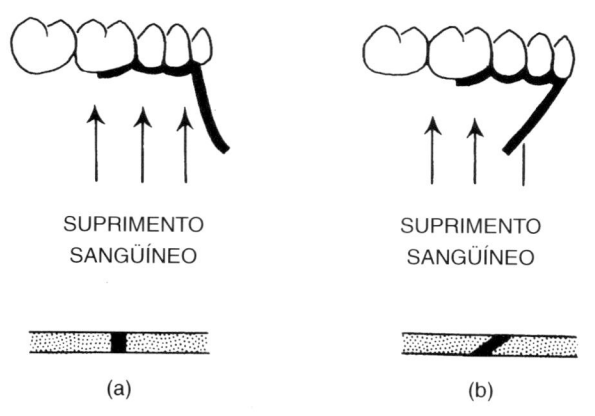

Figura 7.1 (a) Acima: desenho correto do retalho vestibular para garantir um suprimento sangüíneo satisfatório para todos os componentes. Abaixo: secção transversal de uma incisão realizada com a lâmina do bisturi na posição vertical à superfície da pele. (b) Acima: desenho incorreto do retalho vestibular. Abaixo: secção transversal de uma incisão realizada com a lâmina do bisturi empunhada obliquamente.

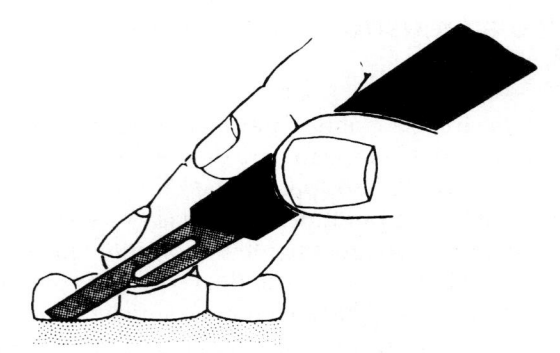

Figura 7.2 O bisturi empunhado como uma caneta e o arco da lâmina n° 15 sendo usado para realizar a incisão; observar que os dedos se apóiam sobre os dentes.

Dissecação

O retalho mucoperiostal deve ser rebatido com um elevador de periósteo. Um raspador de Howarth pode ser usado dessa maneira, alternativamente, um aparador de Mitchells ou um elevador periostal de Ash ou Ward podem ser usados. Segurar um instrumento com ambas as mãos para retrair e elevar usando a técnica "garfo e faca" pode ser útil. O instrumento é primeiramente inserido na incisão e, iniciando no sulco vestibular, onde o periósteo está inserido mais frouxamente, os primeiros milímetros da borda do retalho são com delicadeza liberados ao longo de sua periferia. Depois disso, ele é rebatido uniformemente ao longo de todo o seu comprimento com um movimento nítido, com a extremidade do raspador de Howarth pressionada e mantida com firmeza contra o osso. Movimentos de levantamento são evitados, uma vez que tendem a dilacerar os tecidos.

Um retalho cutâneo é elevado separando-o, com suficiente tecido de suporte, das estruturas subjacentes tanto por dissecação romba, usando-se tesouras ou, quando necessário, cortando com um bisturi. O aspecto essencial é manter uma profundidade uniforme de tecido de suporte com um adequado suprimento sangüíneo para evitar um retalho "casa de botão". Os tecidos profundos são explorados por dissecação romba com fórceps de seio, dedos ou, quando estruturas delicadas estão envolvidas, separar delicadamente cada camada colocando gaze úmida entre elas. O tecido conjuntivo, músculo e osso devem ser identificados, expostos progressivamente e todas as estruturas importantes preservadas com cuidado.

Corte de tecido ósseo

Em cirurgia bucal, o corte de tecido ósseo para proporcionar acesso é feito com brocas, com a eficiência de peças de mão modernas e as brocas afiadas proporcionando um controle superior. No entanto, cinzéis, ruginas, goivas e limas podem também ser usadas ocasionalmente.

Brocas

São usadas as brocas de carboneto de tungstênio (carbide) de tamanho médio, tanto esféricas (Ash 7-16) ou de fissura (Ash 7-12). Um corte satisfatório, com bom controle, pode ser conseguido somente usando-se alta velocidade e mínima pressão. Para evitar superaquecimento dos tecidos e obstruções na broca, essa deve ser irrigada com solução salina estéril.

As brocas podem ser usadas de duas formas, tanto desgastando como removendo blocos de osso. O desgaste é feito com brocas esféricas ou fissuradas, preferentemente usadas com leves movimentos de varredura sobre todo o comprimento da área envolvida, deixando assim uma superfície uniforme e de bordos suaves. Os blocos de osso são removidos usando brocas de fissura (Ash tamanho 7) para fazer cortes que perfuram a cortical e a medula em uma área definida que poderá então ser removida.

Cinzéis

Podem ser usados em pacientes jovens, com menos de 40 anos de idade, em que as linhas naturais de clivagem ao longo da estrutura do osso estão presentes. Na mandíbula elas correm verticalmente no ramo ascendente (quase paralelo a borda posterior) e horizontalmente no corpo (paralelo à superfície oclusal). Na maxila não há verdadeiras linhas, mas as finas lâminas de osso são facilmente cortadas. Em pacientes mais velhos (mais de 40 anos), o uso de cinzéis é contra-indicado, uma vez que o osso é quebradiço e a mandíbula pode se fraturar em planos imprevisíveis. Os cinzéis podem ser usados tanto manualmente ou, mais usualmente, com um martelo. Em ambos os casos devem ser apoiados com firmeza para evitar deslizamentos; alguma resiliência deve ser provida pelo cabo ou pelo uso de uma cabeça macia.

Também podem ser usados para aplainar osso ou para cortar blocos de osso e a direção na qual corta é determinada pelo ângulo da superfície biselada. Quando utilizado como aplainamento, a face biselada é posicionada contra o osso e dirigida ao longo da profundidade requerida para cortar sucessivas camadas.

Para remover blocos de osso, a superfície biselada é usualmente virada em direção ao osso que está para ser mantido.

Cinzéis e brocas

Cinzéis e Brocas podem ser combinados usando uma broca esférica (n⁰ 7) para realizar orifícios na profundidade requerida a intervalos de 3 a 5 mm ao longo da linha de corte planejada. As perfurações são, então, unidas com um cinzel e o corte gradualmente aprofundado até que o osso seja separado, método especialmente útil para remover com segurança grandes pedaços de osso.

Ruginas e limas

Esses instrumentos são usados em sua maioria para aparar e alisar superfícies ósseas quando a cirurgia estiver terminada. As ruginas podem também ser usadas para cortar osso alveolar nas alveolectomias e para finas camadas de osso, como aquelas que recobrem os cistos dentários.

Retração

A retração tem dois objetivos: proporcionar livre acesso ao cirurgião e proteger os tecidos. É a mais importante tarefa realizada pelo assistente que, se mal realizada, pode ser um obstáculo positivo. As camadas de tecido divididas pela incisão e dissecação são gentilmente afastadas com instrumentos (Figura 7.3). Não deverá haver tracionamento tecidual forçado ou manipulação grosseira, pois se isso ocorrer a incisão está muito pequena e deve ser ampliada. Os retratores não devem ser movimentados sem aviso, uma vez que podem acidentalmente obscurecer o campo ou desviar um instrumento. Para permanecer firme por períodos, sem cansar, as mãos devem estar em uma posição confortável, se possível com algum tipo de suporte. Dessa forma a lâmina do retrator sob o retalho mucoperiostal deve repousar contra o osso alveolar. O cirurgião deve pausar a intervalos para permitir que seu assistente descanse e reajuste sua posição.

Danos também podem ocorrer pela compressão ou corte dos lábios ou bochechas contra os dentes. Para evitar pressão indevida em qualquer um dos pontos, os lábios, a língua e as bochechas são melhores retraídos por instrumentos de lâminas largas (Figura 7.4). Infelizmente, isso é feito com freqüência pelos cabos dos afastadores cujas lâminas retraem os retalhos da boca, e somente alguns deles são desenhados para ambos os propósitos. As suturas grossas de seda podem ser passadas através de todas essas estruturas e dos retalhos mucoperiostais para segurá-los em posição (Figura 7.4).

Limpeza do campo operatório

O assistente limpa o campo operatório de fluidos e resíduos soltos que podem obscurecer a visão do cirurgião ou permanecer na ferida para tornar-se um corpo estranho. Os fragmentos grandes devem ser removidos com pinças finas tão logo sejam vistos, pois do contrário podem ser perdidos.

Sangue, água e pequenos resíduos resultante do corte de tecidos duros com brocas dentárias podem ser removidos por sucção. A ponta do aspirador deve ser mantida em uma posição, preferivelmente no ponto de drenagem, pois sua movimentação contínua pode interferir com a instrumentação do cirurgião e, se de maneira rápida, causa um efeito visual de caleidoscópio.

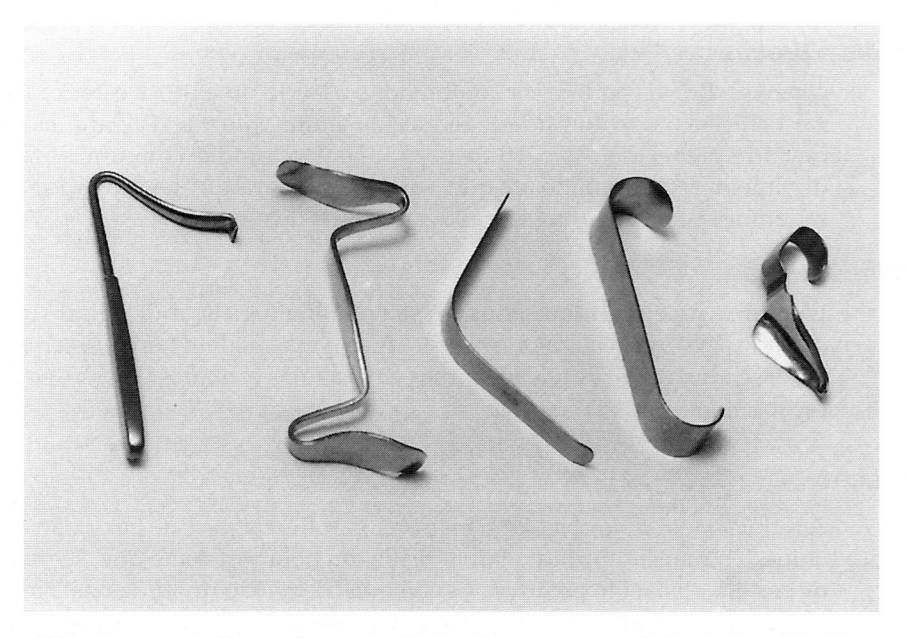

Figura 7.3 Retratores. Esquerda para a direita: Retrator em ancinho de Bowdler-Henry, retrator de dupla extremidade de Ward para terceiros molares, depressor de língua de Lack, retrator de bochecha de Kilner, retrator de Laster para terceiros molares superiores.

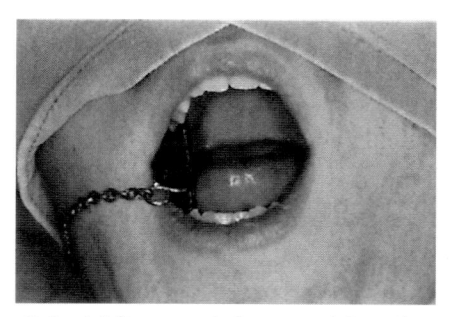

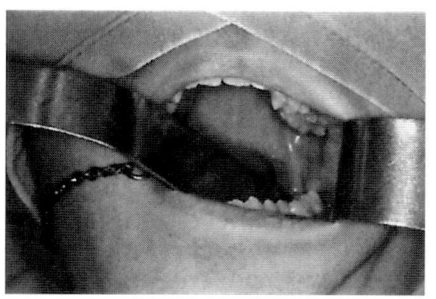

Figura 7.4 (a) Suporte de boca posicionado entre os dentes com corrente de segurança; (b) Depressor de língua de Lack e retrator de bochecha de Kilner posicionados para permitir acesso ao lado esquerdo da boca.

Em intervalos regulares, água estéril deve ser aspirada para prevenir coagulação do sangue nos tubos ou conexões. As grandes partículas de osso ou pontas de tecido devem ser evitados; são algumas vezes sonoras, mas irão eventualmente bloquear o tubo. Como isso ocorre de forma freqüente uma ponta reserva com estilete se faz necessária. O aspirador não deve ser usado como retrator ou para explorar feridas ou alvéolos, uma vez que pode causar danos e provocar sangramento. O uso de torundas em circunstâncias similares evita que isso ocorra.

Princípios de controle de hemorragia

A interrupção natural da hemorragia e as condições patológicas que podem levar a um sangramento anormal, junto com o seu tratamento, foram discutidos no Capítulo 3. Na cirurgia, a interrupção da hemorragia primária depende da aplicação de pressão nas paredes dos vasos, que para ser efetiva, deve ser mantida por pelo menos o tempo necessário para se coagular o sangue no vaso. A hemostasia deve ser obtida em cada quadrante da boca antes de continuar outros procedimentos em uma nova área. A hemorragia reacional e secundária são discutidas no Capítulo 10.

Tecidos moles

Pressão digital

É particularmente útil para o sangramento capilar ou venoso, bem como uma medida imediata quando um vaso grande tiver sido cortado. É aplicada tanto por compressão dos tecidos ou do vaso lesado contra osso, ou em certas condições, como no lábio, exercendo pressão entre os dedos indicador e polegar. A artéria lingual pode ser controlada tracionando a língua para frente de forma que a artéria é pressionada contra o osso hióide. A artéria facial cruza a borda inferior da mandíbula, onde a pressão digital pode ser aplicada.

Pinça hemostática ou arterial

Quando um vaso é cortado durante a cirurgia, deve ser identificado rapidamente e pinçado com uma hemostática. Para vasos pequenos, a hemostática pode ser removida depois de pinçar 2 a 3 vezes, mas em vasos calibrosos deve-se realizar uma ligadura.

Ligaduras

A ligadura direta de um vaso é realizada preferivelmente antes da divisão. As pinças hemostáticas são colocadas acima e abaixo de onde o corte está para ser feito e, após a secção, ligaduras reabsorvíveis são firmemente atadas e a hemostática retirada (Figura 7.5).

Em hemorragias maiores dos maxilares não controladas por medidas locais, é ocasionalmente necessário ligar a artéria carótida externa.

O suprimento sangüíneo colateral e as anastomoses são tão boas na face que freqüentemente é necessário realizar este procedimento bilateralmente, para que seja efetivo. Um suficiente suprimento sangüíneo é ainda mantido por outros vasos menores que irrigam essa área.

Tamponamento

Como uma medida temporária, uma fita de gaze umedecida em solução salina pode ser comprimida em feridas operatórias ou traumáticas e mantidas sob pressão por um curto intervalo para estancar a hemorragia. As compressas de celulose oxidada são úteis para se obter hemostasia e podem ser deixadas na ferida, uma vez que são bioreabsorvíveis.

Posicionamento

A posição do paciente durante e após a operação pode ajudar a reduzir a pressão sangüínea na região sangrante. Em hemorragias dentárias, o paciente é mantido sentado verticalmente ou inclinado em travesseiros na cama, a não ser que esteja chocado ou desmaiado.

Eletrocoagulação

Pode ser aplicada diretamente nos vasos ou por passagem de corrente elétrica através da pinça hemostática que está pinçando o vaso. A diatermia monopolar utiliza um coxim adesivo sobre o paciente para completar o circuito elétrico, ao passo que a diatermia bipolar a corrente passa entre as pontas com isolamento especial da pinça.

Sangramento ósseo

O sangramento capilar de superfícies ósseas pode ser controlado brunindo o osso com instrumentos pequenos ou por aplicação, por alguns minutos, de compressas quentes de gazes quadriculadas preparadas em água muito quente e removendo-se o excesso. Cera para osso friccionada na superfície óssea é também muito eficaz em obstruir pequenos vasos, mas deve ser removida antes do fechamento, uma vez que podem causar reação de corpo estranho.

Quando uma artéria estiver sangrando de uma superfície óssea, pode ser comprimida aplicando-se um cinzel numa área vizinha e forçando uma cunha de osso contra o vaso.

Princípios de debridamento (limpeza da ferida)

Concluída a cirurgia, a ferida é preparada para fechamento com uma cuidadosa limpeza dos resíduos, a maior causa de infecção pós-operatória. Tecido patológico, como folículo dentário e trato sinusal, são excisados. A cavidade óssea é regularizada onde necessário, e as bordas limadas para se obter margens suaves sem projeções

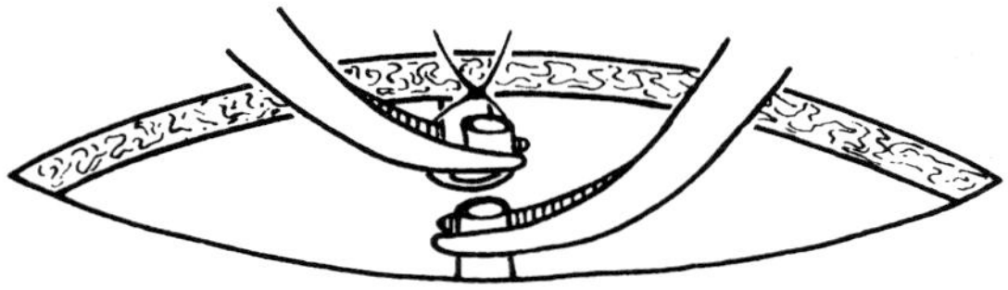

Figura 7.5 Uso de pinças hemostáticas. Observar a posição da hemostática inferior em relação ao vaso de modo que após a divisão as pontas se curvam para cima e para fora da ferida (igual para a hemostática superior) para facilitar a passagem e o aperto da ligadura.

cortantes. Os retalhos são aparados removendo-se tecidos necróticos ou projeções. Os fragmentos de dente e de osso, não unidos ao periósteo, são removidos da ferida que é, então, bastante irrigada com solução salina.

Princípios de drenagem

As feridas necessitam drenar livremente depois da cirurgia quando estão contaminadas ou infeccionadas, se um abscesso tiver sido incisado, ou se um fechamento imediato é feito sobre um espaço morto que poderá se encher de sangue ou plasma e, subseqüentemente, tornar-se infectado.

Drenagens superficiais pequenas

São feitas com pedaços de luva de borracha e são usadas em feridas da face para permitir escape de exsudato tecidual. Elas são geralmente removidas após 48 horas (Figura 7.6 a).

Drenagens superficiais maiores

As borrachas corrugadas ou dreno de Yeates são usados em abscessos dentários para manter as bordas da ferida separadas e permitir que o pus denso flua livremente (Figura 7.6b). Embora especialmente usadas para incisões e drenagem extrabucais, elas são necessárias para grandes coleções de pus drenadas intrabucalmente.

Drenagens profundas

Os tubos, algumas vezes com pequenos orifícios realizados nas paredes, são usados em osteomielites dos maxilares ou para drenagem do antro através do nariz, e devem ser de diâmetro suficiente para assegurar a livre passagem de fluidos e permitir irrigação com solução salina ou antibiótica.

Drenos a vácuo

São inseridos em um ponto longe da ferida por meio do centro de um estilete afiado. O estilete é então retirado, deixando o tubo de drenagem em posição. O último é unido a um frasco de plástico o qual teve o ar retirado. A vantagem das drenagens a vácuo é que elas estão inseridas longe da ferida operatória, e a pressão negativa desenvolvida auxilia na remoção de fluidos (Figura 7.6 c).

Os drenos devem ser inseridos na cavidade em seu ponto mais dependente e ser fixados por sutura ou por algum outro dispositivo para prevenir que eles sejam retirados ou forçados para o interior da ferida. Também devem ser examinados diariamente para assegurar que estejam adequados e cumprindo sua função.

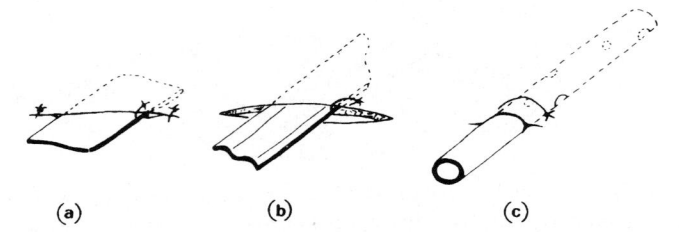

Figura 7.6 Drenos: (a) Dreno de luva de borracha; (b) Dreno de borracha corrugada; (c) Drenos de sucção conectados a frascos a vácuo. Um vedamento adequado deve ser realizado ao redor da saída do dreno por meio de uma sutura cuidadosa.

Eles são removidos quando cessa a drenagem, usualmente entre o terceiro e o sétimo dia. Os drenos de longa duração podem ter seu tempo encurtado para antes desse período, particularmente quando estão próximos a um vaso maior que podem lacerar.

Uma anotação deve ser feita no registro do paciente, tanto quando são colocados como quando são removidos.

Princípio de reparo da ferida

Antes de iniciar o fechamento, o cirurgião deve certificar-se de que a cirurgia tenha sido satisfatoriamente concluída, de que o sangramento foi interrompido e de que todas as compressas, instrumentos e dentes foram contados e conferidos. O fechamento é realizado suturando a ferida, sendo que para esse propósito existem disponíveis muitas variedades de porta-agulhas, agulhas e materiais de sutura.

Porta-agulha

O porta-agulha de Kilner é comumente usada na boca. A cremalheira dos cabos proporciona uma apreensão firme da agulha (Figura 7.7).

Agulhas

As agulhas podem ser circular ou triangular, vistas num corte transversal; as últimas são chamadas de "agulhas cortantes". Podem ser de várias formas, mas a agulha em meia volta ou a curva é usada em membranas mucosas ou pele da face. O tamanho da agulha deve ser tal que possa ser passada através do retalho sem jamais segurá-la tanto pela cauda como pela ponta, onde pode ser facilmente fraturada.

Material de sutura

A seda é o mais econômico e é preferível em boca se o suporte da ferida é necessário por um período determinado; no entanto, as suturas reabsorvíveis são usadas mais freqüentemente na cavidade bucal.

O catgut pode fornecer suporte a ferida somente por poucos dias, enquanto que o "Vicryl" pode permanecer por várias semanas. As suturas reabsorvíveis têm a vantagem de não exigirem remoção, reduzindo assim a ansiedade do paciente. As suturas monofilamentares de fios de nylon finos (5/0 ou 6/0) são usadas para feridas faciais. Grampos podem ser usados para fechamento rápido de feridas do pescoço ou couro cabeludo, mas não devem ser usadas na face.

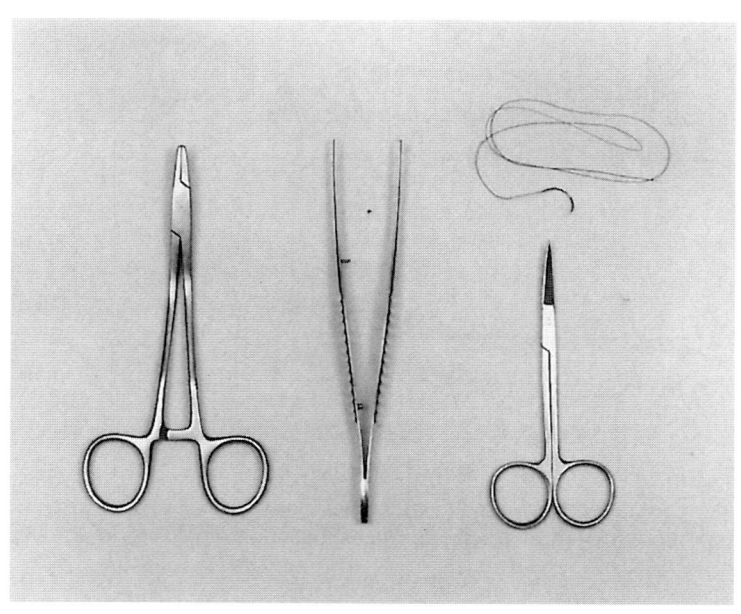

Figura 7.7 Kit de sutura. Esquerda para a direita: Porta-agulha de Kilner. Pinça dentada de Gillies, tesoura para sutura e, acima, o fio de sutura.

Sutura

Para suturar o mucoperiósteo, as bordas da ferida são posicionadas para confirmar que o fechamento pode ser feito sem tensão. Quando um lado estiver fixado ao osso, os primeiros 3 mm da margem são liberados para tornar a passagem da agulha mais fácil. O retalho é segurado e as bordas evertidas com uma pinça dentada para tecido aplicada em ângulo reto com a superfície lisa do retalho (Figura 7.8). Uma agulha curva cortante (22 mm) com seda (3/0) é passada através da superfície externa do mucoperiósteo perto da pinça para tecido que segura o retalho contra a pressão da agulha. A sutura deve passar através do periósteo e ser localizada cerca de 3 mm da borda livre para prevenir que seja lacerada quando o nó for dado. O outro lado é similarmente evertido e a agulha passada através da superfície interna com uma apreensão igual. Para ter certeza de que a posição final será satisfatória, as margens da ferida são levadas junto com a sutura antes que seja dado o nó de cirurgião (Figura 7.9). O nó não deve ser muito apertado, uma vez que isso pode causar sobreposição e porque o subseqüente edema pode causar isquemia nas margens do retalho. Suturas suficientes são realizadas para prevenir abertura da ferida em qualquer ponto.

As incisões cutâneas são fechadas por camadas, sendo os planos fasciais e musculares identificados e reposicionados. Eles são suturados com catgut ou ácido poliglicólico, o nó deve ser atado para dentro e os finais livres cortados muito pequenos para evitar irritação. As suturas profundas devem ser feitas com todo o esforço necessário para que a pele se ajuste numa aposição correta e possa ser suturada sem tensão, o que poderia causar cicatriz. É muito importante que as margens da pele estejam evertidas com as superfícies cruentas em aposição para promover uma rápida cicatrização (Figura 7.8).

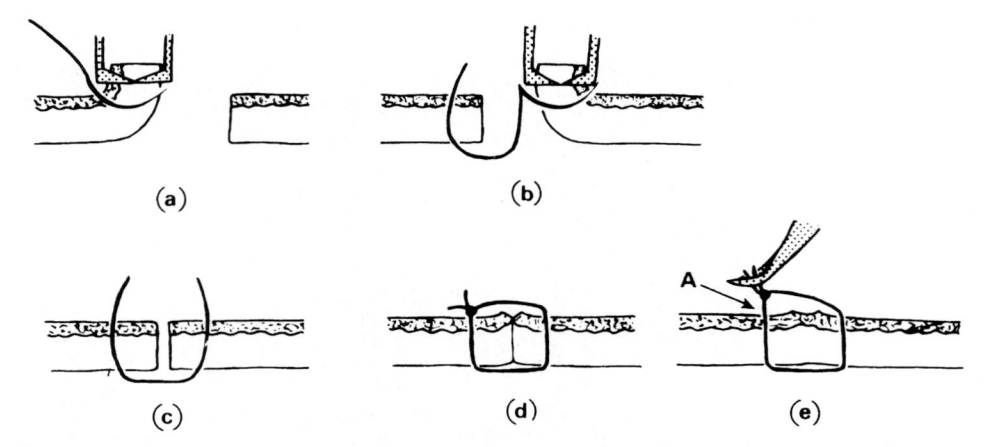

Figura 7.8 (a), (b) e (c) mostram eversão do retalho e a agulha passando obliquamente pelo tecido; (d) o aperto do nó da sutura everte as bordas da ferida; (e) remoção da sutura, corte no ponto A, evitando passar a parte exposta do fio pelos tecidos.

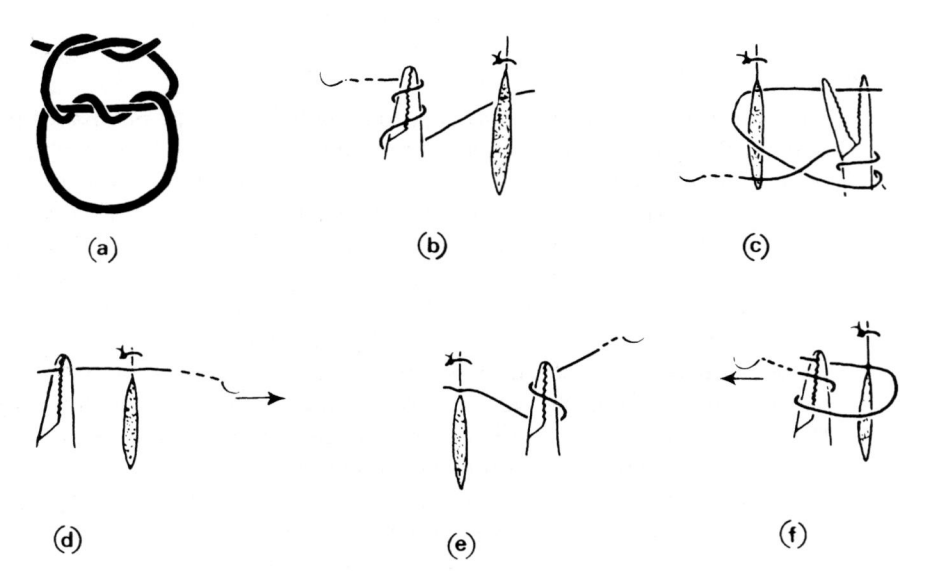

Figura 7.9 Nó de cirurgião: (a) nó em detalhe; (b) primeira etapa do nó passando o fio de sutura ao redor do porta-agulha; (c) e (d) a extremidade curta livre do fio é apreendida e o nó desliza sobre as pontas; (e) e (f) segunda parte do nó passando a sutura ao redor do porta-agulha na direção oposta.

Tipos de sutura

Suturas simples interrompidas

As suturas simples interrompidas são de aplicação quase universal. São inseridas individualmente através de cada lado da ferida e atadas por um nó de cirurgião (Figura 7.9). Várias delas podem ser usadas em intervalos de 4 a 8 mm de distância para fechar grandes feridas, tal que a tensão seja distribuída e, portanto, não seja maior em nenhum ponto (Figura 7.10 a). Quando colocadas corretamente, irão everter os bordos do retalho. Se soltar ou romper, somente essa deve ser reposicionada. A ferida ficará livre de interferência entre cada ponto e é fácil de ser mantida limpa.

Sutura de colchoeiro horizontal

A sutura de colchoeiro horizontal tem a propriedade de everter as margens da mucosa ou pele deixando, portanto, grandes áreas de tecido cruento em contato. Por essa razão, ela é útil para fechamentos de feridas sobre deficiências ósseas, como em fístula oro-antral ou cavidades císticas (Figura 7.10 b).

Sutura de colchoeiro vertical

Especialmente desenhada para uso na pele, a sutura de colchoeiro vertical passa através de dois níveis, um profundo para fornecer suporte e adução da superfície da ferida na profundidade e um superficial para tracionar os bordos e evertê-los.

Suturas contínuas

Todas as suturas contínuas sofrem da grande desvantagem de que, se forem cortadas em um ponto, a sutura afrouxa ao longo de todo o comprimento da ferida, que então se abre. Na boca elas têm a vantagem de que somente dois nós, com suas associadas projeções, estão presentes. A sutura simples contínua (Figura 7.10 c), embora fácil de inserir, aplica uma tensão na ferida em uma direção oblíqua. A sutura contínua entrelaçada (em chuleio) é muito mais estável e firme, e fornece tração às bordas em ângulos retos com a ferida (Figura 7.10 d). As suturas em bolsa de tabaco (contínuas e circulares) são úteis como sutura profunda para feridas da pele da face, mas deve se tomar cuidado para que na hora de tensionar a sutura não haja rugas ou pregas nas bordas da pele.

Nós

Os nós usados para amarrar suturas são os de marinheiro e o nó cirúrgico. Eles podem ser amarrados com os dedos, mas é difícil fazê-lo dentro da boca, e é importante aperfeiçoar a técnica de amarrar com o porta-agulha, como ilustrado (Figura 7.9). O nó após ser apertado deve ser bem posicionado ao lado da linha da ferida.

Remoção de suturas

As suturas em membranas mucosas são removidas após 5 a 7 dias. Na pele, pontos alternados são freqüentemente removidos em cerca de 3 a 5 dias, e o restante entre 5 e 8 dias. Um bom guia é que tão logo começam a ficar soltos devem ser removidos. Devem ser primeiramente limpos e, então, removidos, como mostrado na Figura 7.8.

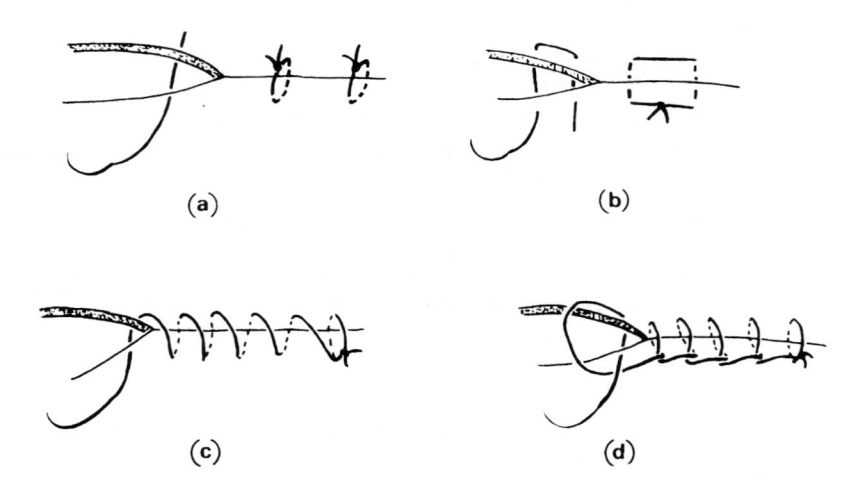

Figura 7.10 Suturas: (a) interrompida simples; (b) colchoeiro horizontal; (c) contínua simples; (d) contínua entrelaçada.

Princípios de controle e prevenção de infecção das feridas

A incidência de infecção pós-operatória será reduzida com um cuidadoso preparo pré-operatório, uma técnica asséptica, um trauma mínimo e uma drenagem adequada. Pós-operatoriamente, os tecidos devem ser protegidos pelo uso de curativos.

Na boca, incisões cirúrgicas não são cobertas, exceto onde há deficiência de membrana mucosa sobre osso, quando compressas são usadas para cobri-lo. Pequenas incisões cutâneas são normalmente cobertas com gaze úmida, até que a formação de exsudato sérico tenha parado, quando é melhor deixá-las descobertas. Feridas e abrasões mais extensas podem ser cobertas com *tulle-gras* (rede oleosa) e gaze seca assentadas em posição com fita adesiva cirúrgica. Se um dreno estiver *in situ* uma gaze é colocada ao redor dele para suportá-lo e para absorver a drenagem, uma lã de algodão é deixada sobre ele por meio de uma bandagem ou de tira adesiva que deve cobrir o curativo completamente.

As compressas são usadas para proteger o osso exposto ou para prevenir que a pele ou a membrana mucosa se fechem sobre uma ferida que deveria cicatrizar a partir de sua base por granulação. Não podem de maneira nenhuma servir como dreno. As fitas de gaze impregnadas com BIPP ou com verniz Whitehead são comprimidas firmemente, mas não apertadas na cavidade. Quando inseridas sob anestesia geral, as compressas devem ser suturadas no local para que elas não se soltem e obstruam as vias aéreas. Não devem ser trocadas muito freqüentemente, e *tanto a inserção quanto a remoção devem ser registrados nas notas de evolução do paciente*.

Terapia antibacteriana

As opiniões sobre o uso profilático de antibióticos variam, mas de forma alguma devem substituir uma técnica asséptica. Em cirurgia bucal é impossível obtermos um meio estéril, e muitos pacientes apresentam-se com condições inflamatórias agudas ou crônicas, como doença periodontal, pericoronarite ou fraturas contaminadas. Por essa razão, muitos cirurgiões bucomaxilofaciais preferem operar sob cobertura antibiótica, mas essa não deve ser prescrita rotineiramente. Cada caso deve ser avaliado individualmente, e deve-se realizar cultura bacteriana e testes de sensibilidade a antibióticos sempre que possível. A prescrição de drogas antibacterianas é discutida no Capítulo 5.

Princípios de suporte ao paciente

Os cuidados pré e pós-operatório e o suporte geral ao paciente foram discutidos no Capítulo 2.

Leitura Complementar

Taylor, I. & Karran, S. J. (1996) *Surgical Principles*. Arnold, London.

CAPÍTULO 8
Extração de Dentes e Raízes

- Exame e avaliação
- Extração de dentes
- Alavancas
- Procedimento de extração
- Extrações em crianças ambulatoriais sob anestesia geral
- Fratura do dente
- Abordagem transalveolar
- Remoção de raízes após a cicatrização do alvéolo
- Controle da hemorragia
- Recomendações após as exodontias

Indicações para extração:
- Cáries.
- Doença periodontal.
- Trauma.
- Ortodontia.
- Envolvimento em patologias:
  – Infecção.
  – Cistos.
  – Tumores.

Exame e avaliação

Uma história médica completa é necessária antes de se tentarem extrações, já que elas são contra-indicadas em certas condições como leucemia e em pacientes cujos maxilares foram submetidos à irradiação. Outras condições clínicas que precisam de um preparo especial, como displasias ósseas e doenças cardíacas e hemorrágicas, estão descritas no Capítulo 3. Quaisquer dificuldades anteriores com extrações, incluindo sangramento pós-operatório e infecções, são registradas e se sérias o bastante devem ser mais investigadas.

Exame clínico

O sexo, a idade, a compleição geral e a estrutura óssea do paciente são condições significativas. Os homens de compleição física pesada têm dentes difíceis de extrair enquanto que em idosos as raízes são quebradiças e os ossos esclerosados, a chamada "síndrome do vidro no concreto". O acesso pode ser difícil em crianças que apresentam boca pequena ou em pacientes com cicatrizes faciais ou trismos.

O dente a ser extraído é examinado. Os dentes mal posicionados por palatino ou por lingual, rotados, inclinados, ou dentes isolados em oclusão, são todos potencialmente difíceis. Certos dentes freqüentemente têm formação radicular anormal, em particular os terceiros molares superiores e inferiores. Os dentes muito restaurados ou necróticos ou aqueles que sofrem de doença periodontal prolongada tendem a ficar frágeis. As doenças periodontais predispõem a sangramento pós-operatório e infecção. Em gengivite ulcerativa aguda ou onde as condições gengivais sugerem discrasias sangüíneas, todas as extrações devem ser proteladas até que estas tenham sido tratadas.

Exame radiográfico

A natureza da forma radicular e da estrutura óssea podem ser determinadas apenas por radiografias, e de preferência essas sempre devem ser realizadas antes da extração. Porém na prática isso é feito quando a história ou o exame sugere que as extrações serão trabalhosas. Deve ser um procedimento de rotina para todos os terceiros molares inferiores e dentes fora de posição. As incidências periapicais intrabucais devem mostrar toda a coroa, raiz e alvéolo, e demonstrar a relação das raízes com estruturas importantes como o seio maxilar e o canal do alveolar inferior. As radiografias devem ser examinadas cuidadosamente já que certas características, como raízes extras em molares, não são facilmente percebidas.

Avaliação

Todos os achados no exame e nas radiografias são considerados, particularmente o número, o tamanho, a forma e a posição das raízes e qualquer sinal de hipercementose ou reabsorções. As condições do suporte ósseo, especialmente evidências de esclerose, reabsorção ou de condições secundárias como granulomas apicais e cistos, são registrados. Quando qualquer uma dessas condições acontece o plano de tratamento deve ser modificado para se adequar a elas.

Extração de dentes

Extração de dentes:
- Conhecimento da morfologia dentária.
- Aplicação de força conforme à morfologia dentária.
- Uso de fórceps.
- Uso de alavancas para auxiliar e facilitar.
- Posição do paciente é vital para o sucesso.

Morfologia dentária

Para o cirurgião extrair os dentes de forma bem sucedida é importante entender a morfologia das raízes do dente que vai ser extraído pois somente assim a força pode ser aplicada apropriadamente para remover o dente.

Incisivos e caninos superiores

Os incisivos superiores e caninos têm raízes únicas e cônicas e, portanto, devem ser rotados com uma ação determinada, fazendo com que o fórceps gire completamente, tanto quanto possível, sem danificar os dentes adjacentes (Figura 8.3). O canino superior, por ter a raiz levemente achatada mesiodistalmente, pode ser extraído por um movimento vestibular se esse for resistente à rotação.

Pré-molares superiores

Os premolares superiores podem apresentar uma única raiz robusta acentuadamente achatada no âmbito mesiodistal ou duas raízes finas e cônicas localizadas vestibular e palatinamente. Eles são extraídos por um movimento limitado vestíbulo-palatino para evitar que os ápices fraturem.

Primeiro e segundo molares superiores

O primeiro e o segundo molares têm três raízes que são normalmente um pouco achatadas. A raiz palatina diverge fortemente das duas vestibulares. Eles são removidos vestibularmente com um movimento longo e contínuo enquanto é mantida a pressão apical (Figura 8.3). O movimento palatino é contra-indicado porque ele pode causar a fratura da raiz palatina.

Terceiros molares superiores

A morfologia da raiz do terceiro molar superior varia amplamente: algumas são fusionadas, outras têm três raízes finas. Eles são extraídos da mesma maneira que os outros molares superiores, mas é aconselhável fazer antes uma radiografia.

Incisivos e caninos inferiores

As raízes dos incisivos e caninos inferiores são achatadas mesiodistalmente e como a lâmina vestibular de osso é muito fraca são extraídos com um movimento vestibular.

Pré-molares inferiores

Os pré-molares e caninos inferiores têm raízes cônicas e portanto são rotados.

Primeiro e segundo molares inferiores

As raízes do primeiro e do segundo molares inferiores são achatados mesiodistalmente. Elas devem ser extraídas por um movimento vestibular enquanto a pressão apical é mantida.

Terceiros molares inferiores

Uma ampla variação ocorre na forma radicular dos terceiros molares inferiores e na posição deles na mandíbula, porque eles estão freqüentemente malposicionados ou inclinados.

As radiografias sempre devem ser feitas antes da extração que pode exigir uma abordagem aberta ou transalveolar.

Dentes decíduos

Os incisivos superiores e inferiores e caninos são extraídos com os mesmos movimentos usados para seus sucessores permanentes. Os molares, entretanto, possuem raízes divergentes o qual encobrem o folículo de desenvolvimento dos pré-molares e é possível remover ou danificá-lo na extração de um molar decíduo. Deve-se ter muito cuidado no uso do fórceps, o qual não deve ser levado muito além do ligamento periodontal. Eles são aplicados à raiz dentária, evitando a bifurcação sob a qual se situa o germe do permanente.

Quando, devido a cáries ou à fratura radicular durante a cirurgia, a raiz do molar decíduo fica retida não podendo ser apreendida com o fórceps, deve ser extraída aplicando-se uma alavanca de Warwick James angulada para a direita na face mesial das raízes mesiais ou na face distal das raízes distais para elevá-las delicadamente ao longo de suas curvaturas naturais. Havendo risco de dano ao dente permanente subjacente, é melhor deixar a raiz retida, explicando a razão dessa conduta aos parentes do paciente.

Fórceps

Os fórceps são desenvolvidos para aplicarem determinadas forças aos dentes. Eles têm duas lâminas com extremidades afiadas para cortar as fibras periodontais. Apresentam forma de cunha nas extremidades para dilatar o alvéolo e são côncavas em sua superfície interna para adaptarem-se às raízes. Os fórceps são feitos em vários tamanhos e uma variedade deve estar disponível para que um par seja selecionado, se ajuste perfeitamente as raízes e tenha um contato uniforme sobre uma grande área de cemento. O contato em um ou dois pontos é desfavorável e impede que o dente seja firmemente apreendido. Eles devem se adaptar somente nas raízes e nunca na coroa.

As lâminas são articuladas o que permite que elas se fechem e façam a apreensão da raiz. Os cabos atuam como uma alavanca o que permite ao operador uma vantagem mecânica. Quanto mais longe das lâminas o cirurgião apreender os cabos, menor o esforço que ele fará para aplicar força ao dente. Com a intenção de levar as lâminas do fórceps diretamente ao longo eixo do dente a forma do cabo é variada. Os fórceps inferiores têm cabos em ângulos retos com as lâminas, os superiores são retos para os dentes anteriores e curvos para os posteriores. Para os terceiros molares superiores, as pontas e os cabos são curvos.

Extração de dentes com fórceps

A extração de dentes é uma operação cirúrgica baseada primeiramente em uma avaliação anatômica de sua inserção nos maxilares. Primeiro o tecido mole da inserção gengival e os ligamentos periodontais são seccionados para separar o dente do osso. Em seguida, o alvéolo é dilatado por instrumentos com lâminas em forma de cunha que são levadas ao longo do ligamento periodontal ou movendo-se a raiz para expandir seu alvéolo ósseo. Finalmente quando o dente está luxado ele pode ser removido do alvéolo; quando finalizadas com fórceps, as extrações são feitas em dois movimentos.

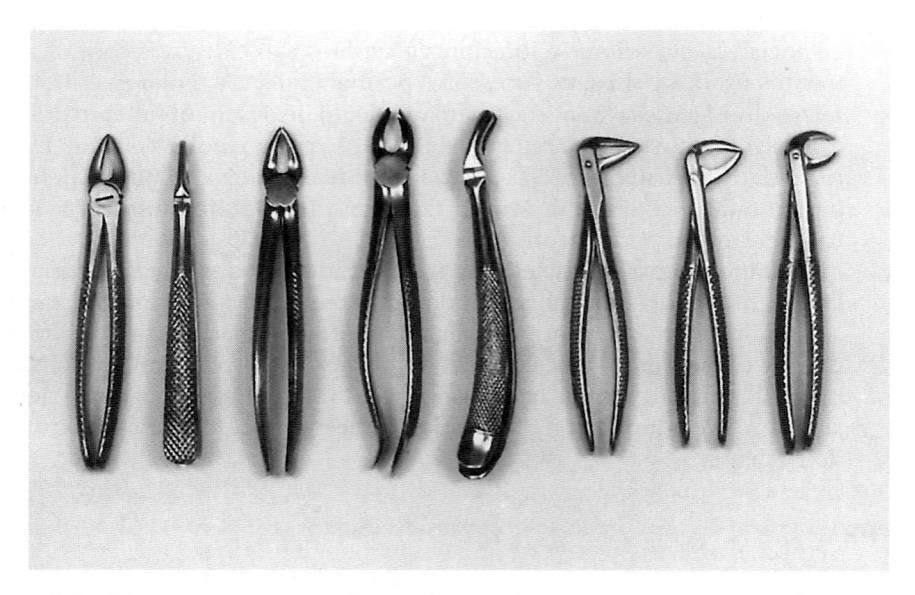

Figura 8.1 Fórceps para extração. Esquerda para direita: reto superior, visão lateral do reto superior, pré-molares superiores, molares superiores, visão lateral dos molares superiores, reto inferior, pré-molares inferiores, molares inferiores.

Primeiro movimento

Esse é o mesmo para todos os dentes de ambos os maxilares. Os fórceps são aplicados na face vestibular e palatina ou lingual dos dentes, independente se estão normal ou anormalmente posicionados na arcada. Para dentes multirradiculares, a menos que fórceps universais sejam usados, as lâminas devem ser mantidas na raiz, não na bifurcação. Elas são passadas cuidadosamente sob a margem gengival do dente, evitando danos aos tecidos moles, e levadas para cima ou para baixo das raízes (de acordo com o maxilar considerado), no mesmo plano do eixo longitudinal do dente, para penetrar tão profundo quanto possível, o que pode ser feito somente com sucesso se as lâminas dos fórceps estiverem suficientemente afastadas para não atingirem a raiz do dente.

Uma força considerável é usada particularmente na maxila e na mandíbula essa deve ser controlada para que o operador possa se contrapor a ela apoiando a mandíbula com sua mão livre. Enquanto se movimenta em direção à raiz as lâminas devem estar em contato com a superfície dela, mas não a fixando. Esse movimento corta a inserção gengival e o ligamento periodontal e também usa as lâminas afiadas para dilatar o alvéolo. As raízes cônicas podem ser extraídas algumas vezes somente com esse movimento.

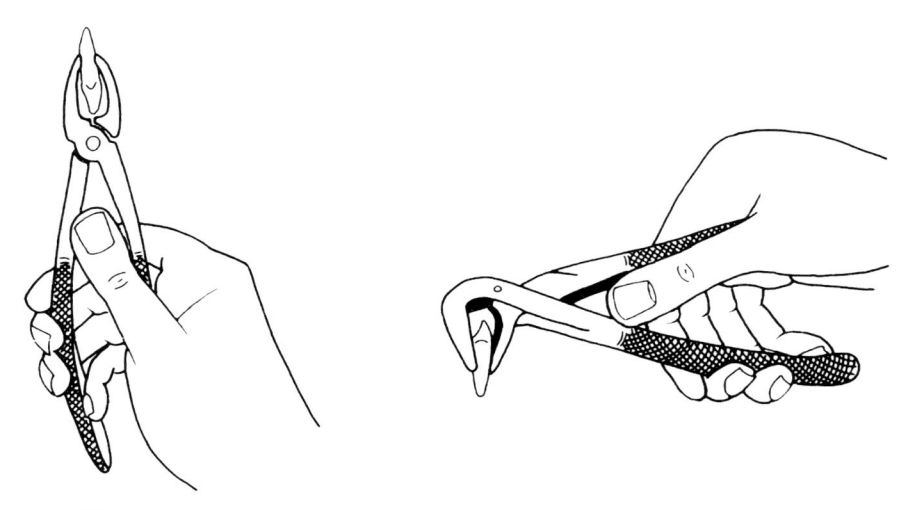

Figura 8.2 Esquerda: método de segurar o fórceps superior. Note a apreensão e a posição das lâminas na raiz e não na coroa. Direita: método de segurar os fórceps inferiores.

Segundo movimento

Com o primeiro movimento completo, as lâminas do fórceps são fechadas para apreender a raiz e um segundo movimento é realizado no qual a movimentação das raízes é usada para dilatar ainda mais o alvéolo liberando-as do ligamento periodontal. Durante essa ação, para evitar que as lâminas deslizem para fora do dente, uma firme pressão vertical para cima ou para baixo do eixo longitudinal da raiz deve ser mantida. A característica do segundo movimento depende de dois fatores. Primeiro, tanto na maxila quanto na mandíbula o osso alveolar palatino ou lingual é mais espesso do que o vestibular, e, segundo, a anatomia das raízes das várias classes de dentes difere tanto em número quanto em forma.

Considerando o primeiro molar superior em mais detalhes, pode ser observado que duas forças são aplicadas ao dente (Figura 8.3). Se uma força vestibular é aplicada sozinha, isso produz uma rotação do dente que pode causar uma fratura. Se uma força maior no sentido superior é aplicada ao mesmo tempo, isso produz uma rotação através dos ápices das raízes vestibulares e permite que toda superfície vestibular do dente expanda o alvéolo. A raiz palatina é retirada do alvéolo acompanhando a curvatura do seu arco. Esse princípio mecânico também pode ser aplicado aos molares inferiores.

O uso de excesso de forças é evitado e todo esforço é feito para desenvolver "sensibilidade" por meio do fórceps, o que permite ao cirurgião reconhecer resistência à excursão em certas direções e explorar outros movimentos que o dente possa seguir mais facilmente, e assim extrair sempre ao longo da linha de menor resistência.

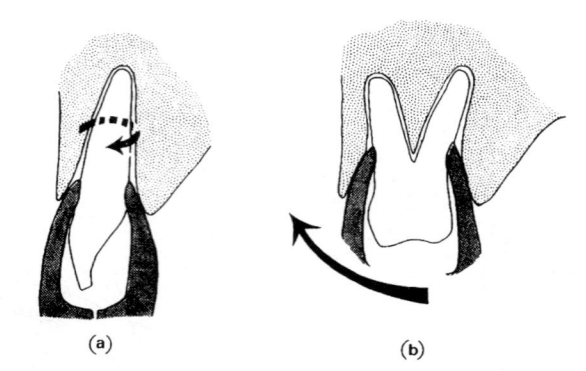

Figura 8.3 Movimentos nas extrações dentárias: (a) rotação; (b) movimento vestibular.

Extrações difíceis

O objetivo final do estudante é adquirir a habilidade de avaliar o dente que deseja extrair e modificar a técnica de acordo com o procedimento. Durante a operação o segundo movimento é sempre lento, constante e objetivo, e não uma série de movimentos curtos, abruptos e vacilantes que são ineficientes e desagradáveis para o paciente.

Pode haver resistência completa ao fórceps quando a pressão usual é aplicada, então, a operação é suspensa e realizada um nova avaliação radiográfica. Quando necessário as raízes são liberadas através de uma abordagem transalveolar por meio de um retalho, removendo osso e dividindo o dente, e não exercendo mais e mais força até que o dente quebre.

Alavancas

As alavancas são instrumentos de uma única lâmina para a extração de dentes e raízes, que é feita movendo-as para fora do alvéolo ao longo de uma via determinada pela curvatura natural das raízes. São aplicadas em qualquer face de cemento, normalmente na mesial, distal ou vestibular, em um ponto (ponto de aplicação) onde haja osso alveolar para oferecer um ponto de apoio. O dente vizinho nunca deve ser usado como ponto de apoio, a não ser que também seja extraído na mesma consulta, já que pode ser luxado acidentalmente.

As alavancas são apoiadas contra o deslizamento mantendo o dedo indicador da mão de trabalho em um dente adjacente ou no maxilar (Figura 8.4). Elas podem ser direcionadas firmemente *entre o dente e o osso* para fazer o ponto de aplicação, mas quando estiver elevando o dente, a força aplicada é cuidadosamente controlada e não deve exceder àquela que pode ser aplicada pela rotação do instrumento entre os dedos e o polegar (Figura 8.5). Quando isso é insuficiente para mover o dente, outras medidas como remoção óssea ou divisão do dente podem ser necessárias. Uma alavanca nunca deve ser usada como uma alavanca classe 1, que é igual a um pé de cabra, já que o osso pode ser esmagado e a força mecânica é tal que a mandíbula pode ser fraturada.

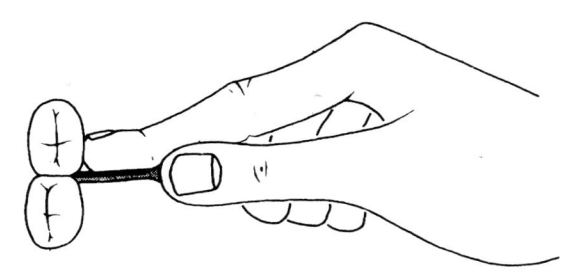

Figura 8.4 Aplicação de uma alavanca sobre o molar inferior direito vista de cima. Note a empunhadura da palma e o dedo indicador usados como suporte.

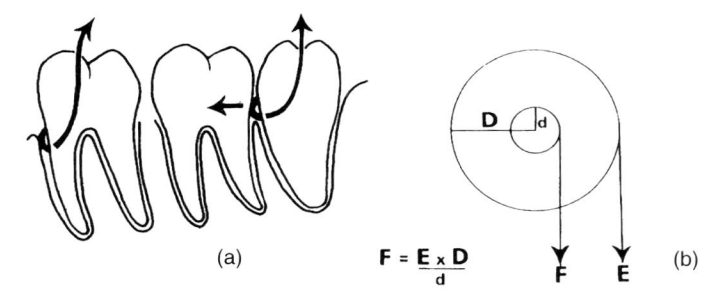

Figura 8.5 (a) esquerda: ponto correto de aplicação entre dente e osso. Direita: aplicação incorreta entre dente e dente. (b) a força aplicada no cabo da alavanca (E) é multiplicada pela razão do diâmetro do cabo (D) com o diâmetro da lâmina (d) no ponto de aplicação.

$$F = \frac{E \times D}{d}$$

Durante a elevação seu efeito sobre o dente a ser extraído e nos dentes adjacentes é cuidadosamente observado para evitar movimentos ineficientes ou danosos. Quando um dente está colocado distalmente ao dente a ser extraído, todos os cuidados devem ser tomados para não transmitir forças lesivas a esse.

Várias alavancas são desenvolvidas para exercer mais do que a pressão dos dedos e do polegar, mas essas nunca devem ser usadas para extrair dentes. A descrição abaixo é de alguns tipos de alavancas que são seguras para serem utilizadas, desde que os princípios acima sejam observados.

Alavancas de Coupland

As alavancas de Coupland são encontradas em três tamanhos; cada uma tem uma lâmina única não diferente das dos fórceps (Figura 8.6). Podem ser utilizadas como uma cunha para dilatar o alvéolo quando usadas verticalmente até o ligamento periodontal. Normalmente é usada como uma alavanca de polia (de rotação), sendo obtida vantagem mecânica pelo maior diâmetro do cabo sobre a lâmina (Figura 8.5).

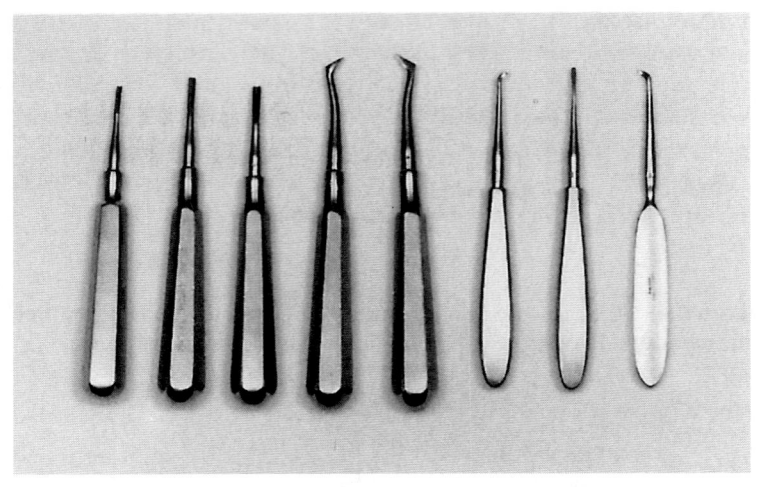

Figura 8.6 Alavancas. Esquerda para direita: Coupland 1,2 e 3. Cryers esquerda e direita. Warwick James esquerda, reta e direita.

Quando inserida horizontalmente entre o dente e o osso a lâmina afiada se encaixa no ponto de aplicação no cemento e, usando o osso alveolar como ponto de apoio, o cabo é rotado para tirar a raiz do alvéolo ao longo do seu trajeto de extração (Figuras 8.4 e 8.5).

Alavancas de Warwick James

As alavancas de Warwick James são um conjunto de lâminas finas (Figura 8.6). A lâmina pode ser levada para dentro do ligamento periodontal para se adaptar à raiz tanto mesial, distal ou vestibularmente e o cabo rotado para elevá-la do seu alvéolo. Uma alavanca de Warwick James reta também está disponível sendo usada de maneira similar às alavancas de Coupland.

Alavancas de Cryer

As alavancas de Cryer são feitas aos pares, uma direita e outra esquerda, e possuem uma lâmina triangular curta e afiada em ângulo reto com o cabo (Figura 8.6). Elas são usadas exatamente como as alavancas Warwick James anguladas, porém as lâminas maiores e mais fortes oferecem vantagem mecânica maior, em particular, quando estão sendo aplicadas vestibularmente nas raízes ou na bifurcação dos molares.

Nos molares, especialmente na mandíbula, onde uma raiz está retida, uma alavanca de Cryer pode ser inserida dentro do alvéolo vazio adjacente e a ponta da lâmina pode ser usada para remover o osso inter-radicular até que essa possa encaixar no cemento. O osso é retirado começando pela margem oclusal do septo e trabalhando em direção ao ápice da raiz.

O uso combinado de fórceps e alavancas

O uso combinado desses instrumentos vai permitir ao operador explorar as melhores qualidades de ambos e então desenvolver uma técnica progressiva cuidadosa. O primeiro instrumento a ser usado é uma alavanca de Coupland levada verticalmente ao longo do eixo, o que irá seccionar o ligamento periodontal e dilatar o alvéolo ósseo em ambas as faces vestibular e lingual e indicar se há resistência indevida presente. Tão logo haja uma resposta às alavancas, os fórceps podem ser usados.

Procedimento de extração

Mão de suporte

A responsabilidade de verificar se os maxilares estão adequadamente apoiados depende do cirurgião, e sua mão livre é usada com esse propósito, fato que tem particular importância na mandíbula onde a força apical deve ser contraposta. Sob anestesia local, um suporte pode ser inserido e o paciente pode ajudar mordendo-o firmemente; sob anestesia geral, o anestesista auxilia segurando a mandíbula nos ângulos. Um suporte satisfatório é também importante quando fórceps e alavancas são usados (Figura 8.7).

A outra função da mão de suporte é afastar a bochecha e a língua e proteger os tecidos, o que é feito colocando um dedo e o polegar (ou dois dedos) um em cada lado da gengiva vestibular e faces lingual ou palatina dos dentes. Ao mesmo tempo o operador é capaz de sentir se as lâminas do fórceps estão realmente abaixo da membrana mucosa e corretamente aplicadas sobre os dentes. Durante o segundo movimento de extração, os dedos de apoio podem sentir qualquer deslize do fórceps sobre o dente ou qualquer tendência do dente vizinho de se mover ou de haver fratura do osso alveolar. Quando o cirurgião estiver trabalhando na maxila, os dedos livres da mão de apoio devem ficar próximos para evitar que causem danos acidentais aos olhos do paciente.

Posição

O operador destro posiciona-se à frente do paciente à esquerda da cadeira mas não tão perto que cause dificuldades de iluminação. A posição tem sido comparada a de um lutador de boxe prestes a dar um golpe. O pé esquerdo fica avançado, o peso equilibrado em ambos os pés, com os braços ligeiramente dobrados. A mão esquerda é colocada à frente para apoiar os maxilares enquanto a direita segura o fórceps, posição que é adotada para a extração de todos os dentes superiores e para aqueles na esquerda da mandíbula (Figura 8.8).

Os dentes da mandíbula direita são extraídos atrás do paciente, sendo que os pés ficam separados com o direito ligeiramente avançado, e o braço esquerdo é colocado ao redor da cabeça do paciente para apoiar a mandíbula (Figuras 8.7 e 8.8).

Posição da cadeira

O paciente deve estar sentado corretamente com as nádegas bem recuadas na cadeira e a cabeça apoiada com o pescoço ligeiramente estendido. A altura da cadeira é ajustada para que o operador tenha uma visão clara do dente sem ter de dobrar ou entortar a coluna. Uma boa postura deve ser mantida todo o tempo e geralmente a cadeira é mais alta para extrações na maxila e mais baixa para aquelas na mandíbula.

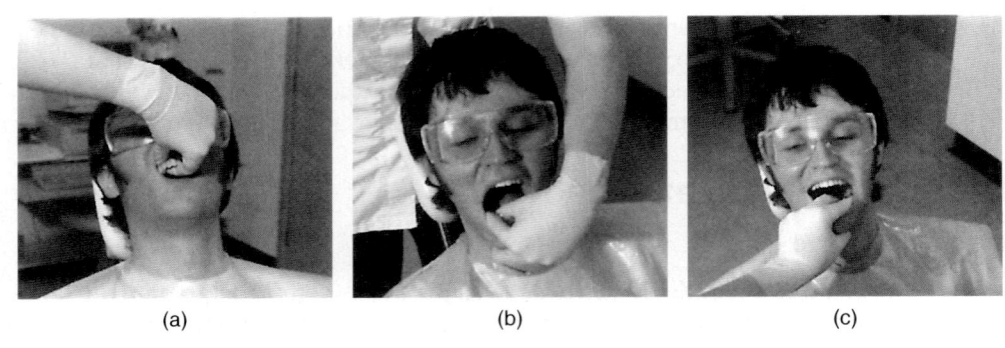

Figura 8.7 Posição da mão de suporte: (a) para extração no lado direito superior; (b) lado inferior direito; (c) inferior esquerdo. Note: dedo indicador e polegar usados onde é possível receber retorno sensitivo ao movimento dentário. A mandíbula deve ser adequadamente apoiada.

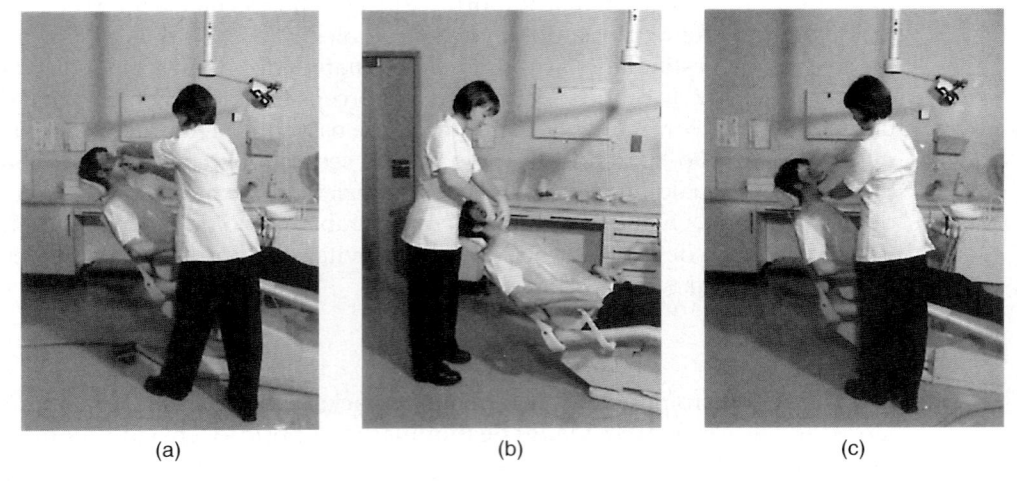

Figura 8.8 Posição do operador: (a) para extrações no maxilar superior; (b) inferior direito; (c) inferior esquerdo.

Seqüência de extração dos dentes

Para evitar sangramento do alvéolo de um dente extraído dificultando assim a visão do campo operatório, é habitual remover-se dentes inferiores antes dos superiores, e dentes posteriores antes dos anteriores. Os movimentos desnecessários em várias direções em relação à cadeira são evitados iniciando-se múltiplas extrações pelos dentes da mandíbula direita, que são os únicos feitos por trás do paciente sentado.

É sensato começar pelo dente mais doloroso quando submetido a extrações múltiplas a fim de que qualquer dificuldade cirúrgica ou anestésica não evite a finalização da operação. Da mesma forma, quando trabalhando sob anestesia local somente um quadrante da boca deve ser infiltrado de cada vez e quando a cirurgia nessa área estiver finalizada com sucesso, um novo quadrante pode ser infiltrado. É melhor extrair dentes somente de um lado da boca em uma consulta, permitindo a outro ficar confortável para a mastigação.

A extração de um número muito grande de dentes de um paciente ambulatorial é contra-indicada por que pode deixar o paciente desconfortável e a perda sangüínea pode ser considerável. Não é possível estabelecer um número exato de dentes, pois isso dependerá das dificuldades cirúrgicas e da saúde e da vontade do paciente, mas entre quatro a oito parece ser razoável. Quando for necessário fazer mais em uma consulta, o paciente deve ser mantido na sala de recuperação por pelo menos meia hora pós-operatoriamente e ter um parente para acompanhá-lo à casa. Como alternativa, o paciente pode ser hospitalizado.

Extrações em crianças ambulatoriais sob anestesia geral

A preparação pré-operatória para anestesia geral é descrita no Capítulo 2.

Os anestésicos gerais para pacientes ambulatoriais agora são restritos a locais que estão em íntima proximidade com uma unidade de tratamento intensivo e são reservados para crianças com menos de 16 anos. O uso de sedação na forma de analgesia relativa está se tornando cada vez mais comum. Os adultos que exigem uma anestesia geral são registrados como casos-dia, ou se necessário com internação hospitalar.

O cirurgião confere o nome do paciente, os dentes a serem extraídos, e que não haja dentes com mobilidade na boca. O paciente é tratado na posição supina; com o consentimento do anestesista, deve ser colocado um abridor de boca o mais posterior possível para que se mantenha a boca bem aberta. O apoio deve ser inspecionado antes de ser levado em posição para assegurar que está em boas condições e que haja uma corrente firmemente inserida a ele a qual possa ser mantida fora da boca (Figura 7.4).

Quando a indução está completa a boca deve ser sempre tamponada com um pedaço de gaze. O tampão é inserido no sulco lingual para levantar a língua contra o palato mole e então ocluir a via aérea oral, o que deve proteger a via aérea nasal a qual o anestesista usa para manter a anestesia. Deve-se ter cuidado para não se tamponar demasiadamente.

Enquanto os dentes estão sendo extraídos o cirurgião não deve obstruir a via aérea, particularmente pela falha no apoio da mandíbula. Deve ter cuidado quando estiver extraindo dentes da maxila para não machucar o lábio inferior prendendo-o entre o fórceps e os dentes inferiores. Todos os fragmentos dentários quebrados são removidos da boca imediatamente, e, junto com os dentes extraídos, são colocados em um recipiente especial, tomando cuidado para não levá-los de volta para dentro da boca acidentalmente.

Terminada a cirurgia o abridor de boca e o tampão são removidos pela pessoa que os colocou em posição, e o paciente é colocado de lado com a mandíbula tracionada para frente para permitir que o sangue drene para fora da boca. A mandíbula é levada em oclusão para verificar se os côndilos não estão deslocados (Capítulo 17). Os dentes são contados e todos os ápices checados.

Extrações com o cirurgião sentado

A cadeira é ajustada com o paciente deitado e o cirurgião sentado em uma cadeira móvel capaz de se movimentar em um arco sobre a cabeça do paciente (Figura 8.9). Apenas um padrão de fórceps de pré-molar inferior direito-angulado é necessário para todas extrações tanto na maxila quanto na mandíbula, o que é possível pelo uso de ambas as mãos.

As extrações são executadas usando os princípios descritos anteriormente neste capítulo. Os dentes superiores e inferiores do lado direito são extraídos com a mão direita, aqueles do lado esquerdo do paciente com a esquerda. Algumas pequenas alterações na mão de apoio são necessárias quando se trabalha na maxila, porém o uso de fórceps em ângulo reto não requer nenhuma mudança nos movimentos básicos usados em ambos os maxilares.

Deve ser enfatizado que existem riscos na cirurgia de um paciente deitado pois dentes deslocados, raízes ou restaurações podem cair na orofaringe: o cirurgião dentista deve solicitar ao paciente consciente que vire bem sua cabeça para o lado durante a cirurgia. Além disso o assistente deve ter aspiradores de alta potência e instrumentos apropriados imediatamente disponíveis para apreender qualquer objeto perdido. Sob anestesia geral a garganta deve ser adequadamente tamponada.

Fratura do dente

A fratura do dente durante a extração ocorre freqüentemente, embora sua incidência possa ser reduzida por uma avaliação consciente e uma técnica progressiva e cuidadosa. Quando a fratura estiver ao nível ou acima da margem do osso alveolar e supõe-se que seja devido à fragilidade ou a cáries e não por resistência excessiva, a extração deve ser feita usando-se fórceps e alavancas como se usa para os dentes íntegros.

Em outros casos, se a fratura está abaixo do nível da margem alveolar ou aparenta ter resistência anormal, a situação deve ser reavaliada com radiografias. A porção retida pode variar em tamanho de uma raiz inteira a um pequeno ápice e pode ter quebrado tanto antes quanto depois de se ter movimentado o dente. A primeira decisão a ser feita é se a raiz deve ser deixada ou extraída. Há pouca dúvida que todos

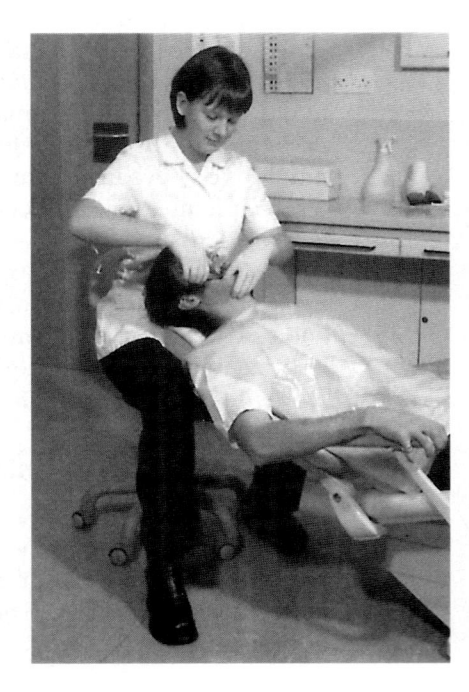

Figura 8.9 Extrações com o operador sentado. Observar: a cadeira deve ser ajustada para permitir uma posição estável da coluna.

os fragmentos com mais de 3 mm de comprimento, ou aqueles que são não-vitais ou com mobilidade no alvéolo, podem ser considerados como corpos estranhos, e devem ser removidos, procedimento que pode ser contra-indicado se a raiz encontra-se próxima a alguma estrutura importante que possa ser lesada ou se há considerações médicas especiais. Raízes fraturadas de dentes extraídos para tratamento ortodôntico devem ser removidas. Quando o ortodontista desejar movimentar os dentes no local da extração todos os esforços devem ser tomados para conservar o osso alveolar, com esse propósito. Sempre que for considerado desnecessário ou insensato extrair as raízes elas devem ser radiografadas, o fato registrado no prontuário e *o paciente deve ser sempre informado da sua presença*.

Algumas raízes podem ser vistas por visão direta e o operador pode, decidir por usar alavancas ou fórceps para retirá-las do alvéolo com sucesso, porém freqüentemente o acesso muito limitado torna isso difícil e tais manipulações são capazes de causar um trauma considerável ao osso e aos tecidos moles. Quando os fragmentos retidos não podem ser vistos por visão direta é uma má técnica cirúrgica tentar tirá-las "cegamente" e uma abertura ou abordagem transalveolar é requerida.

Abordagem transalveolar

Essa é usada para facilitar a extração de raízes retidas ou dentes que são considerados difíceis de extrair ou se mostram resistentes a uma aplicação normal de fórceps ou alavancas. O cirurgião deve fazer um planejamento passo-a-passo para tal cirurgia, analisando cuidadosamente o tamanho do retalho, a quantidade de remoção óssea e o ponto de aplicação exigido para remover o dente ou a raiz satisfatoriamente.

Um retalho mucoperiostal é elevado para expor o osso alveolar em torno da raiz retida. A incisão deve iniciar com pelo menos a largura de um dente, posteriormente à raiz e orientada para anterior com a mesma referência. Quando dentes estão presentes, a incisão é feita no sulco gengival. Na sua extremidade anterior, a incisão é então orientada obliquamente para frente e para cima ou para baixo no sulco vestibular (Figura 8.10). Ela é planejada para evitar a divisão da papila interdentária entre os dentes íntegros e deve permanecer firmemente apoiada ao osso depois que a raiz tenha sido removida. Outra incisão oblíqua posterior pode ser necessária para fornecer acesso adequado.

O osso é então removido para expor a raiz por alguns milímetros e proporcionar um novo ponto de aplicação para a alavanca mesial, distal ou vestibularmente, e para se obter um trajeto desobstruído de retirada. Uma alavanca pode ser usada para remoção da raiz. Para raízes grandes uma alavanca de Cryer pode ser utilizada satisfatoriamente por vestibular perfurando uma cavidade na raiz com uma broca de fissura ao nível do osso alveolar remanescente. Essa é direcionada ao ápice em um ângulo de 45° para permitir à alavanca grande variedade de movimentos de elevação

Figura 8.10 Incisão do retalho para abordagem transalveolar.

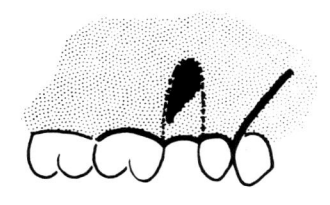

(Figura 8.11d). Algumas vezes, onde há hipercementose ou um gancho apical, o osso deve ser removido abaixo do ápice para liberar a raiz, tomando cuidado para não expor as raízes dos dentes vizinhos.

Raízes palatinas de molares superiores representam um problema, pois quando abordadas vestibularmente é necessário remover tanto a parede alveolar externa e seu osso inter-radicular no aspecto vestibular do alvéolo palatino, o que fornece um bom acesso e é uma abordagem segura se o seio maxilar não desce entre as raízes, mas é muito agressivo para o osso alveolar. Uma abordagem palatina é defendida por alguns mas é mais difícil de se ver na ferida operatória e o osso é um tanto quanto espesso no terço apical da raiz. Uma abordagem intra-alveolar é provavelmente a melhor, com o osso interseptal entre as raízes palatina e vestibular sendo lentamente removido com brocas até que a raiz seja exposta e uma alavanca possa ser usada para removê-la.

Quando for um dente difícil, ou todas as raízes de um molar superior ou inferior estiverem retidas, o osso vestibular deve ser removido pelo menos ao nível da bifurcação para permitir que o fórceps ou as alavancas sejam usadas. Uma alavanca de Cryer pode ser utilizada vestibularmente na bifurcação para elevar as raízes. Em muitos casos as radiografias vão mostrar se elas têm curvatura desfavorável que exija que sejam divididas e extraídas separadamente (Figura 8.11), o que pode ser feito com uma broca de fissura. Os dentes não devem ser divididos a não ser que tenham sido expostos o suficiente para deixar um ponto de aplicação adequado nos remanescentes das raízes depois da divisão.

Um forte aviso de cuidado é necessário em relação a dois aspectos. Primeiro, o uso de alavancas em raízes únicas retidas que tenham uma relação íntima com o seio maxilar, ou assoalho da fossa nasal. *Pressão em direção apical não deve ser usada* mesmo para ganhar um ponto de aplicação, pois isso pode causar o deslocamento da raiz para dentro de uma dessas cavidades. O osso deve ser removido com delicadeza para expor uma face da raiz e somente movimentos para baixo são empregados para extraí-la. Na mandíbula o canal do alveolar inferior pode apresentar o mesmo risco. Segundo, sempre que os retalhos estiverem sendo realizados ou osso sendo removido próximo ao forame mentoniano, esse nervo deve ser encontrado e preservado. Com respeito a isso o desgaste ósseo deve ser limitado com rigor (severidade) às proximidades dessa estrutura.

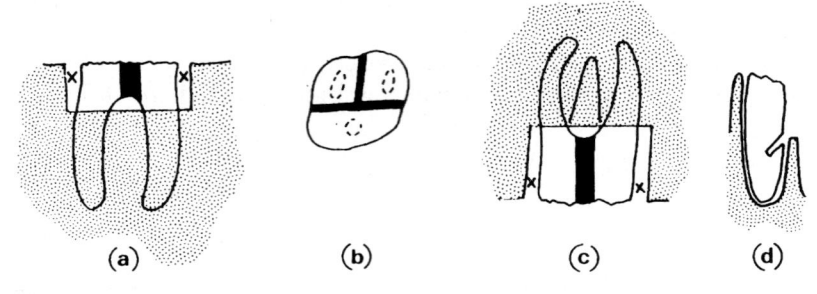

Figura 8.11 (a) Divisão das raízes de um dente inferior. (b) e (c) Divisão das raízes de um molar superior. (d) Cavidade realizada para aplicar a alavanca de Cryer na face vestibular do dente. Observar o ângulo do corte para oferecer uma máxima "elevação" da raiz.

Remoção de raízes após a cicatrização do alvéolo

O cirurgião-dentista pode ser requisitado a extrair raízes intra-ósseas para a preparação de próteses, ou porque acredita-se que elas sejam fonte de dor e contaminação.

Localização de raízes

Mais uma vez, o diagnóstico e a avaliação são fundamentais para minimizar o dano ao osso alveolar. O primeiro passo é localizar a raiz precisamente com duas radiografias em ângulos retos entre elas; são necessárias tanto periapicais intrabucais quanto incidências oclusais são necessárias.

Remoção de raízes

Os princípios para remoção de raízes antigas retidas são os mesmos para dentes fraturados recentemente. Em mandíbulas edêntulas o retalho pode ser difícil de ser refletido e a incisão horizontal é melhor realizada vestibularmente à crista alveolar onde a mucosa é menos aderida. Quando os ápices radiculares estão profundamente alojados é possível fazer uma incisão curva no alvéolo longe da crista e removê-los através dessa. O osso é pouco removido, e as raízes grandes podem ser seccionadas de forma a trazer a porção oclusal apicalmente tal que todas as tentativas devem ser feitas para poupar o rebordo que servirá de área chapeável para a prótese.

Controle da hemorragia

Após as extrações dentárias a hemorragia é contida pedindo para o paciente morder delicadamente mas com firmeza um rolo de gaze colocado sobre o alvéolo. As margens gengivais vestibular e lingual do alvéolo não devem ser deslocadas para fora pela gaze pois isso poder levar a mais sangramento. Se não parar depois de dez minutos, uma pressão digital é aplicada nas margens do alvéolo para localizar o ponto de sangramento e para confirmar se isso pode ser interrompido pela pressão da gengiva contra o osso. Quando isso se mostra eficaz suturas interrompidas simples ou de colchoeiro horizontal são colocadas sobre o alvéolo para tracionar o periósteo vestibular e lingual. Embora as suturas próximas à incisão não devam ser apertadas firmemente, uma exceção é feita em hemorragias pós-operatórias quando os tecidos moles devem ser tracionados com firmeza contra o osso. Uma sutura apertada como essa é contra-indicada quando um distúrbio no mecanismo de coagulação (como na hemofilia) pode resultar em grandes hematomas formados nos espaços teciduais se o sangue é impedido de drenar para a boca.

Agentes auxiliares da hemostasia

Os vasoconstritores como a adrenalina 1:1000 em água destilada são usados topicamente em feridas sangrantes. Seu uso é contra-indicado por duas razões: primeiro, uma vez que os efeitos locais tenham passado não é incomum ter uma hemorragia reacional; segundo, o uso em excesso pode resultar em absorção de quantidades apreciáveis de adrenalina provocando sintomas na pressão sistêmica.

Certos agentes auxiliam no mecanismo fisiológico de coagulação, sendo que o mais importante é a trombina que age sobre o fibrinogênio para formar fibrina. Variedades tanto humanas quanto bovinas estão disponíveis e podem ser aplicadas topicamente tanto em pó como numa solução aquosa em gaze. Os colutórios à base de ácido tranexâmico (10%) são preconizados e auxiliam para impedir a fibrinólise, e têm sido usados com sucesso para manter a hemostasia em pacientes que estejam usando warfarin.

Os agentes mecânicos que incluem a espuma de fibrina, a espuma gelatinosa, a celulose oxidada e a celulose oxidada regenerada, são substâncias que formam uma malha úmida e auxiliam na formação do coágulo. Em cirurgia geral parecem ser prontamente absorvidos pelas feridas; em cirurgia bucal o uso da celulose oxidada pode oferecer um apoio efetivo ao coágulo e é reabsorvido com poucas complicações.

Recomendações após as exodontias

A incidência de hemorragia pós-extração pode ser reduzida por instruções pós-operatórias precisas (Tabela 2.1). O paciente deve ser avisado para não fazer bochechos nas primeiras 24 horas e após esse período pode se retomar uma higiene bucal normal. As comidas muito quentes ou frias, álcool ou exercícios devem ser evitados no mesmo período. Se ocorrer sangramento deve se sentar na cama ou em uma cadeira e morder um lenço enrolado. Quando, após meia hora, essas medidas falharem, o auxílio de um profissional é necessário e deve receber o número do telefone e o endereço no qual possa entrar em contato com o cirurgião-dentista. Quando as extrações foram realizadas sob anestesia local, há o perigo de morder ou queimar os lábios ou a boca enquanto os pacientes estão anestesiados: é importante avisá-los, particularmente as crianças.

Leitura Complementar

Howe, G.L. (1980) *The Extraction of Teeth*, 2nd edn. Wrights & Sons, Bristol.

CAPÍTULO 9
Extração de Dentes Não-Erupcionados ou Parcialmente Erupcionados

- Razões para o tratamento
- Diagnóstico
- Tratamento
- Extração de terceiro molar inferior impactado
- Extração de terceiro molar superior
- Extração de caninos superiores não-erupcionados
- Extração de dentes supranumerários superiores
- Outros dentes não-erupcionados

Os dentes falham em erupcionar por muitas razões. Os fatores evolutivos ou hereditários que resultam numa desproporção entre o tamanho dos dentes e dos maxilares são importantes. As causas locais incluem retenção ou perda prematura de um decíduo predecessor, a presença de um dente supranumerário, posição anormal ou injúria a um germe dentário. Os cistos e os tumores podem também impedir o dente de erupcionar. Certas condições, como fenda palatina, disostose cleidocranial, hipopituitarismo, cretinismo, raquitismo e hemiatrofia facial predispõem ao retardo ou falha de erupção.

Os dentes mais comumente envolvidos são o terceiro molar inferior e o superior, e o canino superior. Outros freqüentemente vistos são o segundo pré-molar e o canino inferior, os incisivos centrais superiores e dentes supranumerários em ambos os maxilares. Muitos dentes não-erupcionados estão impactados, isto é, impedidos de erupcionar completamente por outro dente ou osso. Assim, o terceiro molar inferior comumente impacta contra o segundo molar permanente.

Razões para o tratamento

A maioria dos dentes não-erupcionados são extraídos, pois dão origem a sintomas de dor ou tornam-se fonte de infecções. Outras indicações para a remoção são envolvimento com patologias, como cistos e tumores, evidência de causarem reabsorção de raízes de dentes adjacentes, e interferência em linhas de osteotomias ou fraturas. A infecção é menos comumente vista em pacientes com mais de 30 anos de idade. A remoção de dentes inclusos assintomáticos não é justificada devido a possíveis seqüelas da cirurgia, o que é particularmente importante quando considerar pré-molares e molares inferiores, onde os nervos dentário inferior e lingual estão em risco. Dentes não-erupcionados ou parcialmente erupcionados assintomáticos devem ser monitorados a intervalos para detectar o desenvolvimento de complicações como descrito acima.

Diagnóstico

O diagnóstico de dentes não-erupcionados é baseado na história, nos exames clínicos e nas radiografias.

História

Na ausência de infecção, o paciente freqüentemente não tem outra queixa senão a que falta de um dente. A coroa pode causar um aumento de volume assintomático sobre a mucosa. Quando se pensar que a dor pode ser um sintoma de um dente completamente encoberto, todo esforço deve ser feito para eliminar outras possíveis causas, particularmente pulpites de outros dentes.

Quando a infecção está presente, sintomas mais agudos sobrevêm. A inflamação em torno da coroa de um dente não-erupcionado ou parcialmente erupcionado é conhecida como pericoronarite e é particularmente grave quando surge de um terceiro molar inferior, devido à tendência da infecção disseminar-se para o pescoço (Capítulo 12).

Exame

A dentição é acuradamente mapeada para dentes permanentes ausentes, dentes decíduos retidos, cáries e doença periodontal. A cárie em um dente próximo pode freqüentemente ser a causa atual dos sintomas de dor do paciente ou da infecção, e pode influenciar o plano de tratamento em que a extração do dente cariado pode permitir que o não-erupcionado venha para o espaço. Os testes de vitalidade de todos os dentes duvidosos são essenciais. O dente não-erupcionado pode deslocar, causar mobilidade ou reabsorver raízes do dente adjacente contra o qual ele está impactado. Um cisto pode se formar em associação com a coroa de um dente não-erupcionado. A boca é examinada quanto a sinais de infecção, como edema, drenagem, trismo, a aumento e sensibilidade dos nodos linfáticos envolvidos.

Radiografia

O objetivo é mostrar a totalidade do dente não-erupcionado, o tamanho de sua coroa e a forma de suas raízes junto com a direção à qual elas se curvam. A presença de hipercementose ou alargamento da raiz, particularmente no terço apical, é observada. Em dentes multirradiculares, o número de raízes e se elas estão fusionadas ou divergentes é importante. A posição do dente nos maxilares e sua relação com outros dentes, incluindo o grau de impactação são uma indicação da dificuldade da operação. As condições secundárias como cáries, aumento no tamanho do folículo ou reabsorção de raízes do dente adjacente ou do osso, afetarão o plano de tratamento (Figura 9.1).

Radiografias em dois planos em ângulos retos uma com a outra serão requeridas para mostrar claramente a posição do dente e o grau de impactação (Figura 9.2).

A panorâmica é útil como uma exploração de toda a boca quando múltiplos dentes não-erupcionados podem estar presentes.

Dentes mandibulares

Na mandíbula a localização do dente não-erupcionado deve mostrar todo o dente, sua relação com o feixe neurovascular do alveolar inferior, sua posição vestíbulo lingual, e a relação com o dente adjacente e com a borda inferior da mandíbula. A panorâmica é útil para mostrar a posição do feixe vascular do alveolar inferior e a profundidade da mandíbula. Para os terceiros molares inferiores, essa deve ser complementada por um filme periapical intrabucal, que mostra mais acuradamente a morfologia do dente e sua relação com o segundo molar. Para ser de valor clínico, a radiogra-

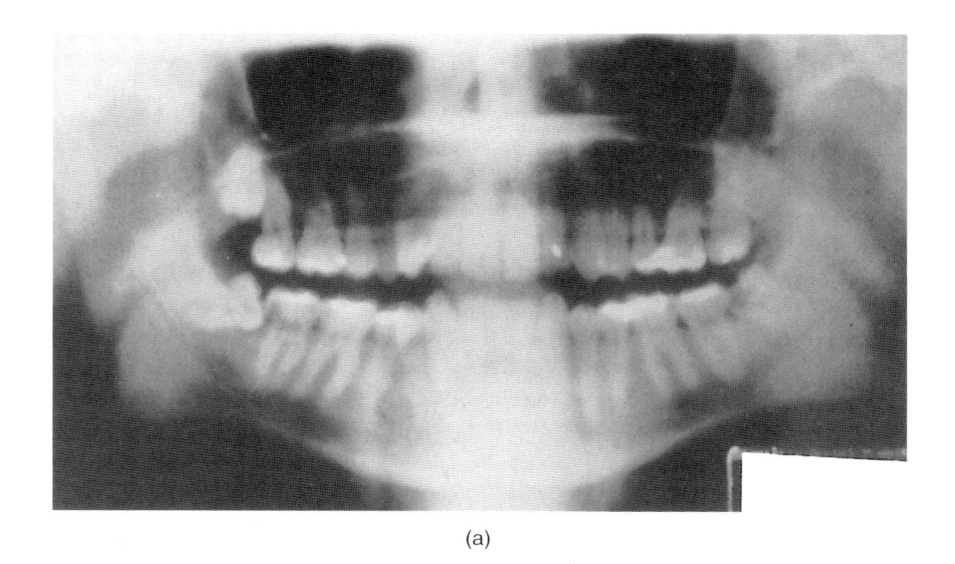

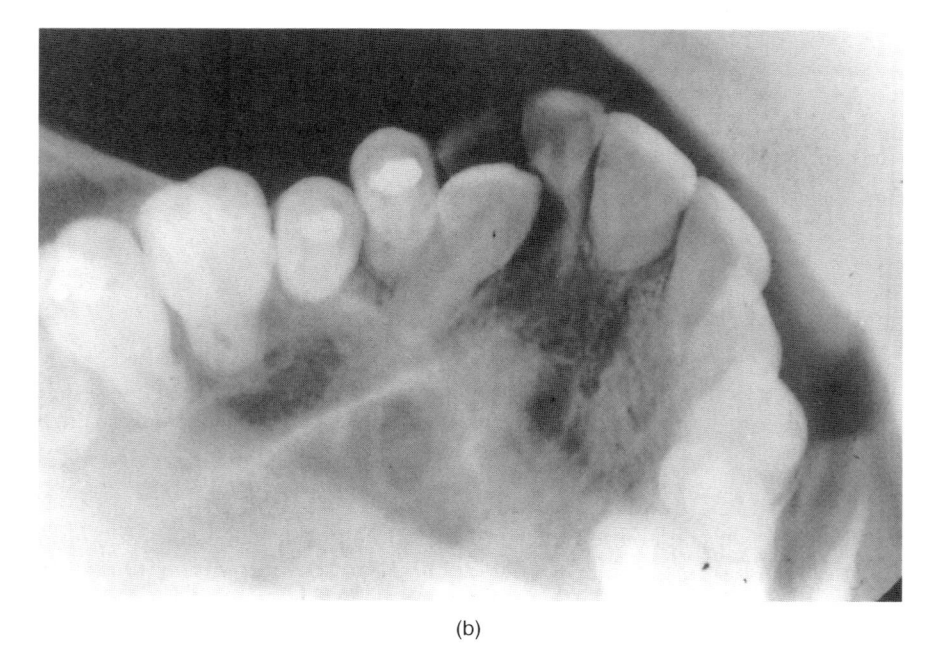

(a)

(b)

Figura 9.1 (a) Terceiros molares impactados; cáries no terceiro molar inferior esquerdo e segundo molar inferior direito; (b) Canino impactado causando reabsorção do incisivo lateral; (c) Canino decíduo retido e incisivo lateral reabsorvido.

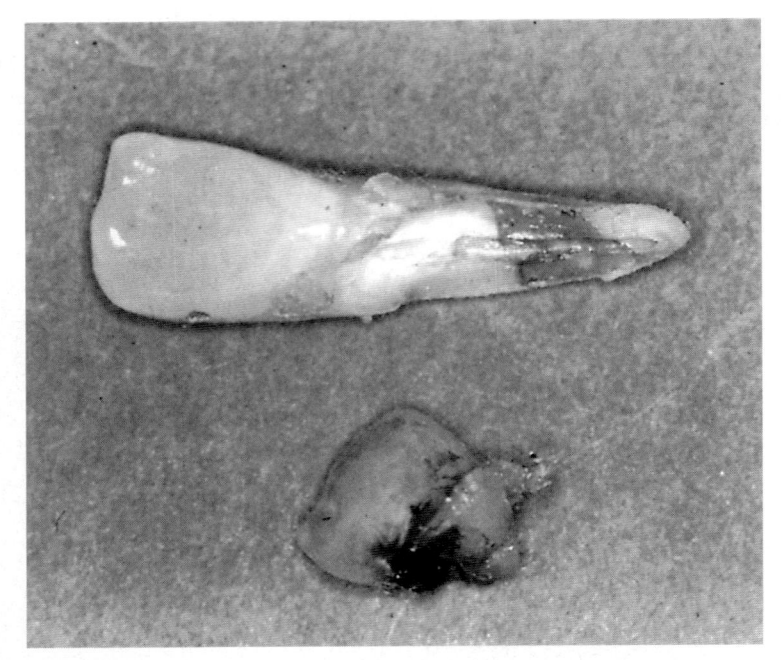

Figura 9.1 (continuação)

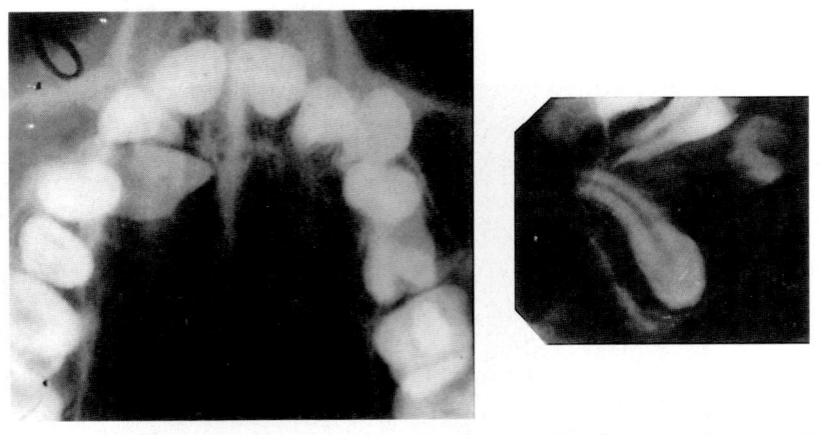

Figura 9.2 Radiografias em dois planos mostrando a posição de um canino superior direito não-erupcionado. A tomada oclusal mostra a coroa localizada palatinamente.

fia deve ser corretamente tomada. O filme periapical é colocado com a borda superior nivelada e paralela ao plano oclusal do segundo molar. O raio central é direcionado tal que as cúspides vestibulares e linguais do segundo molar são superpostas umas sobre as outras. O ponto de contato entre o primeiro e segundo molar deve ser claramente mostrado sem sobreposição se o raio central tiver sido corretamente direcionado, o que assegura que o filme mostre a real situação no ponto de contato entre os dentes terceiro e segundo molares, particularmente o quão intensamente o último está impactado. O osso distal sobre a coroa dos dentes não-erupcionados deve ser incluído e um filme oclusal mostrará a posição vestíbulo-lingual desses dentes. Está indicada para aqueles dentes que se encontram cruzando o arco, como prémolares e é uma radiografia difícil de se obter para terceiros molares.

Os dentes profundamente posicionados ou aqueles posicionados no ramo ascendente não podem ser vistos em filmes intrabucais e, se não mostrados claramente na panorâmica, tomadas laterais oblíquas extrabucais podem estar indicadas. Essas também podem ser usadas onde há uma condição secundária extensa, como um cisto dentígero ou onde a mandíbula é muito fina, como em pacientes edêntulos idosos.

Quando a coroa do terceiro molar não estiver claramente erupcionada livre de osso, pode ser difícil de ver na radiografia exatamente o quanto a coroa e o osso distal estão relacionados. Se a linha da borda anterior do ramo ascendente distal ao terceiro molar está projetada, unindo-se à margem do osso alveolar em torno do segundo molar, isso fornecerá uma indicação satisfatória da profundidade de osso sobrejacente (Figura 9.3).

Dentes superiores

Os filmes intrabucais periapical e oclusal são ambos usados no diagnóstico de dentes superiores não-erupcionados. O canino superior pode necessitar de alguns filmes periapicais para cobrir todo seu comprimento e sua relação com os dentes adjacentes. Sua posição relacionada ao arco dentário é importante, uma vez que pode estar posicionado de forma palatina, vestibular ou, mais raramente, cruzando o arco. A única radiografia que vai estabelecer a verdadeira posição do canino a esse respeito é uma vista oclusal, obtida com o raio central passando através do longo eixo dos dentes incisivos (Figura 9.2), filme que também mostrará o quão perto o canino incluso posiciona-se desses dentes e pode revelar curvaturas de sua raiz, não-óbvias na tomada periapical.

Alternativamente, o método de dissociação de Clarck é usado. Nesse, duas radiografias periapicais são tomadas com os filmes na mesma posição, mas com o tubo de Raio-X movimentado horizontalmente 3 cm numa direção conhecida entre as exposições (isto é, a partir de 1,5 cm para trás do ponto cêntrico normal e 1,5 cm para frente dele).

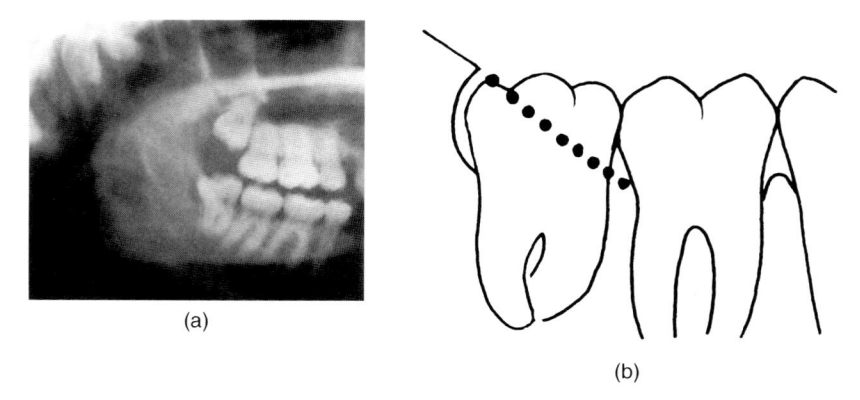

Figura 9.3 Projeção do osso sobre o terceiro molar inferior. A linha pontilhada em (b) é a projeção do bordo anterior do ramo ascendente extendida para se unir à margem do osso alveolar distal do segundo molar, indicando que a cúspide distal do terceiro molar está coberta por osso.

Quando dois dentes posicionam-se em planos diferentes, o que parece mover na mesma direção que o tubo de raio X posiciona-se mais afastado dele, isto é, palatinamente. Ao analisar essas radiografias, a relação da coroa e da raiz do dente não-erupcionado com as raízes dos dentes posicionados deve ser considerada separadamente.

A verdadeira posição do dente não-erupcionado na dimensão vertical não é acuradamente mostrada no filme periapical por causa do ângulo que o raio é direcionado na maxila. A panorâmica pode fornecer uma resposta mais satisfatória e mostrará dentes não-erupcionados altos na maxila, relacionados com o seio maxilar. Em dentes posicionados vestibularmente ao arco, uma tomada tangencial da maxila pode ajudar. Outros dentes não-erupcionados superiores, dentes supranumerários e mesiodentes são examinados radiograficamente da mesma forma.

Resumo dos achados

A partir de suas investigações, o cirurgião-dentista deve conhecer os seguintes fatos sobre o paciente e os dentes não-erupcionados: a idade do paciente, o desenvolvimento geral e o estado da dentição; o tamanho e a forma da coroa do dente não-erupcionado; se está reabsorvido ou se em dentes parcialmente erupcionados, cariados; a forma das raízes, fusionadas ou divergentes, retas ou curvadas mesial ou distalmente. A posição do dente no osso, se está posicionado vertical, horizontalmente ou invertido, o quão profundamente está situado no osso, e sua relação vestíbulo-lingual ou palatina com o arco; a relação do dente com os outros dentes e com estruturas vitais, como nervos, nariz e seio maxilar; o tamanho do folículo, que pode ter atrofiado, tornando a extração mais difícil, ter evoluído para alteração cística ou ter-se tornado infectado; a textura do osso, sinais de osteoesclerose ou, em pacientes edêntulos, o grau de reabsorção da mandíbula; o estado dos dentes adjacentes, se existem cáries, doença periodontal, áreas apicais ou reabsorção presentes. Enfim, com esses fatos estabelecidos, o tratamento pode agora ser considerado.

Tratamento

O tratamento pode ser conservador, como trazer o dente para sua oclusão normal no arco, remoção, ou o dente pode ser deixado *in situ* mas mantido sob observação.

Tratamento conservador

O tratamento conservador deve ser considerado para pacientes em que o dente pode ser trazido para oclusão. O conselho de um especialista em ortodontia é necessário, já que tratamento ortodôntico pode ser requerido antes da cirurgia para criar espaço no arco para o dente não-erupcionado. Uma abordagem conservadora é particularmente importante quando um dente próximo está cariado ou restaurado em excesso. Em alguns casos, a erupção não acontece sem exposição do dente e uso de tração.

Exposição de dentes

Para expor dentes, um retalho mucoperiostal é feito e o osso é removido com brocas para liberar a coroa abaixo de sua grande circunferência. Para incisivos e caninos, o cíngulo deve ser exposto; toda precaução deve ser tomada para evitar desalojamento do dente acidentalmente. Quando o ortodontista quer um bracket ou outro artifício para tração, esse é colocado na cirurgia. Para dentes posicionados palatinamente, os tecidos moles são então incisados em volta da coroa e o espaço morto preenchido com Coepack ou verniz Whitehead em gaze. Esses são removidos após 10 dias quando o paciente deve ser encaminhado de volta ao ortodontista. Cuidado deve ser tomado na exposição de dentes posicionados vestibularmente, pois há evidências de que a excisão de tecidos moles em volta da mucosa não queratinizada resulta em bainha epitelial insatisfatória em volta do dente erupcionado. Muitos ortodontistas preferem aplicar um *bracket* tal que o fio saia através da ferida para a tração. O retalho mucoperiostal é, então, suturado de volta em sua posição.

Reposicionamento cirúrgico e transplante

Em ambas as técnicas o dente, após exposição, é movido integralmente para trazê-lo para o arco dentário. No reposicionamento cirúrgico, ele é rotado através de um ângulo que deve ser menor do que $90°$ para prevenir dano aos vasos apicais. No transplante, é extraído com cuidado e colocado em um alvéolo cirurgicamente preparado; é imobilizado com contenção por cerca de 4 semanas, quando está usualmente firme.

Os dentes mais freqüentemente transplantados são os caninos inclusos superiores reimplantados para sua posição correta, e terceiros molares utilizados para substituir primeiros molares cariados. Bons resultados são obtidos em pacientes jovens, mas a reabsorção de raízes é uma complicação após 2-5 anos, que ocasionalmente leva à perda do dente e um tratamento endodôntico precoce pode ajudar a prevenir que isso ocorra.

Extração de dentes não-erupcionados

Se a decisão for feita em remover um dente não-erupcionado, isso é melhor realizado antes de se tornar complicado pela esclerose do osso, atrofia do folículo, que reduz o espaço livre em volta da coroa, ou pela presença de infecção. As raízes, quando completamente formadas, com freqüência desenvolvem ápices em bulbo ou anzol e, em adultos, a impactação da coroa contra o dente adjacente em geral é severa.

Idealmente, o dente é removido quando suas raízes estão dois terços formadas, antes disso a coroa pode ser difícil de ser elevada, já que tende a girar em seu alvéolo, como uma bola numa articulação tipo bola-bocal. A remoção de um dente assintomático é melhor ser adiada caso ele aja como um pilar para a raiz do dente adjacente, que pode ser simultaneamente destituída de suporte e desnudada de osso.

Também é contra-indicado onde estruturas vitais, como o nervo alveolar inferior, possam ser danificadas no curso da operação. Em pericoronarite aguda, a cirurgia deve ser postergada devido a dificuldades na abertura de boca.

Planejamento da cirurgia

O planejamento da cirurgia é melhor feito considerando, primeiro, a posição do dente na arcada, segundo, sua linha natural de retirada, terceiro, os obstáculos para sua extração e como esses podem ser melhor superados, quarto, o ponto de aplicação dos elevadores, e finalmente, o acesso para remoção de osso e elevação de retalho suficiente para permitir que o procedimento necessário seja realizado.

Assim, o plano é feito em ordem reversa na qual a operação será realizada, visto que obviamente o tamanho e a forma do retalho dependem da remoção óssea e essa está relacionada à posição do dente e de qualquer manobra necessária para desimpactá-lo.

Linha natural de remoção

Essa deve ser mostrada nas radiografias projetando a linha ao longo da qual o dente poderia mover se fosse seguido o curso ditado pela curvatura das raízes. Os dentes são mais facilmente extraídos ao movimentá-los para fora de seus alvéolos ou para fora do osso ao longo de seu trajeto. Se o dente puder sair através do alvéolo para a boca sem impedimento, exceto por osso alveolar, é dito que está favoravelmente posicionado, mas se estiver profundamente no osso ou impactar contra outro dente é classificado como desfavorável.

A extração pelo movimento de dentes ao longo de sua linha de remoção é feita por elevadores, usados de modo delicado e sempre observando o efeito das forças aplicadas ao dente ou às raízes.

Os alavancamentos pesados tanto para desimpactar o dente quanto para levantá-lo do alvéolo podem trazer sérias conseqüências, como fratura do osso ou deslocamento do dente para dentro de tecidos moles ou para o seio maxilar. Quando as raízes de dentes inferiores estão próximas ao canal mandibular, o nervo pode ser lesado, as resistências à elevação devem ser previstas e planos feitos para superá-las.

Obstáculos para elevação de um dente

Esses podem ocorrer ao longo de sua linha natural de remoção e serem "intrínsecos", devido a forma do dente, como ápices em anzol ou bulbosos, curvaturas radiculares em direção oposta ou uma constrição no pescoço do dente, todos os quais podem ancorar o dente no osso. Como muitas dessas dificuldades são encontradas no terço apical da raiz, considerável remoção óssea pode ser necessária para liberar o dente.

Os obstáculos podem também ser "extrínsecos", que é devido ao osso, dentes adjacentes ou estruturas vitais, como o nervo alveolar inferior e o antro maxilar. A profundidade do dente no osso é um fator importante na avaliação de dificuldades, apresentando problemas de acesso, aumento no tempo da cirurgia, e requerindo previsão e experiência para evitar excessiva destruição óssea.

Quando um dente não-erupcionado está impactado contra outros dentes que não são para extração, sua desimpacção é um problema simples de geometria. O dente pode ser extraído por inteiro por remoção suficiente de osso para permitir que ele seja rotado, e isso freqüentemente é possível (Figura 9.4a). Quando a impacção for severa (Figura 9.4e) ou a curvatura das raízes adversas (Figura 9.4b), ele deve ser dividido e extraído em pedaços, método menos traumático e mais seguro do que um alavancamento forçado para desimpactar o dente, e preservar o osso que pode, mais tarde, formar parte do rebordo edêntulo de assentamento da prótese. A divisão pode ser horizontal (coroa das raízes, Figura 9.4e) ou vertical (no longo eixo do dente, Figura 9.4d). Ambos são preferivelmente realizados com brocas largas, para deixar um espaço apreciável entre as partes divididas. Uma fenda é feita no centro da raiz abaixo da junção amelocementária com uma broca de fissura número 7. Para dividir a coroa das raízes o corte é estendido mesial e distalmente através de toda a espessura do dente. O ângulo do corte é importante e deve ser feito de modo a favorecer a linha de remoção da coroa (Figuras 9.4 e 9.5). Quando o dente estiver relacionado com alguma estrutura importante, uma espessa camada de dentina é deixada intacta e a última porção fraturada pela rotação de um elevador no corte. A divisão com um cinzel é menos satisfatória, uma vez que produz uma linha fina de fratura, freqüentemente em ângulo errado, que torna a desimpacção da coroa muito difícil. Quando ele é usado, o dente deve estar firmemente suportado por osso, e sem mobilidade; o cinzel é aplicado no cemento e dado um golpe certeiro com o martelo.

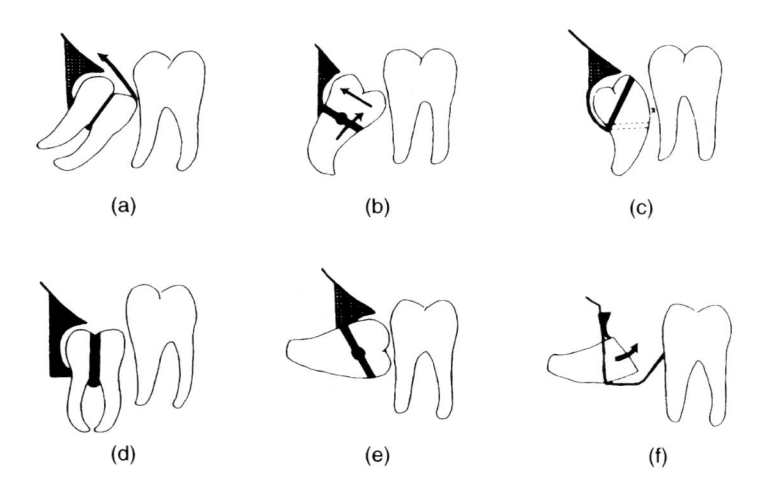

Figura 9.4 O osso distobucal a ser removido está mostrado na área hachurada. (a) Impactação mesioangular com raízes favoráveis. O dente pode girar sobre o ápice distal mas requerer seccionamento como mostrado e as raízes elevadas separadamente. (b) Impacção mesioangular com raízes desfavoráveis requerendo seccionamento. (c) Impacção distoangular com seccionamento oblíquo para se manter um ponto mesial de apoio. (d) Impacção vertical com raízes separadas pode requerer seccionamento vertical. (e) Impacção horizontal: observar ângulo de divisão da coroa para permitir remoção dos fragmentos divididos. (f) As raízes podem então ser tracionadas para frente.

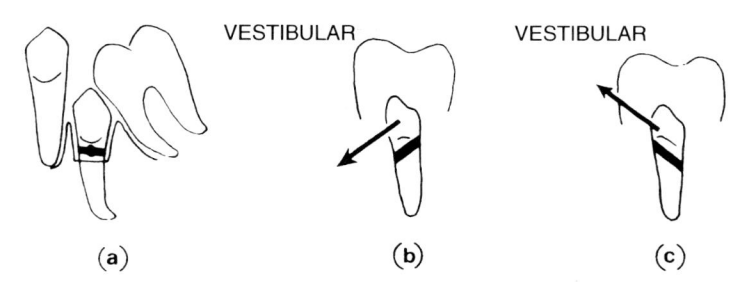

Figura 9.5 Segundo pré-molar impactado: (a) remoção óssea e divisão do dente: (b) angulação correta vestíbulo lingual do corte; (c) angulação incorreta já que a coroa não pode ser desimpactada do primeiro molar.

A divisão vertical é reservada para dentes molares, particularmente aqueles com raízes divergentes, e é muito efetiva em certas impacções (Figura 9.4d) e é obviamente inefetiva quando as raízes são fusionadas ou o corte não contempla a bifurcação. A remoção de parte da coroa pode deixar um ponto conveniente de aplicação de um elevador; que é crucial para o sucesso em impactação distoangular (Figura 9.4c).

Ponto de aplicação para elevadores

Os elevadores dentários, quando apropriadamente usados, são instrumentos muito sensíveis, através dos quais mesmo uma leve resistência ao movimentar o dente ou raiz pode ser sentida e, por essa razão, são os instrumentos mais satisfatórios para extrair dentes não-erupcionados. Deve ser decidido no estágio de planejamento em que pontos serão necessários aplicar um elevador para elevar o dente – ou, após esse ter sido dividido, a coroa e, então, as raízes – para fora do alvéolo. O osso pode ter que ser removido com o único objetivo de obter um acesso satisfatório ou um fulcro para o elevador. As divisões dentárias devem ser planejadas tal que, após a remoção da coroa, a raiz suficiente esteja exposta para permitir que elevadores sejam aplicados facilmente.

Nenhum dente deve ser dividido até que um adequado ponto de aplicação tenha sido preparado e testado na porção que será deixada no osso, visto que as dificuldades do cirurgião poderão aumentadar muito por causa dessa ação injudiciosa.

Acesso

Somente após todos os fatores acima terem sido considerados é que pode ser calculado a completa extensão de remoção de osso. O acesso inadequado é a causa mais comum de dificuldades em extração de dentes não-erupcionados. O retalho deve ser suficientemente grande para permitir visão direta de todo o campo enquanto que a remoção de osso deve permitir que a maior circunferência da coroa passe livremente para fora do osso ao longo da planejada linha de remoção e fornecer acesso para divisão do dente, se necessário. Quando o maior diâmetro da raiz não está na cervical do dente, a parte bulbosa deve ficar livre de osso. O corte de osso não deve ser interrompido por esperançosas tentativas de extrair o dente, mas é realizado como um estágio da operação antes que a elevação seja tentada. Na verdade, o preparo de um acesso satisfatório para elevadores e de um fulcro em osso firme proporciona adequado suporte como uma parte importante da remoção óssea planejada.

O tamanho e a forma do retalho estão na dependência da extensão da operação e deve promover acesso sem sujeitar os tecidos moles à tensão ou ao trauma. O retalho deve estender-se além da área de remoção óssea, tal que a linha de fechamento repouse sobre osso (Figura 9.6).

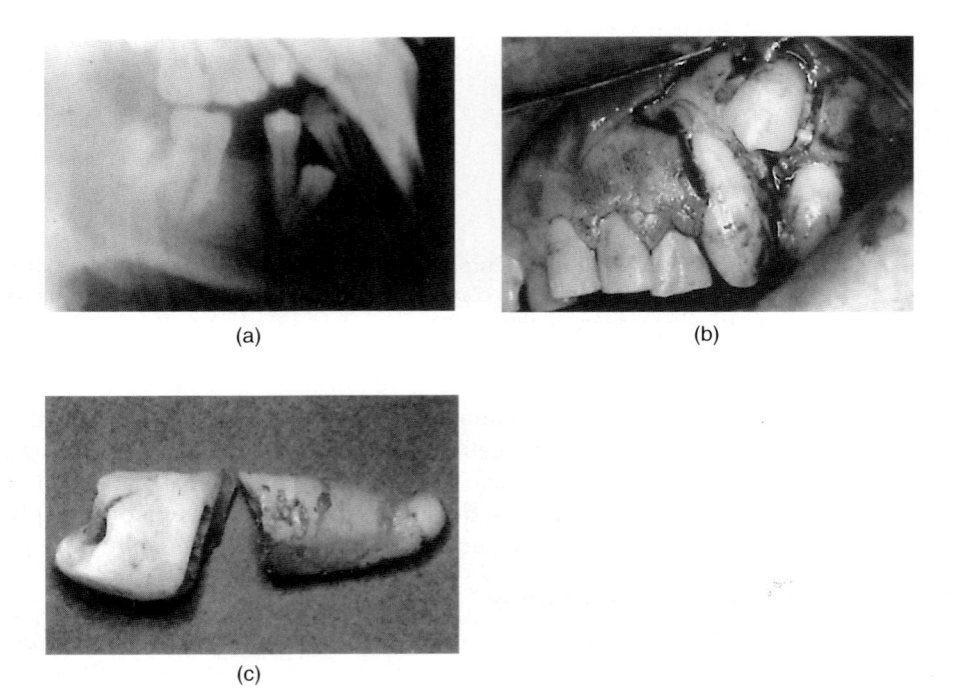

Figura 9.6 Primeiro pré-molar inferior não-erupcionado: (a) aspecto radiográfico; (b) mucosa bucal refletida revelando a posição; (c) divisão necessária para remover o dente.

Dentes em maxilares edêntulos

Esses estão freqüentemente presentes em pacientes mais idosos, quando o osso está esclerótico e o espaço periodontal muito estreito. Os princípios de remoção são similares àqueles descritos, mas pode ser necessário cortar um ponto de aplicação para um elevador, e forças muito delicadas devem ser aplicadas já que o osso é frágil. Um cuidado especial deve ser tomado para preservar o rebordo alveolar realizando uma acurada avaliação e remoção mínima de osso. Quando uma reabsorção maciça da mandíbula tiver ocorrido e houver risco de fraturar o osso, o paciente deve ser prevenido e um adequado kit de placas deve estar disponível (Capítulo 14).

Fechamento

O debridamento é realizado normalmente, e o retalho então reposicionado. As suturas, que podem ser reabsorvíveis, devem ser deixadas ao mínimo necessário. Se o desenho do retalho permite fechamento primário da ferida, então isso deve ser obtido, contanto que o retalho não esteja sob tensão.

Extração de terceiro molar inferior impactado

Avaliação

Posição do dente e sua linha de remoção

A posição do terceiro molar inferior não-erupcionado pode ser vertical (Figura 9.4d), horizontal (Figura 9.4e), mesioangular (Figura 9.4a) ou distoangular (Figura 9.4c). A coroa usualmente posiciona-se mais próxima da lingual do que vestibular. Ocasionalmente, ele está invertido ou se posiciona atravessando a mandíbula com a coroa situada tanto vestibular como lingualmente. É difícil encontrá-lo no ramo ascendente ou na borda inferior da mandíbula. Quando o dente encontra-se abaixo do canal mandibular, uma abordagem extrabucal na borda inferior está indicada.

A linha natural do dente somente pode ser determinada por um estudo radiográfico mostrando a forma das raízes, que podem ser fusionadas, divergentes, retas ou curvas favorecendo ou impedindo a extração do dente.

A dificuldade de extração é aumentada se o acesso é difícil, o que pode ocorrer se a boca é pequena, se o espaço entre a borda anterior do ramo da mandíbula e o aspecto distal do segundo molar é pequeno, ou quando o dente está profundamente ao osso.

Obstáculos à extração

Osso

Toda ou parte da coroa pode estar coberta por osso (Figura 9.3). O quão profundamente o dente está situado é calculado pela mensuração da distância vertical da margem cervical do segundo molar à margem mesial cervical do dente, exceto em impacções distoangulares, onde a margem cervical distal é usada.

Se a distância for maior do que 4 mm, o dente deve ser considerado profundamente impactado. Os dentes profundos posicionados na posição vertical podem somente necessitar de que o osso seja removido em toda extensão das superfícies oclusal e vestibular da coroa para que eles sejam elevados para cima e para fora com um elevador de Cryer aplicado no aspecto vestibular da raiz. Devem, no entanto, ser distinguidos do dente que está distalmente impactado contra o osso do ramo ascendente, pois eles são os mais difíceis de todos os terceiros molares para extrair. Devem ser sempre abordados com grande cautela, em especial quando estão situados com profundidade, posicionados posteriormente no ramo ascendente, ou se as raízes têm uma curvatura distal (Figura 9.4c).

Após remover o osso vestibular e oclusal para liberar a coroa, o dente deve ser dividido, a coroa removida, e, usando um ponto de aplicação no aspecto vestibular das raízes, elas são elevadas no espaço criado.

Quando as raízes são curvadas distalmente, podem ainda revelar dificuldade até que osso adicional tenha sido removido para liberá-las distalmente, ou as raízes são seccionadas novamente; se separadas, a divisão vertical é freqüentemente útil.

Feixe neurovascular do alveolar inferior

Esse pode ser danificado por trauma direto de brocas ou elevadores, ou indiretamente quando o dente é elevado ou rotado, uma vez que a raiz pode comprimir ou dilacerar o feixe neurovascular.

A relação com as raízes, particularmente do terceiro molar inferior, com o canal mandibular pode ser deduzida pelas radiografias, já que ele pode claramente posicionar-se abaixo das raízes ou parecer cruzá-las. Na última relação, o nervo está provavelmente fazendo um sulco nas raízes se a banda radiolúcida do canal cruzá-las acima de seus ápices. Quando as raízes são profundamente sulcadas, as linhas brancas, representando as partes corticais que delimitam o canal, convergem, divergem ou são interrompidas (Figura 9.7), o que significa um aviso de que movimentações pesadas ou repetidas podem comprimir o nervo contra o osso e causar hipoestesia ou parestesia.

Tais danos podem ser evitados por planejar a operação de forma que osso suficiente seja removido e, onde indicado, o dente dividido para permitir que as raízes sejam removidas com um movimento leve e único.

A perfuração de uma raiz pelo conteúdo do canal é sugerida quando a borda radiolúcida cruza a raiz e mostra a perda de ambas as linhas brancas com a máxima constrição da banda radiolucente no meio da raiz (Figura 9.7d). O dente deve, então, ser dividido e removido ao redor do nervo ou, quando isso não é possível, o nervo é cortado com uma lâmina afiada e as terminações reposicionadas no canal, após o qual, a sensação freqüentemente retorna após alguns meses.

Impactação contra um dente

O terceiro molar pode impactar contra o segundo tanto na posição mesioangular (Figura 9.4a) quanto na horizontal (Figura 9.4e). A impactação pode ser superada de três maneiras.

A extração do segundo molar pode ser justificada por cáries grandes ou doença periodontal, o que é freqüentemente aconselhável quando o terceiro molar está pro-

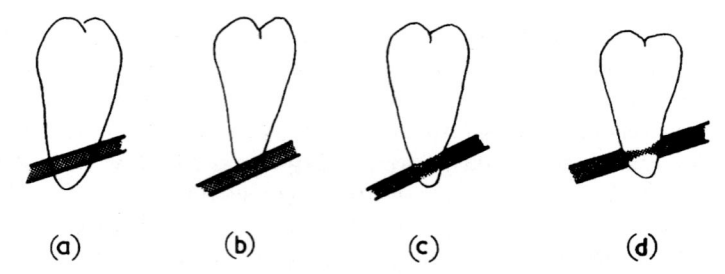

Figura 9.7 Relação das raízes do terceiro molar inferior com o canal do alveolar inferior como visto nas radiografias: (a) raiz ligeiramente sulcada; (b) entalhe apical; (c) profundamente sulcada; (d) o canal perfura a raiz.

fundamente impactado contra a raiz distal do segundo molar sem qualquer osso alveolar aparentemente se interpondo. Tal fato não deve ser necessário se o cirurgião evita danos às raízes do segundo molar e os tecidos moles envolvam o pescoço deste dente. Usualmente o segundo molar está sadio e a operação deve ser planejada para protegê-lo de dano durante a extração do dente encoberto.

A rotação do dente impactado, particularmente se ele está numa posição mesioangular favorável, pode permitir que ele seja girado integralmente para longe do segundo molar, o que pode ser planejado nas radiografias. O ápice da raiz distal do terceiro molar é tido como o centro de um círculo através do qual o dente pode ser rotado. Um raio é traçado à cúspide mesiovestibular e, se o arco desse círculo passa ao longo do segundo molar, então o terceiro molar pode desimpactar sem dificuldade, contanto que osso suficiente possa ser removido distalmente para permitir seu giro (Figura 9.4a), técnica freqüentemente satisfatória para impacções mesioangulares, mas que pode requerer remoção óssea extensa para impacções horizontais. Quando planejar a rotação do dente, a relação do ápice da raiz distal com o canal mandibular deve ser examinada, uma vez que a rotação pode forçar este ápice para baixo e, se o canal estiver imediatamente abaixo, o feixe neurovascular pode ser comprimido, resultando em anestesia ou parestesia.

A divisão do dente impactado está indicada quando a impacção é significativa, a curvatura das raízes é desfavorável ou quando uma grande quantidade de osso deve ser removida. Em impacções horizontais, o osso é removido das superfícies vestibulares e superior da coroa e do terço cervical das raízes. O dente é, então, dividido na cervical, usando um corte oblíquo (Figura 9.4e), tal que a coroa possa ser facilmente desimpactada deslizando-a para cima e para trás ao longo do plano distalmente inclinado na raiz. As raízes são então trazidas para frente, usando-se um elevador de Cryer em sua superfície superior, se essas tiverem uma curvatura mesial desfavorável; se forem divergentes, pode haver dificuldade e uma divisão adicional delas pode ser necessária.

Técnica operatória

O retalho

A incisão para terceiros molares parcialmente erupcionados é iniciada na parte distal do sulco gengival e realizada de forma vestibular em torno da coroa do dente até exatamente atrás da coroa do segundo molar (quando o dente está encoberto, a incisão começa na crista alveolar, distal ao segundo molar). Ela é, então, levada para baixo e ligeiramente em direção anterior à reflexão, onde é curvada para correr para frente paralela, mas logo acima da reflexão, parando pouco aquém da raiz distal do primeiro molar, para evitar uma pequena artéria nesse ponto. Usando um descolador Mitchell, a borda do retalho é liberada começando no sulco vestibular e trabalhando distalmente. Ele pode, então, ser rebatido com um elevador de periósteo de Howarth para expor a linha oblíqua externa da mandíbula. A incisão é, então, continuada ao longo desta linha e subindo o ramo ascendente da mandíbula usando tanto tesouras como bisturi na borda anterior do ramo, onde o retalho se soltará facilmente do osso e pequenos vasos serão evitados (Figura 9.8).

O retalho em envelope

A incisão é realizada no sulco gengival do segundo e primeiro molares e terminando distal ao terceiro molar em direção à linha oblíqua externa. Inicialmente, o retalho é levantado ao longo da margem gengival com um instrumento adequado fino, como

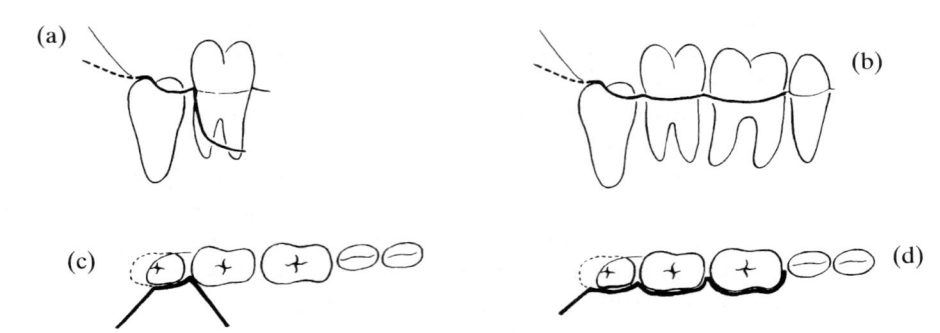

Figura 9.8 Retalhos para remoção de terceiro molar não-erupcionado: (a) e (c) retalho convencional com incisão relaxante distal seguindo a linha obliqua externa; (b) e (d) retalho em envelope com a mesma extensão distal do convencional; uma flexibilidade adicional pode ser obtida alongando-se a incisão na margem gengival.

um elevador plástico achatado ou um curvo de Warwick James para evitar dano à margem (Figura 9.8 b).

Ambos os retalhos acima devem proporcionar acesso adequado para remover ossos somente do aspecto vestibular. A retração lingual não é preconizada, uma vez que ela pode causar dano ao nervo lingual. Se um retalho lingual for necessário, esse deve ser realizado com extremo cuidado distalmente ao terceiro molar, assegurando-se que o instrumento esteja abaixo do periósteo para evitar danos ao nervo lingual.

Remoção de osso

Com o aperfeiçoamento dos motores de alta velocidade incorporando um sistema de liberação de água, a remoção óssea é agora quase universalmente obtida com o uso de brocas. O osso pode ser rapidamente removido por desgaste usando uma broca de carboneto de tungstênio de cabeça esférica laminada (carbide).

O osso suficiente deve ser removido para permitir que o dente seja elevado sem uso de força indevida. No geral, a totalidade do aspecto vestibular da coroa tanto como a bifurcação devem ser expostas (Figura 9.9), o que facilita a divisão do dente que, como discutido previamente, pode ser essencial para facilitar que ele seja elevado com maior facilidade. Certo cuidado deve ser tomado para não destruir os pontos de aplicação de elevadores por divisão inadequada, o que pode ser usualmente conseguido pela remoção do osso somente do aspecto vestibular do dente.

Os dentes horizontalmente impactados podem então ser divididos, ao passo que dentes mesioangulares são desimpactados usando um elevador de Coupland n$^{\circ}$ 1 ou um elevador reto de Warwick James colocado mesialmente no pescoço do dente, e girado para movê-lo e vestibularmente; ele é, então, removido de seu alvéolo com um elevador de Cryer usado mesial ou vestibularmente na bifurcação das raízes.

Debridamento

A ferida deve ser limpa de resíduos e o folículo do dente removido com firmeza com uma pinça tecidual e gentilmente trazido para fora do osso. Quando estiver unido ao retalho, ele pode ser dissecado com um aparador de Mitchell, mas muito cuidado deve ser tomado no lado lingual, uma vez que o nervo pode ser lesado.

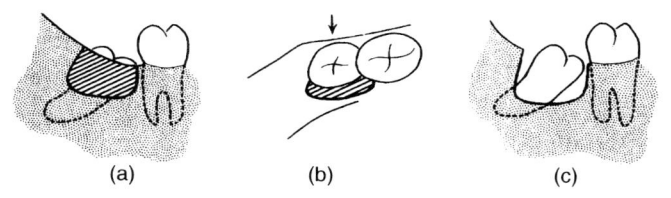

Figura 9.9 Remoção óssea disto-bucal para extração de terceiro molar: (a) o osso deve ser removido verticalmente ao redor da coroa (área sombreada); (b) de cima pode se observar que o osso não deve ser removido no aspecto distolingual; (c) ao final da remoção óssea a bifurcação deve estar exposta, o que facilitará a divisão do dente como indicado na Figura 9.4.

Fechamento

Uma sutura na parte distal da incisão, sobre a linha oblíqua, é suficiente para manter o retalho em posição. O fechamento primário dos bordos da ferida pode proteger o alvéolo e melhorar as chances de ocorrer cicatrização adequada, mas o retalho não deve ser posicionado sob tensão para obtê-lo, uma vez que isso tenderá a romper.

Extração do terceiro molar superior

Avaliação

O acesso torna-se difícil pela posição do terceiro molar superior atrás do segundo molar, pela presença do pilar zigomático, e a maneira pela qual o processo coronóide vem para frente quando a boca é aberta. Por sorte, a maioria está posicionada vestibularmente e cobertos apenas por uma fina camada de osso.

Suas raízes variam amplamente na forma, mas elas são, com freqüência, pequenas e finas, e fraturam com facilidade. As raízes e às vezes todo o dente estão em geral em relação íntima com o seio maxilar, para dentro do qual elas podem ser deslocadas. Dentes distoangulares posicionados profundamente podem ser com facilidade empurrados para os tecidos moles atrás da tuberosidade maxilar. Terceiros molares superiores raramente trazem problemas enquanto encobertos e, em vista disso, é um forte argumento para deixar aqueles que são assintomáticos erupcionarem ou até que o segundo molar esteja para ser extraído. Os terceiros molares superiores erupcionados que estão sem função podem ser extraídos ao mesmo tempo que o terceiro molar inferior.

O retalho

A incisão é feita partindo do aspecto distal da tuberosidade maxilar em direção ao meio do aspecto distal da coroa do segundo molar. Essa parte da incisão deve ser levada em direção ao palato para expor o terceiro molar sem realizar um segundo retalho palatino, que é com freqüência difícil de rebater e pode causar náuseas em alguns pacientes. A incisão é, então, levada de forma oblíqua em direção ao sulco vestibular de maneira similar ao desenho para o terceiro molar inferior. O retalho é rebatido e afastado com um descolador de periósteo (Figura 9.10).

Remoção de osso

O osso sobre o dente é em geral muito fino e pode ser removido com brocas ou com um cinzel afiado usando leve pressão manual para evitar que acidentalmente se empurre o dente para dentro do seio maxilar. Quando o aspecto oclusal, vestibular e distal da coroa tiverem sido expostas, um elevador (Cryer ou Warwick James) pode

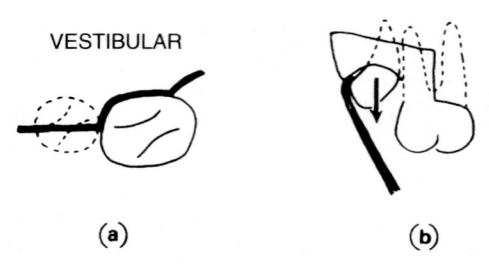

Figura 9.10 (a) Desenho do retalho bucal para o terceiro molar superior. Observar que a extensão distal da incisão sobre a tuberosidade é realizada cõm um direcionamento palatino. (b)Extração de terceiro molar superior com um raspador de Howarth posicionado por trás do dente para prevenir seu deslocamento para posterior no interior dos tecidos moles.

ser aplicado na superfície vestibular desse dente para trazê-lo para *baixo*. As impacções mesioangulares podem ser desimpactadas por trás do segundo molar superior com um elevador. Em ambos os casos, um raspador de Howarth deve ser posicionado distalmente para prevenir que o dente seja luxado para trás e para o interior dos tecidos moles (Figura 9.10).

Extração de caninos superiores não-erupcionados

Avaliação

O canino superior não-erupcionado pode se posicionar por palatino, vestibular ou cruzando o arco dentário entre as raízes dos dentes em posição no arco. Neste último caso, o ápice radicular ou a coroa podem ser palpados no sulco vestibular. Alguns estão posicionados profundamente altos na maxila ou no assoalho do nariz.

O dente pode estar em impacção vertical, mesioangular, distoangular ou horizontal; raramente está invertido. Muitos caninos não-erupcionados têm raízes curvas, com freqüência nitidamente dobradas (forma de gancho) no terço apical.

As radiografias em dois planos devem ser examinadas com cuidado para localizar o dente, para determinar sua relação com o arco dentário e para detectar o lado e a direção de qualquer curvatura das raízes (Figura 9.2). A relação do canino com os dentes da arcada é muito importante, em particular para caninos posicionados palatinamente, que podem de fato ter causado uma reabsorção excessiva do osso alveolar, de forma que ele esteja servindo de suporte para o dente contra o qual eles estão impactados. Quando a impacção for muito próxima, ou os dentes em posição tiverem sido movidos ou mostrarem sinais de reabsorção pelo canino, testes de vitalidade devem ser realizados, e contenções preparadas previamente para dar apoio aos dentes remanescentes durante e após a cirurgia.

Naqueles casos em que os caninos posicionam-se no arco entre as raízes dos dentes em posição, tomadas tangenciais da maxila são importantes para determinar a posição da ponta incisal, se ela está posicionada por palatino ou vestibularmente ao arco. Se ela estiver passando vestibularmente entre as raízes dos dentes, é necessário expor a coroa vestibularmente, embora o dente possa também que ser abordado de maneira palatina.

É uma falha comum dos cirurgiões menos experientes omitir a realização do planejamento da operação estágio por estágio para caninos não-erupcionados, provavelmente porque a abordagem desses dentes é menos padronizada do que para os terceiros molares inferiores. É essencial que, antes de iniciar, esteja muito clara a linha de remoção proposta, o osso a ser removido e os pontos de aplicação a serem preparados.

Caninos posicionados vestibularmente

Esses são extraídos através de uma incisão vestibular, feita em forma de curva longa com cerca de 3 cm de comprimento e pelo menos 0,5 cm acima da margem gengival dos dentes em posição. A fina camada de osso sobre o dente é retirada e ele é deslocado para fora com um elevador de Cryer e, quando está desimpactado, extraído com um fórceps.

Caninos posicionados palatinamente

Como a abordagem é feita através de um retalho palatino, o campo operatório é melhor visualizado se o cirurgião trabalhar do lado oposto, ou seja, à esquerda do paciente para um dente à direita. A incisão é feita no sulco gengival em volta do pescoço dos dentes em posição. Para um dente do lado direito, ela estende-se do canino esquerdo superior ao primeiro molar superior direito. O retalho é rebatido com cuidado para levantar o mucoperiósteo contendo a artéria palatina, sem lesar o vaso. As estruturas que passam através do forame incisivo podem ter que ser seccionadas, uma vez que podem restringir o acesso (Figura 9.11).

Se dois caninos estão para ser extraídos, o retalho é melhor realizado de primeiro molar a primeiro molar e pode ser afastado posteriormente com um retrator, com um gancho, ou passando uma sutura através deste e fixando-o aos dentes do lado oposto.

Remoção de osso

Deve ser feita com extremo cuidado com uma broca esférica laminada média (5-9) mantida *no lado palatino* do dente encoberto. O osso é removido até que a coroa seja encontrada; ela é então descoberta, particularmente, sobre a ponta incisal e terço coronário da raiz. Todo esforço deve ser feito para *deixar o osso de suporte sobre as raízes dos dentes em posição* e para evitar cortar acidentalmente suas raízes. Um cuidado especial é necessário quando o canino cruza o arco.

Extração

Muitos caninos verticais com raízes retas são deslocados com o elevador para baixo, uma vez que a coroa esteja descoberta. Outros, particularmente aqueles em posição horizontal impactados contra outros dentes, devem ser divididos e a coroa extraída primeiro. Os elevadores são melhor aplicados do lado palatino do dente ou ao redor de seu longo eixo. Ocasionalmente, a elevação pelo lado vestibular é inevitável. Nes-

Figura 9.11 Desenho de um retalho palatino para extração de um canino não-erupcionado. Observar a posição do forame incisivo e dos vasos palatinos.

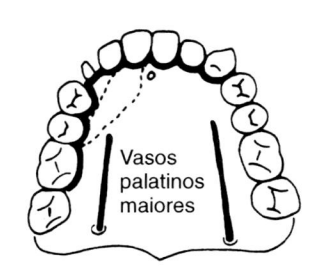

sas circunstâncias, os dedos da mão oposta são colocados sobre os dentes em posição para detectar mesmo um leve movimento desses e, se uma contenção tiver sido confeccionada, ela pode ser colocada sobre os mesmos para dar suporte e removida após a extração.

Grande dificuldade pode ser encontrada quando o terço apical da raiz for curva ou em gancho, particularmente se a curvatura é desfavorável e gira o dente para dentro do arco dentário, fazendo necessário a remoção de osso sobre todo o comprimento para liberar o ápice. Muitos caninos estão proximamente relacionados ao seio maxilar, para dentro do qual podem ser deslocados por uma aplicação forçada ou mal direcionada dos elevadores.

Se um ápice radicular fraturar e estiver reconhecidamente próximo ao antro maxilar, é aconselhável deixá-lo.

Aqueles dentes que se posicionam cruzando o arco com a coroa no palato e o ápice radicular no sulco vestibular podem exigir que o retalho seja feito tanto por palatino como por vestibular. Quando o ápice da raiz é curvo, a secção pode ser necessária para extrair o ápice vestibularmente, e para permitir que a coroa seja removida de forma palatina, que pode com freqüência ser feito por pressão firme exercida através da abordagem vestibular.

Fechamento

O retalho palatino, quando reposicionado, exigirá somente uma ou duas suturas para segurá-lo; os nós devem ser apertados vestibularmente.

Retalhos osteoplásticos

Os caninos em maxilares edêntulos são com freqüência posicionados ao longo do arco, tal que sua remoção pode destruir o rebordo ósseo e danificar a área de suporte da prótese. O rebordo pode ser preservado pelo uso de um retalho osteoplástico. Duas incisões verticais vestibulares são feitas pouco além da posição estimada do ápice radicular e da ponta incisal do dente. Elas são unidas por uma incisão ao longo da crista do rebordo. A margem do retalho vestibular é rebatida, 3 mm somente, para permitir que um cinzel ou uma broca de fissura seja usada para fazer cortes através do osso nas incisões vertical e horizontal. O último deve ser feito na crista do rebordo e cortado até o dente. Um elevador periostal de Howarth é colocado nesse corte e girado para fora, tal que o osso vestibular frature e, ainda unido ao periósteo, seja levantado vestibularmente (Figura 9.12). O canino pode, então, ser visto e removido com um elevador. O retalho osteoplástico é com cuidado reposicionado, a muco-

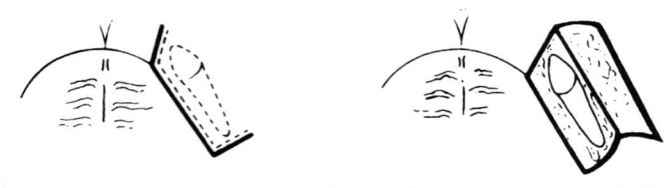

Figura 9.12 Retalho osteoplástico. Esquerda: A linha escura contínua indica a incisão através do mucoperiósteo ao longo da crista alveolar que é estendida obliquamente para cima no mucoperiósteo vestibular anterior e posteriormente. As linhas interrompidas indicam a extensão limitada da reflexão do retalho para se permitir fazer a osteotomia. Direita: retalho de mucoperiósteo e osso refletido para expor o canino.

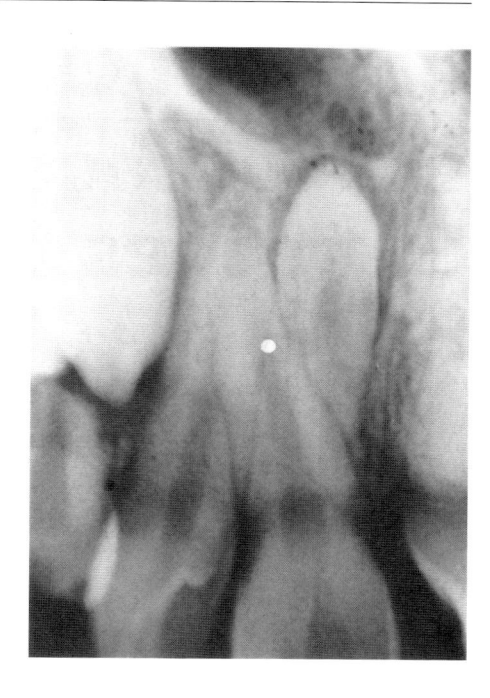

Figura 9.13 Supranumerário superior na linha média (mesiodentes). Observar a rotação do incisivo central esquerdo.

sa suturada e o osso do rebordo é, assim, preservado e o paciente continua a usar a prótese com freqüência, sem alterações.

Extração de dentes supranumerários superiores

Os dentes supranumerários da região incisal da maxila são de ocorrência comum. São diagnosticados e operados da mesma maneira que os caninos inclusos superiores. Se um supranumerário está associado com um incisivo não-erupcionado, é melhor que seja extraído tão logo quanto possível para evitar que cause retardo ou impedimento de erupção.

É essencial expor claramente e identificar os dentes permanentes e o supranumerário *sem dúvidas* antes que qualquer forma de elevação seja iniciada.

Outros dentes não-erupcionados

Outros dentes não-erupcionados na maxila e mandíbula apresentarão seus próprios problemas ao cirurgião, que deve solucioná-los aplicando os princípios descritos acima para cada situação nova.

Leitura Complementar

Dimitroulis, G. (1997) A *Synopsis of Minor Oral Surgery.* Wright, Oxford.
NHS Centre for reviews and dissemination. (1998) Prophylactic removal of impacted third molars: is it justified? *Effectiveness Matters,* **3**, issue 2.
Robinson, P. P. & Smith, K.G. (1996) Lingual nerve damage during lower third molar removal: a comparison of two surgical methods. *Brit. Dent. J.,* **180**(12), 456-61.
Rood, J.P. & Nooraldeen Shehab, B.A.A. (1990) The radiological prediction of damage to the inferior alveolar nerve during the extraction of mandibular third molar. *Brit. Dent. J.,* **109**, 335.

Capítulo 10
Complicações em Extrações Dentárias

- Pré-extração
- Durante a extração
- Pós-extração

Pré-extração

Dificuldades na obtenção de anestesia

Quando ocorrerem falhas no controle da dor durante a extração, é essencial um diagnóstico cuidadoso da distribuição nervosa onde permanece a sensação dolorosa. A presença de suprimento nervoso colateral deve ser prevista e técnicas apropriadas tal como anestesia no ligamento periodontal devem ser empregadas. A extração dentária sob anestesia local deve ser possível em quase todos os pacientes colaboradores e o cirurgião deve esforçar-se em aperfeiçoar técnicas que assegurem que o procedimento seja indolor.

Dificuldades na colaboração

Isso pode ser encontrado a qualquer hora durante o procedimento especialmente naqueles pacientes não-receptivos, mas um exame pré-operatório cuidadoso deve alertar o cirurgião para tais problemas. O cirurgião não deve forçar nenhum paciente a aceitar o tratamento e um método alternativo para se realizar a extração deve ser procurado com o mínimo de atraso possível, o que poderá envolver o uso de sedação ou anestesia geral.

Dificuldade de acesso

Trismo

A limitação da abertura bucal pode ser causada por causas intrínsecas (anormalidades na articulação temporomandibular) ou causas extrínsecas (cicatrizes faciais e edemas inflamatórios). Em casos crônicos pode ser possível aumentar a abertura com exercícios, mas forçar a abertura com trismo causado por infecção romperá a membrana piogênica e causará disseminação. A fase aguda é tratada com antibiótico e drenagem e a extração deve ser adiada até que a abertura tenha melhorado de forma significativa.

Abertura reduzida da boca

Essa pode ser causada por malformações congênitas (microstomia) ou por cicatrizes, tornando difícil ou até impossível a aplicação de fórceps ou alavancas aos dentes e, em casos extremos, uma abordagem cirúrgica através do ângulo bucal pode ser necessária.

Dentes apinhados ou fora de posição

Essas situações freqüentemente tornam difícil a aplicação de fórceps ou alavancas sem o risco de luxar os dentes adjacentes. Ela pode se tornar mais fácil pela divisão ou desgaste do dente a ser extraído, utilizando-se discos e brocas.

Durante a extração

Resistência anormal

Quando não há razão clínica evidente para uma resistência anormal como a posição do dente ou a espessura do osso alveolar, o operador deve fazer contínuos e repetidos esforços para luxar o dente, evitando força excessiva em uma só direção. Após uma tentativa razoável, se não há movimento, se realiza uma radiografia antes que o procedimento prossiga, o que pode mostrar anormalidades da raiz no número ou na forma, como raízes curvas, divergentes, em bulbo ou raízes com hipercementose. Em doenças periodontais crônicas ou antigas pode haver esclerose do osso alveolar. Os dentes isolados em oclusão são conhecidamente difíceis de remover devido ao estreitamento do ligamento periodontal; os dentes não-erupcionados impactados contra as raízes de um dente a ser extraído (terceiro molar inferior com as raízes do segundo molar) podem ser uma fonte de dificuldade somente descoberta por radiografias.

Em todos os casos de resistência anormal seria prudente planejar a remoção do dente através de uma abordagem transalveolar para reduzir traumas e evitar fratura do dente.

Danos a outros dentes

Extração do dente errado

Essa é uma fonte usual de litígios e é indefensável, pois, se as precauções adequadas forem tomadas, isso pode ser evitado. As extrações nunca devem ser iniciadas sem a devida comprovação, *imediatamente* antes da cirurgia, do nome do paciente, do endereço, da idade, de qual o dente a ser removido e das radiografias disponíveis, o que se aplica tanto para os pacientes operados sob anestesia local como sob anestesia geral. O paciente, ou, no caso de crianças, os pais, é consultado a fim de confirmar se está ciente de quais dentes serão extraídos e, antes que a anestesia seja feita, quaisquer dúvidas devem ser solucionadas.

A documentação deve ser colocada disponível de modo que o cirurgião possa vê-la durante a cirurgia e possa fazer uma checagem final antes que o fórceps seja aplicado ao dente. Ocorrendo algum erro, deve-se continuar e extrair o dente certo para completar a cirurgia. Ele então tem de decidir entre reimplantar o dente erroneamente extraído ou aceitar a situação.

Luxação de dentes adjacentes ou deslocamentos de restaurações de dentes adjacentes

A aplicação ou os movimentos dos fórceps e de alavancas de forma descuidada podem causar esse infortúnio. Os fórceps podem acidentalmente se adaptar parcialmente no dente vizinho e então luxá-lo, ou o movimento de retirada de um dente inferior de seu alvéolo, sem controle suficiente, pode atingir os dentes superiores. Os elevadores quando mal utilizados como uma alavanca classe I ou quando aplicados em dentes vizinhos, e não no osso como ponto de apoio, podem causar dano similar. Os dedos de apoio da mão de suporte podem ajudar na prevenção dessas situações pela sensação de que o fórceps está em uma boa posição e detectando qualquer movimento leve que seja nos dentes adjacentes. Quando dentes fora de posição ou parcialmente impactados estiverem presentes no arco, um disco ou broca deve ser usado sobre eles para permitir a sua extração sem transmitir pressão ou força aos dentes vizinhos.

Os pré-molares permanentes podem ser luxados na extração dos molares decíduos devido à formação radicular dos dentes decíduos que podem estar muito próximas da coroa do dente permanente, ou ocorrer uma infecção que pode causar fibrose ou até anquilose entre eles. Mais freqüentemente isso é causado pela aplicação inadequada de instrumentos na extração de molares decíduos ou tentativas imprudentes da remoção de suas raízes retidas.

Fratura do dente

Quando os métodos normais de extração são usados, os dentes podem fraturar devido a cáries avançadas ou a restaurações extensas que enfraquecem a coroa. Em dentes desvitalizados, em doenças periodontais e em idosos, as raízes podem se tornar frágeis, e é desagradável que tais condições estejam também caracterizadas por esclerose e perda de elasticidade do osso alveolar e, desse modo, causem resistência indevida, aumentando as dificuldades do cirurgião-dentista.

Outra causa comum é a maladaptação do fórceps que envolve somente a coroa ou não se encaixa precisamente na raiz. Os fórceps podem ser mal empregados particularmente nos dentes rotados, inclinados ou fora de posição. O uso de força excessiva ou de movimentos curtos e bruscos impede que o cirurgião perceba em qual direção o dente quer sair e freqüentemente resulta em fratura.

O tratamento de raízes retidas foi descrito no Capítulo 8. Entretanto, se certos princípios são negligenciados, a tentativa de remoção de tais raízes pode levar a complicações mais sérias. É essencial que uma radiografia seja realizada e, exceto quando a coroa fraturou abaixo ou ao nível da margem alveolar, é má prática tentar usar o fórceps no alvéolo pois o acesso limitado torna difícil abrir as pontas suficientemente para abraçar a raiz. Somente algumas vezes os fórceps são aplicados sabendo-se que uma ou mais lâminas estão fora do alvéolo que deve ser esmagado para liberar a raiz. A abordagem transalveolar deve sempre ser usada toda vez que a raiz não esteja claramente visível, ou os tecidos de suporte serão danificados. É segura, deixa os tecidos em boas condições e, se praticada regularmente e sem demora, economiza tempo.

Perda de dentes ou raízes

Assim que os dentes ou raízes forem extraídos, devem ser colocados com cuidado em um recipiente especial, e deve-se ter o cuidado para não levá-los de volta à boca acidentalmente; no final da cirurgia, particularmente sob anestesia geral, devem ser contados e o número conferido com a ficha clínica.

Quando durante extrações um dente ou raiz for perdido, o cirurgião deve parar *imediatamente* a cirurgia e conduzir uma procura sistemática.

A boca

Todos os recessos da boca, sob a língua e os alvéolos recentes são examinados. Em pacientes sob anestesia geral, as regiões posteriores da língua e da orofaringe são examinadas também. Após esse procedimento, as camadas superficiais do tampão da garganta podem ser trazidas para frente, pois essas podem estar ali situadas; o tampão não deve ser completamente removido até o final da cirurgia

Cuspideiras e aparelhos de sucção

As cuspideiras devem sempre ter um sifão, e os aparelhos de sucção um frasco no trajeto para impedir que os fragmentos dos dentes desapareçam na drenagem. A ponta do sugador, o tubo de borracha e outras conexões devem ser abundantemente lavadas, pois retêm, com freqüência, fragmentos de raízes.

Trato digestivo ou pulmões

As raízes ou dentes podem ser engolidas ou aspiradas (inaladas) e toda vez que se suspeitar que isso possa ter acontecido devem ser realizadas radiografias do tórax e do abdome. Os fragmentos engolidos raramente causam ansiedade, embora sua passagem através do intestino precise ser monitorada, mas, se aspirado para o interior dos pulmões, o paciente tem de ser encaminhado, sem demora, para um cirurgião torácico para remoção por broncoscopia.

Sob o mucoperiósteo

As raízes e ocasionalmente os dentes podem ser deslocados sob o periósteo, particularmente na mandíbula onde tenha ocorrido grande reabsorção do osso alveolar, ou retalhos tenham sido levantados passando a reflexão da membrana mucosa. Um dedo deve ser colocado de imediato abaixo da raiz e mantido nessa posição para impedir que ela se desloque com maior profundidade.

Um retalho deve ser realizado para se expor a raiz, que poderá então ser retirada usando-se um instrumento em forma de gancho. Tentativas de apreensão com os fórceps não devem ser feitas, pois se houver falhas neste movimento de captura da raiz, eles podem levá-la mais profundamente no espaço.

Os espaços teciduais

Na mandíbula, as raízes ou os dentes podem ser perdidos nos espaços teciduais do assoalho bucal tanto acima quanto abaixo do músculo milo-hióideo. As raízes do terceiro molar inferior podem ser empurradas para baixo lingualmente através do fundo do alvéolo se esse estiver deficiente, como ocorre em algumas ocasiões; a raiz então situa-se abaixo do milo-hióideo. Durante a extração do terceiro molar inferior não-erupcionado ele pode ser elevado lingualmente para o interior dos espaços teciduais. Em todos esses casos o grande perigo é que o dente passe para dentro dos planos profundos do pescoço como resultado da gravidade e do movimento dos músculos. Sem demora, um dedo deve ser colocado extra ou intrabucalmente para impedir o movimento do dente; um retalho pode ser realizado para explorar os espaços teciduais quando então o dente poderá ser "ordenhado" para fora ou removido como descrito para aqueles abaixo do periósteo. Quando o dente está localizado superficialmente ao milo-hióideo é melhor adiar a remoção para permitir uma abordagem extra-oral, seguida de uma dissecação cega em direção ao dente.

O terceiro molar superior retido pode ser elevado distalmente para o interior do espaço de tecido mole atrás da tuberosidade da maxila e alojar-se no espaço pterigomandibular, que é explorado através de uma incisão feita inferiormente à borda anterior do ramo ascendente da mandíbula.

Cavidades ósseas

As raízes do segundo pré-molar, primeiro, segundo e terceiro molares e ocasionalmente o primeiro pré-molar superiores estão relacionados com o seio maxilar dentro do qual podem ser deslocados durante a extração. Os dentes não-erupcionados e supranumerários podem estar relacionados com o assoalho nasal. Os ápices mandibulares podem ser deslocados para o interior do canal do alveolar inferior e, em ambos os maxilares, as raízes podem ser direcionadas para o interior de cavidades patológicas como cistos ou abcessos. Quando se suspeitar que uma raiz está perdida dentro de uma cavidade óssea, a cirurgia é interrompida temporariamente para que as radiografias sejam realizadas, em dois planos, em ângulos perpendiculares entre si, de modo a se localizar a raiz ou o dente perdidos.

As raízes deslocadas para o interior do canal do alveolar inferior são removidas através de uma abordagem transalveolar, tomando-se cuidado para não danificar este nervo. Elas não devem ser deixadas pois podem originar infecções ou sintomas de pressão da parestesia ou da anestesia. As raízes deslocadas para o interior do nariz, se permanecerem abaixo da membrana mucosa, são recuperadas normalmente através do alvéolo, ou através das narinas anteriores se estiverem localizadas na cavidade nasal.

Comunicação oro-antral

A relação dos ápices dos molares e pré-molares superiores com o seio maxilar é variável e depende da anatomia individual e da idade do paciente, pois a pneumatização do seio continua ao longo da vida.

Com freqüência o seio aprofunda-se entre as raízes dos molares que virtualmente formam parte do assoalho do seio.

Ocasionalmente uma simples extração de um dente pode fraturar o fino assoalho do seio e causar uma comunicação oro-antral. Uma infecção apical pode destruir o osso acima do ápice, fazendo com que um granuloma apical entre em contato com o revestimento sinusal que é então rompido pela extração do dente. A infecção no seio maxilar pode também predispor ao estabelecimento de uma fístula. Mais comumente a comunicação é produzida na tentativa da remoção de ápices retidos quando então o assoalho do antro é perfurado e o ápice deslocado para o interior desse (Figura 10.1).

Sinais e sintomas

O paciente irá se queixar da passagem de ar do nariz para a boca e isso o operador poderá observar pela formação de bolhas através da comunicação, especialmente quando se solicita ao paciente para expirar. O sangue da ferida e colutórios bucais podem passar através do seio para o nariz. Uma sonda romba passada muito gentil-

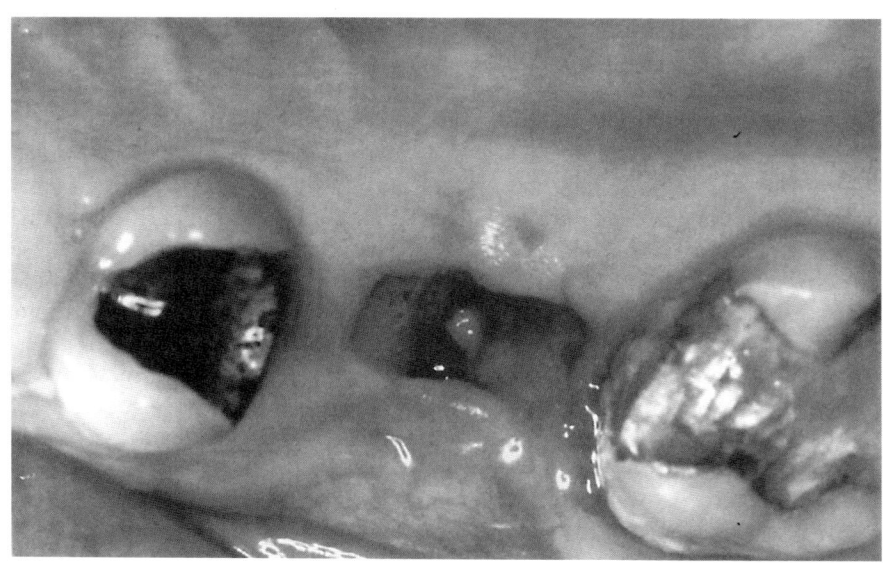

Figura 10.1 Fístula oro-antral.

mente no interior do alvéolo poderá penetrar no seio maxilar, teste que raramente deve ser utilizado já que pode criar uma comunicação. As fístulas estabelecidas tendem a reduzir em diâmetro, mas o trajeto da boca para o seio, com freqüência não cicatriza espontaneamente e se torna epitelizado. Quando muito grande, o paciente apresenta a queixa de que bebidas passam da boca para o nariz, que cigarros são inalados com dificuldade, e que o ar passa para dentro da boca. A medida que esse ori-

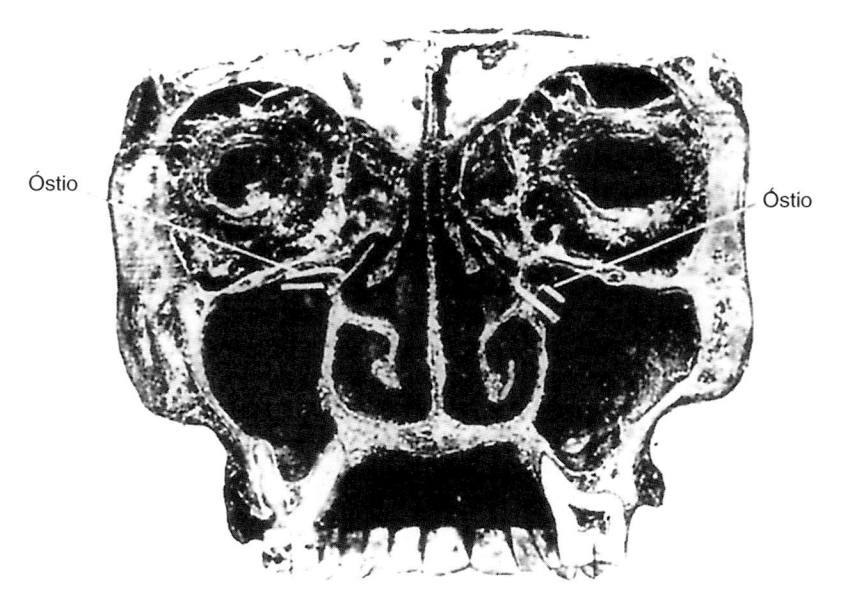

Óstio   Óstio

Figura 10.2 Secção através do seio maxilar. A mucosa ciliada permite um rápido movimento do muco para proporcionar uma drenagem eficiente, não obstante o óstio estar próximo da raiz do seio.

fício se contrai ele ainda permanece como um caminho para a infecção, mas falha em proporcionar uma drenagem adequada para o seio, tanto que os sintomas da sinusite aguda são com freqüência sobrepostos aos da fístula.

Tratamento

Logo que o cirurgião percebe que realizou uma comunicação, deve certificar-se de que o dente foi completamente extraído e então remover gentilmente todos os fragmentos de osso que possam formar seqüestro. A lâmina vestibular do osso alveolar é aplainada se um retalho tiver sido elevado, do contrário é deixada como está e a irrigação deve ser evitada. A membrana mucosa sobre o alvéolo é gentilmente tracionada por meio de suturas simples interrompidas e todo esforço é feito para se obter um coágulo no alvéolo. *Sob nenhuma circunstância deve-se preencher o alvéolo* com qualquer material que possa impedir a cicatrização e, portanto, tiras de gaze devem ser evitadas a qualquer custo. No entanto um pequeno pedaço de celulose oxidada (Surgicel®) para ajudar na estabilização do coágulo pode ser benéfica na promoção de um selamento. Realizam-se moldagens para se confeccionar uma placa de acrílico com o objetivo de cobrir e proteger o alvéolo. Antes de se tomar as impressões um pedaço adequado de papel alumínio deve ser colocado sobre o alvéolo para proteger o coágulo e evitar que o material de impressão seja forçado para o interior da comunicação. A placa deve ser confeccionada rapidamente como uma medida de emergência e, se possível, colocada em posição no mesmo dia. A antibioticoterapia é iniciada imediatamente e continuada por 5 dias como uma medida profilática com ou sem história prévia de sinusite. O paciente é instruído que sob nenhuma circunstância ele pode elevar a pressão em seu nariz por meio de assopros até que a cicatrização tenha ocorrido.

Essas medidas enérgicas aplicadas imediatamente resultarão, na maioria dos casos, em uma cicatrização satisfatória por primeira intenção.

Quando as medidas acima falharem e a fístula permanecer aberta após 6 semanas, e não houver sinal de infecção do seio maxilar, um reparo cirúrgico deve ser realizado sem demora, o que pode ser feito com anestesia geral em um paciente internado ou com anestesia local em um paciente ambulatorial, mas sempre sob cobertura antibiótica iniciada antes da cirurgia. Existem dois métodos freqüentemente descritos podendo se usar um retalho vestibular, ou menos comumente usando um retalho palatino para cobrir o defeito. Em ambos os casos a cirurgia se inicia pela excisão da fístula limpando e curetando o trajeto desta no interior do alvéolo. A parte mais profunda da fístula adjacente ao seio maxilar pode ser deixada inalterada quando não houver evidência de infecção.

Retalho vestibular

Essa é a cirurgia de escolha. O retalho é elevado realizando-se uma incisão ao longo do bordo vestibular do alvéolo em questão e mais duas incisões verticais a partir da margem cervical dos dentes adjacentes obliquamente num sentido superior em direção ao sulco vestibular; o retalho é descolado com cuidado passando-se a reflexão deste. Normalmente isso não recobrirá o alvéolo pelo fato do periósteo ainda estar aderido, além da reflexão, ao osso maxilar. Para se superar essa condição o periósteo é dividido por uma longa incisão horizontal feita bem acima da linha da reflexão da mucosa. Desta forma será possível então se verificar que o retalho pode ser tracionado sem tensão para baixo sobre o alvéolo (Figura 10.3). As perfurações do retalho vestibular devem ser obviamente evitadas. O mucoperiósteo palatino é então aparado de modo que a linha de fechamento seja suportada sobre o osso palatino.

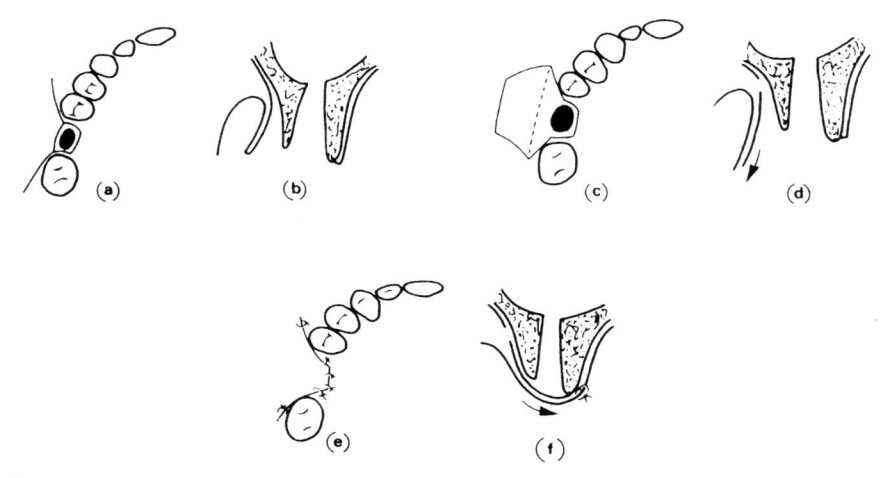

Figura 10.3 Fechamento de uma fístula oro-antral usando um retalho vestibular. (a) mostra a excisão da fístula e a incisão vestibular através do mucoperiósteo. (b) retalho elevado: note a mucosa palatina reposicionada para trás para expor a borda do osso palatino. (c) linha pontilhada mostra a incisão *somente* através do *periósteo* acima da linha de reflexão da mucosa. (d) mucosa estendida após a divisão do periósteo. (e) e (f) fechamento efetuado com o retalho vestibular suportado sobre o osso palatino.

Essa margem é levantada levemente para permitir a reversão de suas bordas quando suturadas. A hemorragia é cuidadosamente coibida pois um hematoma pode evitar a mobilização do retalho, e o fechamento é efetuado com sutura de colchoeiro. Uma placa pode ser usada sobre a ferida para protegê-la. A única desvantagem desta cirurgia é que ela pode reduzir a profundidade do sulco vestibular mas isso é normalmente de caráter temporário.

Retalho palatino

O retalho palatino é raramente utilizado exceto no reparo de fístula oro-nasal; é um retalho pediculado cujo suprimento sangüíneo é fornecido pela da artéria palatina e tem sua base sobre o forame palatino maior, que é elevado por meio de uma incisão no palato paralela à margem cervical dos dentes mas cerca de 5 mm acima destes. Essa estende-se do segundo molar até o incisivo lateral e então retorna no sentido posterior próxima à linha média do palato. O retalho é cuidadosamente elevado com o periósteo para incluir a artéria palatina, que deve ser preservada por que se sua função for prejudicada o retalho será privado de seu suprimento sangüíneo e necrosará (Figura 10.4). Um segundo perigo para artéria ocorre quando o retalho é rotado para cobrir a fístula, pois se esse for rotado acentuadamente, o suprimento sangüíneo pode ser interrompido. Na verdade tal fato limita seu uso para os alvéolos do segundo pré-molar e primeiro molar. O retalho vestibular é avivado em seus bordos de forma nítida e, se possível, deve estar suportado por osso ainda que freqüentemente a perda da lâmina alveolar vestibular no momento da extração possa tornar isso difícil de se conseguir. O retalho é suturado em posição com suturas de colchoeiro e a exposição óssea no palato coberta com um curativo (Figura 10.4b); esse retalho palatino apresenta a vantagem de ser bem espesso e resistente e ser de comprimento suficiente para cobrir todo o alvéolo.

Seio maxilar infectado

Quando o seio maxilar estiver infectado não deve-se tentar o fechamento até que ele esteja tratado.

Sinusite aguda

Na sinusite aguda o paciente se queixa de dor juntamente com uma sensação de peso na bochecha do lado afetado, em especial quando se curva para baixo. A drenagem do seio maxilar é descrita com freqüência como "catarro" naquele lado, espe-

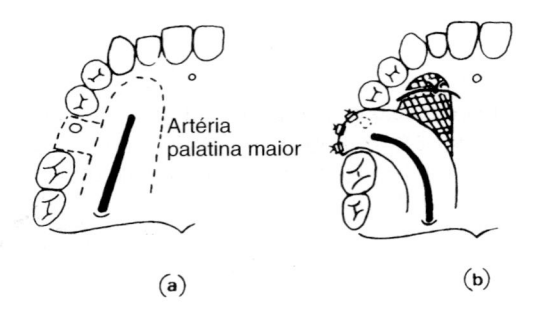

Figura 10.4 Fístula oro-antral. (a) desenho do retalho palatino para fechamento da fístula mostrando a artéria palatina no retalho e a excisão da fístula. (b) fechamento mostrando a rotação do retalho palatino e do curativo suturado sobre a área de osso exposto.

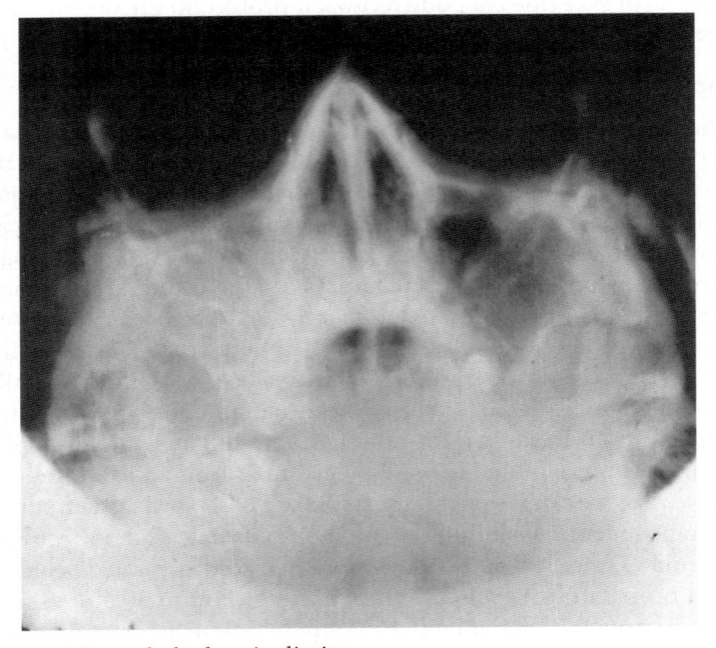

Figura 10.5 Opacidade do seio direito.

cialmente de manhã. O exame freqüentemente mostra uma bochecha de cor avermelhada acima do seio infectado, há sensibilidade à pressão na fossa canina e o pus pode ser visto e sentido (cheiro) na narina. A transiluminação e as radiografias mostram opacidade e, se o pus estiver presente, um nível de fluidos (Figura 10.5). Um exame cuidadoso da fístula com freqüência mostrará que está inflamada ou preenchida de granulações e drenando pus. A fase aguda é tratada com drogas antibacterianas, e gotas de efedrina nasal para reduzir a congestão no nariz, e melhorar a drenagem através do óstio. Os sintomas persistentes de sinusite podem prevalecer depois do fechamento da fístula. Nestes casos a opinião de um cirurgião otorrinolaringologista é solicitada. A antrostomia intranasal é raramente realizada por promover distúrbio na função do epitélio ciliado do seio. A cirurgia endoscópica do seio pode permitir uma instrumentação que possibilite que a função normal do seio seja retomada.

Raiz no seio

Quando se acreditar que uma raiz foi deslocada para o interior do seio maxilar o cirurgião deve primeiro examinar o alvéolo cuidadosamente, e os alvéolos adjacentes para verificar se essa foi deslocada para lá.

Ele então considera se a raiz está localizada abaixo da membrana sinusal ou se penetrou no interior do seio. A presença de uma comunicação oro-antral é uma evidência forte, mas não conclusiva, de que a raiz está no seio. As radiografias, periapical intrabucal e oclusais oblíquas são requeridas (Figura 10.6). Usualmente se faz uma segunda tomada depois de mexer a cabeça para ver se a raiz se movimentou, se isso aconteceu é provável que ela esteja solta na cavidade sinusal; se estiver fixa a raiz pode estar comprimida abaixo da membrana, embora isso possa não corresponder à realidade pois ela pode estar localizada no seio envolvida em um coágulo sangüíneo.

Quando acredita-se que a raiz está localizada abaixo da membrana ela pode ser removida através de uma abordagem transalveolar, tomando se o cuidado para não danificar o revestimento do seio, sendo uma opção melhor do que através de uma

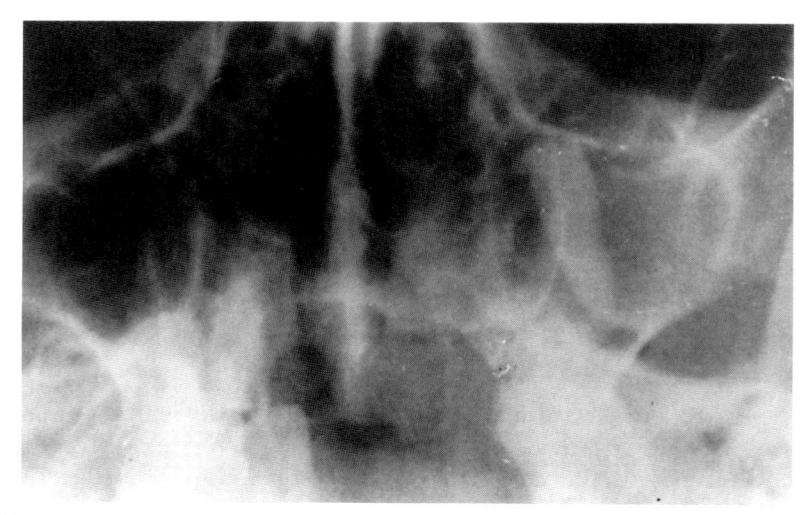

Figura 10.6 Dente deixado no interior do seio maxilar.

antrostomia extranasal por ser dificílimo localizar raízes abaixo do revestimento quando visto por dentro do seio.

As raízes que estão localizadas na cavidade sinusal e permanecem próximas ao alvéolo são melhor removidas através de uma abordagem transalveolar. Quando a raiz está muito deslocada se prefere realizar uma antrostomia extranasal de Caldwell-Luc. Para essa última operação o paciente é admitido ao hospital e, sob anestesia geral e cobertura antibiótica, uma incisão é feita na membrana mucosa da fossa canina acima da reflexão dessa na bochecha. Um retalho é refletido para expor a parede anterior do seio; o nervo infra-orbitário não deve ser lesado, particularmente pelo estiramento quando se retrai o retalho durante a cirurgia. Com cinzéis ou brocas se realiza uma cavidade circular com 1,5 cm de diâmetro através da fina parede anterior, acima das raízes dos dentes e próximo à parede lateral do nariz. Todas as espículas de osso são cuidadosamente removidas e o interior é inspecionado usando-se um fotóforo. A sucção deve ser usada com muito cuidado para evitar dano à delicada membrana. A raiz é retirada com fórceps sinusais e, se uma infecção estiver presente, a drenagem é realizada por um dreno em forma de tubo inserido através da incisão vestibular. A ferida bucal é então fechada.

Lesão aos tecidos moles

A grande causa de dano aos tecidos moles é por descuido do operador, pois a gengiva pode ser lacerada pela malaplicação do fórceps dentário, que tracionará dentes cujas margens gengivais ainda estão aderidas por não terem sido dissecadas, e pela tentativa de remoção de raízes sem acesso adequado. Na extração de dentes superiores o lábio inferior pode ficar preso entre o fórceps e os dentes inferiores.

A bochecha, a língua, o assoalho bucal e o palato podem ser lesados por instrumentos que escorreguem por não estarem sendo adequadamente suportados, o que se aplica particularmente a alavancas, a brocas e aos discos. Um protetor de disco deve sempre ser usado. As queimaduras são causadas por instrumentos quentes decorrentes da esterilização, superaquecimento de brocas ou peças de mão, e soluções anti-sépticas.

Nervos

O nervo alveolar inferior pode ser lesado durante a extração de dentes inclusos ou raízes retidas. Sua relação com o terceiro molar já foi descrita (Capítulo 9). Quando um retalho é elevado para cirurgias na área de pré-molar inferior o nervo mentoniano deve ser identificado e preservado. O estiramento dos nervos quando se retrai o retalho é capaz de produzir parestesias que podem ser muito dolorosas e de longa duração e isso pode ocorrer com os nervos mentoniano e infra-orbitário. O nervo lingual quando se localiza no mucoperiósteo lingual da mandíbula em relação ao terceiro molar pode ser lesado quando esse dente está sendo extraído.

Fratura do osso alveolar e basal

As lâminas alveolares vestibular e lingual

Essas podem ser fraturadas durante a extração de dentes, particularmente se o dente está anquilosado ou com uma exostose na parede do alvéolo como resultado de doença periodontal crônica. A lâmina vestibular na região de molares é com freqüência envolvida mas está normalmente aderida com firmeza ao periósteo o que proporciona a essa um suprimento sangüíneo satisfatório. Esse osso pode ser mantido se reposicionado por uma compressão delicada do alvéolo entre os dedos indicador e o polegar depois de completada as extrações.

Os fragmentos soltos não aderidos ao periósteo devem ser removidos a fim de que eles não formem seqüestro, supuração e atrasem a cicatrização.

Ocasionalmente a extração de um dente causa uma fratura horizontal do alvéolo que pode afetar outros dentes, o que ocorre na maxila durante a tentativa de extração de um molar superior isolado, em especial o terceiro molar, e pode causar fratura da tuberosidade. Isso será sentido durante a extração pelo movimento do osso ao invés do movimento do dente e devem ser feitas radiografias para confirmar a presença da fratura. Quando a porção de osso aderida ao dente é pequena, osso e dente devem ser separados por dissecação cega através de um retalho vestibular, tomando todas as precauções para evitar dilaceração da membrana mucosa. O seio é freqüentemente exposto após essa manobra, mas se os retalhos estão saudáveis ele pode ser fechado satisfatoriamente. O cirurgião pode desejar reter um grande fragmento de osso ou um com outros dentes, não indicados para extração, inseridos a esse; é muito difícil manter o osso em sua posição e completar a extração planejada. Desde que qualquer dor no dente possa ser aliviada o fragmento pode ser esplintado por um mês até que fique firme. O dente pode então ser extraído liberando-o do osso com brocas e soltando-o delicadamente com alavancas, procedimento que é raramente justificado a não ser que os dentes sadios em oclusão sejam para ser preservados.

Osso basal

As causas predisponentes de fratura do corpo da mandíbula são doenças ósseas (osteogênese imperfeita, osteoporose), osso enfraquecido devido à idade, osteomielite, cistos, tumores, dentes com raízes grandes ou fora de posição e dentes encobertos. A causa imediata é a malaplicação de instrumentos ou o uso de força indevida, particularmente com alavancas. Tão logo que o operador perceba que ocorreu uma fratura deve completar a operação se essa puder ser feita sem causar danos adicionais. As radiografias devem ser realizadas para confirmar a posição e extensão da injúria, e o paciente encaminhado imediatamente para tratamento por meio de redução e fixação óssea (Capítulo 14).

Luxação da articulação temporomandibular

Ocorre mais freqüentemente seguido da extração de dentes inferiores sob anestesia geral mas também pode ocorrer até sob anestesia local naqueles pacientes que têm cápsula frouxa e músculos de suporte fracos.

A luxação pode ser evitada pelo suporte firme da mandíbula e nunca exercer mais força no movimento primário para baixo que possa ser oposto pela mão de apoio. Durante as extrações sob anestesia local um apoio colocado no lado oposto da boca oferece ao paciente algo para morder e por sua vez suportar sua mandíbula.

Ao final de cirurgias sob anestesia geral os maxilares devem ser unidos com os dentes em oclusão no momento em que o amparo e os tampões forem removidos da boca. A mandíbula, se luxada pode ser reduzida antes que o paciente retome a total consciência (Capítulo 17).

Pós-extração

Hemorragia

A hemorragia prolongada é uma complicação comum seguida da extração de dentes e ocorre como hemorragia primária (Capítulo 7), reacionária e secundária.

O aspecto mais importante do tratamento é a prevenção. As causas sistêmicas foram discutidas no Capítulo 3, mas os fatores locais são freqüentemente os maiores responsáveis pela hemorragia pós-operatória e incluem infecção, trauma excessivo e lesões vasculares locais.

As infecções incluem condições gengivais, que devem ser tratadas por raspagem e instruções de higiene bucal. Para ser efetiva, a raspagem deve ser finalizada uma semana antes da cirurgia e a escovação bucal retomada conscientemente pelo paciente. Essa preparação que deve ser feita para todos, exceto para as extrações de emergência, e o cirurgião-dentista deve ressaltar a importância de uma boca limpa já que muitos pacientes tendem a negligenciar a higiene bucal com o pretexto de que estão para perder seus dentes remanescentes. Quando há uma condição apical ou pericoronária o uso de antibióticos pode ser indicado, não apenas para prevenir uma inflamação mas para proteger o coágulo sangüíneo de destruição por bactérias.

Hemorragia reacionária

A hemorragia reacionária ocorre 48 horas após a cirurgia ou acidente quando um aumento local da pressão sangüínea pode forçar vasos abertos que foram ocluídos de modo instável por razões naturais ou artificiais. Isso é comum em pacientes que se recuperam de choque e naqueles tratados sob anestesia local quando o efeito do vasoconstritor cessa. Essa situação é tratada por um dos métodos descritos abaixo e, para pacientes irritados, pela administração de sedativos.

Hemorragia secundária

A causa da hemorragia secundária é uma infecção que destrói o coágulo sangüíneo ou pode ulcerar a parede de um vaso, o que ocorre cerca de 7 dias após a cirurgia, normalmente com uma secreção branda o que é um sério sintoma em feridas próximas a grandes vasos porque, se o vaso não for encontrado e ligado, uma grave hemorragia pode ocorrer em seguida. Nas hemorragias capilares mais suaves como as de um alvéolo dentário isso será mais problemático do que perigoso. O sangramento é estancado por medidas locais e antibióticos são prescritos para combater a infecção.

Tratamento

O profissional que é chamado para uma hemorragia pós-operatória deve primeiro obter do paciente, ou de um parente, uma rápida história, que deve incluir o número de dentes extraídos, a duração do sangramento (o volume da perda é duvidoso já que está invariavelmente diluído na saliva), ou se houve alguma ocorrência similar prévia ou alguma discrasia sangüínea conhecida. As condições gerais do paciente são então rapidamente examinadas e, se ele aparentar estar em choque e doente, devem ser feitos os preparativos imediatos para transferi-lo ao hospital. Enquanto isso o cirurgião dentista deve aplicar medidas locais para estancar o sangramento.

Nunca é desperdício de tempo limpar o paciente, pois muito da aflição e do medo associados ao sangramento são causados pela visão de sangue na face, nos lenços e nas roupas. A boca é então examinada com uma boa iluminação e sucção, se disponíveis.

A sucção deve ser apenas utilizada para remover o sangue do assoalho bucal e não ser aplicada ao alvéolo já que a aspiração causará distúrbio nos coágulos sangüíneos estáveis e promover mais sangramento. Aplica-se então uma pressão pela colocação de um dedo de cada lado do alvéolo para descobrir o ponto do sangramento. Obtendo-se sucesso no estancamento da hemorragia, isso indica sangramento dos tecidos moles, e suturas podem ser realizadas cruzando-se o alvéolo. Quando a pressão falha na contenção da hemorragia, o sangramento é do alvéolo ósseo e um tampão de celulose oxidada pode ser colocado no interior do mesmo. Quando as medidas locais controlarem o sangramento, as condições gerais do paciente devem ser melhor examinadas anotando seu pulso e pressão sangüínea. Ele deve receber tratamento de suporte incluindo palavras de entusiasmo, administração de fluidos via oral, e drogas para aliviar a ansiedade e dor.

Enfisema cirúrgico

O enfisema cirúrgico é uma coleção de ar que foi forçada no interior de espaços teciduais através da ferida da extração que forma um inchaço que caracteristicamente crepita à palpação, o que resulta de um aumento da pressão de ar na boca pelo uso de aerosóis, soprar trompete ou encher balões. O enfisema cirúrgico raramente proporciona desconforto e em geral resolve-se sem tratamento a medida que o ar é lentamente absorvido.

Cicatrização demorada e infecção

Normalmente um alvéolo dentário cicatriza por segunda intenção, pela organização do coágulo sangüíneo pelo crescimento de capilares e fibroblastos no interior deste a partir dos tecidos moles e ósseos adjacentes. O coágulo sangüíneo pode não se formar se houver um pequeno sangramento devido à esclerose do osso que forma o alvéolo dentário, pela ação de vasoconstrictores presentes na solução anestésica ou pelo tamponamento do alvéolo para parar a hemorragia. A infecção rapidamente pode se estabelecer se o dente extraído estiver séptico ou se a contaminação originar-se da cavidade bucal. Mesmo quando se forma um coágulo satisfatório esse pode ser destruído por bactérias presentes no alvéolo ou pela introdução de instrumentos inadequadamente esterilizados. As lacerações ou tecidos traumatizados, fragmentos ósseos soltos ou os fragmentos dentários retidos também favorecem uma infecção secundária.

A perda prematura do coágulo provoca uma condição de dor aguda em aproximadamente 5% das extrações normais. O alvéolo pode conter remanescentes de coágulos ou resíduos alimentares; a etiologia desta condição não está esclarecida posto que a infecção seja motivo de debates. Quando o coágulo sangüíneo não se organiza a cicatrização torna-se demorada indicando que o alvéolo pode infectar-se secundariamente. A diminuição no suprimento sangüíneo para o alvéolo em cicatrização pode ser um dos fatores e uma alta incidência tem sido vista quando se faz uso de anestesia local com adrenalina.

O fumo também parece aumentar a chance de se desenvolver alveolite (alvéolo seco). O tratamento é direcionado no sentido de proteger o alvéolo, durante a produção de tecido de granulação nas paredes expostas do alvéolo. Os curativos que contenham algumas propriedades analgésicas e sedativas combinados com um anti-séptico são usados após o alvéolo ter sido irrigado com solução salina morna para remover quaisquer resíduos. Vários materiais estão disponíveis tais como Alvogyl®, um curativo à base de iodofórmio que não precisa ser removido, e uma pasta de bismuto, iodofórmio e parafina (BIPP) sobre uma tira de gaze. Esse curativo deve ser removido e recolocado várias vezes até que o alvéolo tenha epitelizado, depois de aproximadamente 3 semanas.

A infecção pós-extração pode ocorrer de outra forma, quando granulações exuberantes e uma drenagem de pus localizada no alvéolo aparece em aproximadamente uma semana após a extração. Freqüentemente o seqüestro ósseo é o causador da infecção e quando removido, a cicatrização ocorre com rapidez. Essa condição é relativamente indolor e as granulações podem dificultar o tamponamento. O tratamento primeiramente consiste em bochechos com água morna, mas, se não forem obtidos resultados desta forma, as radiografias são necessárias para confirmar a condição local da infecção. O alvéolo é então aberto, os seqüestros e as granulações são removidos e a cavidade é deixada aberta. A curetagem forçada é contra-indicada, pois pode disseminar a infecção.

Os alvéolos infectados são um problema sério, e se negligenciados podem progredir para a osteomielite ou celulite grave da face e do pescoço (Capítulo 12).

Dano a outros órgãos

A manipulação imperfeita ou descuidada de instrumentos pode resultar em danos a outros órgãos. Sob anestesia geral, os olhos, se não protegidos adequadamente, podem ser feridos por fluidos cáusticos, instrumentos e pelos dedos do operador.

Dor

A dor pós-extração pode ser o resultado de extração incompleta do dente, lacerações do tecido mole, osso exposto, alvéolo infectado ou dano aos nervos adjacentes. O tratamento consiste na eliminação das causas e de acordo com a sintomatologia pela prescrição de drogas analgésicas.

Edema

O inchaço ou edema que acontece após a cirurgia é parte da reação inflamatória devido ao procedimento cirúrgico. Ele é aumentado por uma técnica cirúrgica deficiente, particularmente por uma grosseira manipulação dos tecidos, pela realização de retalhos para obter acesso e por uma drenagem inadequada. Além disso existe uma ampla variedade de resposta individual ao trauma, as quais não parecem estar relacionadas com quaisquer desses fatores.

Trismo

O trismo pode ocorrer como resultado do edema e do inchaço sendo que a abertura bucal melhora assim que o edema se resolve. As lesões à articulação temporomandibular devido a uma pressão excessiva para baixo ou por manter o paciente com a boca amplamente aberta por um longo período podem levar a uma condição dolorosa crônica, com sintomas da síndrome da disfunção dolorosa (Capítulo 17). A injeção para bloquear o nervo alveolar inferior pode causar um trismo indolor sem edema, atribuído variavelmente a trauma ao músculo pterigóideo medial causando espasmo, ou devido à penetração de um pequeno vaso sangüíneo com formação de hematoma. A medida que este se forma o trismo torna-se aparente, iniciando-se freqüentemente 2-3 dias após a injeção. A recuperação ocorrerá com o tempo, usualmente em 6 semanas, mas poderá melhorar pela abertura suave da boca utilizando-se da anestesia geral.

Instrumentos fraturados

Todos os instrumentos devem ser examinados com cuidado após o uso e aqueles com defeito devem ser logo descartados ou enviados para serem reparados. Ocorrendo uma fratura, a procura pelo fragmento deve ser feita imediatamente e se não encontrado radiografias devem ser feitas para localizá-lo. Se o instrumento é estéril e o fragmento for pequeno, como a ponta de uma agulha de sutura ou uma pequena porção de uma broca dentária, podem ser deixados, porém o paciente deve ser informado (Figura 10.7).

A fratura de agulhas de anestesia local ocorrem principalmente quando utilizadas para o bloqueio do nervo alveolar inferior. A agulha nunca deve ser inserida até o final, e um terço de seu comprimento deve ser mantido fora dos tecidos. Um par de pinças hemostáticas deve ser mantido sempre próximos à mão para pegar o fragmento antes deste desaparecer se o paciente se mover ou engolir.

A remoção de agulhas quebradas do espaço pterigomandibular é uma operação difícil. Primeiro a agulha deve ser localizada pelo auxílio de radiografias realizadas em dois planos (lateral oblíqua e póstero-anterior da mandíbula), de preferência com uma segunda agulha em posição para servir como referência. Na cirurgia, sob anestesia endotraqueal, uma incisão vertical é feita paralela à borda anterior do ramo ascendente; realiza-se uma dissecação cega abaixo da referência e uma procura pela agulha quebrada é feita nas adjacências. Um detector de corpo estranho metálico pode ser de grande assistência.

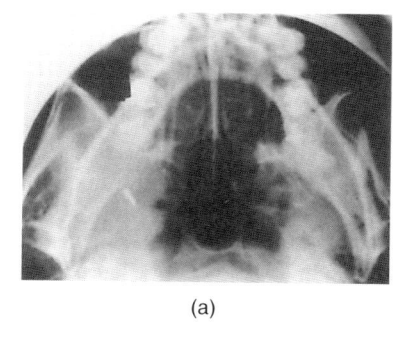

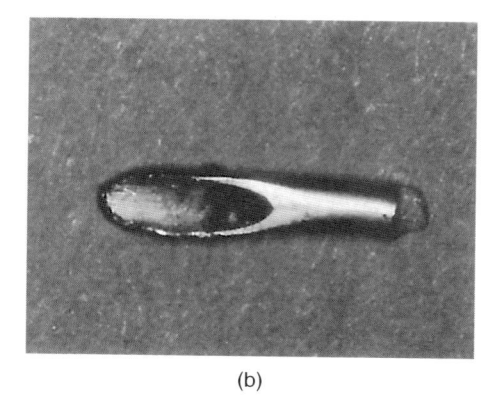

Figura 10.7 Instrumento fraturado: (a) um fragmento pode ser visto no tecido lingual adjacente ao alvéolo do terceiro molar; (b) o fragmento recuperado: a ponta de uma alavanca que fraturou durante a remoção de um terceiro molar inferior. O paciente sofreu perda temporária da sensação do nervo lingual.

Incidentes

O paciente ou um parente deve ser sempre avisado anteriormente de toda e qualquer dificuldade séria ou complicação prevista e isso deve ser ratificado através do preenchimento do formulário de consentimento, assinado pelo paciente.

Quando um incidente ocorre é importante manter bastante calma e não envolver-se emocionalmente. O paciente freqüentemente encontra-se transtornado, agressivo e vociferante, e o cirurgião não deve se permitir em ficar envolvido por este humor do paciente. Ele pode, e na verdade deve, declarar o que aconteceu realmente, porém sem fazer qualquer comentário ou explanação que possa implicar em responsabilidade. Se o paciente estiver nervoso, é melhor chamar um parente sensato, ou na falta desse, o médico e dentista do paciente. Em qualquer acidente sério, como uma fratura na mandíbula ou uma raiz no seio, é altamente aconselhável encaminhar o caso para um colega, preferentemente um especialista, pois dessa forma pode-se dividir a responsabilidade. É também prudente, quando se está tratando um incidente, limitar-se ao tratamento imediato para corrigi-lo e não tentar completar toda a cirurgia planejada, já que um novo desastre pode ocorrer em qualquer lugar da cavidade bucal.

Em caso qualquer de dúvida, a associação protetora dos profissionais deve ser informada o mais rápido possível, solicitando conselhos e orientações, os quais eles deverão fornecer com toda boa vontade.

Leitura Complementar

McGowan, D.A., Baxter, P.W. & Jones, J. (1993) *The Maxillary Sinus and its Dental Implications*. Wright, Oxford.

Mulcahy, L., Rosenthal, M.M. & Lloyd-Bostock, S.M. (1998) *Medical Mishaps: pieces of the puzzle*. Open University Press, Buckingham.

Robinson, P.P. (1988) Observations on the recovery of sensation following inferior alveolar nerve injuries. *British Journal of Oral and Maxillofacial Surgery*, **26**,177.

Capítulo 11
Preparo da Boca para Próteses

- Preservação do osso alveolar
- Preparo cirúrgico no momento da extração
- Preparo cirúrgico da boca edêntula
- Ampliando as medidas do rebordo alveolar
- Aumento do rebordo
- Implantes

A preparação cirúrgica da boca para o uso de próteses inicia no momento em que o primeiro dente permanente é extraído. Nesta operação e em todas as subseqüentes, o cirurgião bucomaxilofacial deve tentar deixar uma base satisfatória para suportar uma prótese e considerar a forma que os tecidos que servirão de suporte para a mesma apresentarão quando a reabsorção e a cicatrização do osso estiverem completas. Pacientes edêntulos não devem ser submetidos à cirurgia para melhorar a estabilidade, o conforto ou a aparência estética de suas próteses sem a opinião de um especialista nesta área.

Da mesma forma, o tratamento para aqueles pacientes que receberão ajustes ou preparo cirúrgico para próteses deveria ser planejado conjuntamente, o que auxilia o cirurgião e possibilita ao protesista obter registros pré-operatórios valiosos da oclusão, da forma e tonalidade dos dentes. Além disso, para auxiliar na retenção da prótese, alguns dentes podem ser selecionados para serem conservados em vez de extraídos. Algumas considerações devem ser feitas para manter raízes e prover suporte para sobredentaduras, de maneira a manter a altura óssea alveolar. Na clínica geral, o cirurgião e o protesista são a mesma pessoa, oferecendo uma oportunidade única para o planejamento do tratamento e a avaliação a longo prazo dos resultados da cirurgia. O cirurgião bucomaxilofacial aprenderá muito revendo seus pacientes durante vários anos, e discutindo com o cirurgião-dentista que construiu as próteses qualquer problema que tenha ocorrido.

Preservação do osso alveolar

Deve-se sempre ter em mente que o osso alveolar é precioso e que uma vez perdido não pode ser substituído. Esse tecido, possivelmente mais do que qualquer outro, sofre pelo manejo inadequado da instrumentação cirúrgica. Um acesso conservador e uma técnica cirúrgica cuidadosa ajudarão a reduzir as dificuldades protéticas mais tarde.

Durante extrações o osso alveolar pode ser danificado ou fraturado pelo uso excessivo da força ou, pior, pela inclusão da parede alveolar dentro das lâminas do fórceps. O local que mais comumente fratura é a parede vestibular dos molares superiores, que, se permanecer aderida ao periósteo, deve ser preservada e pressionada de volta ao lugar, mas uma vez desprendida do seu suporte sangüíneo deve ser removida para evitar seqüestro ósseo e cicatrização demorada. A fratura e perda da tuberosidade maxilar podem interferir com a retenção da prótese superior por produzir um selamento periférico inadequado nesse lugar.

O osso dos maxilares edêntulos nos idosos é freqüentemente denso e quebradiço, enquanto a reabsorção do rebordo alveolar torna-os menos resistentes. Sob tais circunstâncias, a extração de dentes e raízes sepultados é um procedimento difícil. Aqueles que são assintomáticos não precisam ser extraídos se estiverem cobertos por osso e não pareçam que virão à superfície durante a vida da prótese. Os que estiverem superficiais ou associados a doenças secundárias como cistos ou granulomas devem ser removidos. As raízes e dentes devem ser precisamente localizadas e a divisão do dente realizada para reduzir a quantidade de osso removida, o que deve ser restrito ao aspecto vestibular, e os retalhos osteoplásticos são usados para preservar o rebordo sobre o qual repousam esses dentes (Capítulo 9).

O uso de brocas sem fio ou falha na irrigação pode causar superaquecimento com conseqüente necrose do osso.

Preparo cirúrgico no momento da extração do dente

A cirurgia é cuidadosamente planejada para incluir a remoção de raízes sepultadas, ou outras lesões. Quaisquer ajustes necessários no osso alveolar são marcados em modelos de estudo, como esse osso nunca pode ser reposto, qualquer esforço deve ser feito para reduzir cortes e alisamentos ao mínimo necessário. Extrações difíceis são melhores completadas através de um acesso transalveolar planejado, para evitar fraturas alveolares acidentais que levam à necessidade de um aplainamento extenso para produzir um rebordo aceitável. Para dentes multirradiculares, particularmente molares superiores, a divisão das raízes de forma que cada uma possa ser removida separadamente, pode conservar o osso alveolar. O acesso a dentes ou raízes sepultadas profundamente pode com freqüência ser realizado pelo aspecto lateral do alvéolo, para manter o rebordo intacto. Em todas essas operações, a osteotomia deve ser limitada a um lado, deixando a parede lingual ou palatal e seu tecido mucoperiósteo íntegros. A alveolotomia no momento da extração requer consideração cuidadosa visto que, mesmo após redução cirúrgica radical, alguma reabsorção natural ocorre, e é impossível prever qual a extensão que essa reabsorção terá. Geralmente é aconselhável fazer o mínimo possível no momento da extração e aguardar pelo menos três meses para reavaliar a situação, quando o remodelamento e a cicatrização naturais já ocorreram. Um acesso conservador é importante onde a doença periodontal já causou uma perda óssea considerável.

Existem algumas indicações para cirurgia menor no momento da extração:

Margens e septos alveolares recortados e irregulares, que são tratados através da divisão das papilas interdentárias vestibular e lingual por acesso lingual ao longo do rebordo, e expondo as extremidades ósseas dos alvéolos só o suficiente para alisar o osso com uma broca ou lima, após o qual a mucosa é fechada sobre o rebordo.

Deformidades locais menores, como bandas de fibras, tuberosidades bulbosas e retenções ósseas devem ser removidas.

A pré-maxila pode necessitar redução em casos de protrusão superior.

Cirurgia para instalação de próteses imediatas

Quando uma prótese total imediata é planejada, os dentes posteriores são extraídos primeiramente. Um número suficiente de dentes é mantido na região dos pré-molares, para manter a dimensão vertical de oclusão enquanto os alvéolos cicatrizam. Três meses após, os dentes restantes são removidos. Quando, devido à tensão do lábio, não for possível usar uma prótese com bordo vestibular anterior, utiliza-se uma prótese com a vestibular aberta e os dentes projetados para o interior do alvéolo como medida temporária até que o processo de reabsorção natural tenha ocorrido. Em certos casos, contudo, é obvio que alguma redução é necessária no momento da extração dos dentes.

No caso de o paciente precisar ser internado no hospital, um procedimento menos satisfatório poderá ser realizado para a instalação imediata de uma prótese completa.

Alveolectomia para protrusão da pré-maxila

O protesista e o cirurgião que irão executar a cirurgia devem examinar o paciente e preparar os modelos para as próteses. Modelos articulados duplicados e radiografias panorâmicas são requeridos. Em um dos modelos, somente os dentes de um lado são removidos e o gesso é desgastado a uma profundidade satisfatória, que não deve ser mais do que a metade do diâmetro dos alvéolos. Os dentes são montados para ocluir com a dentição inferior para estimar a melhora obtida e freqüentemente será necessário reduzir a altura do alvéolo para dar espaço suficiente para adaptar os dentes artificiais. Quando metade do modelo é preparada, a metade que permanece íntegra fornece um registro comparativo muito útil do estado original do paciente. O segundo modelo é então desgastado na mesma quantidade, porém em ambos os lados, e usado para processar a dentadura. Uma placa base fina de acrílico transparente é preparada sobre um modelo duplicado a partir deste modelo completamente preparado.

Durante a cirurgia uma incisão é feita ao redor da cervical de cada dente com duas pequenas extensões verticais na distal dos últimos dentes de cada lado. Os dentes são então extraídos e o retalho é descolado. Usando ruginas ou uma fresa esférica laminada grande, o rebordo é cortado no tamanho planejado e alisado, sem projeções de pontas do septo interradicular. Os tecidos moles são então reposicionados, e a placa base transparente é com firmeza pressionada contra eles. Pontos salientes aparecem como manchas brancas na mucosa. Essas áreas exigem redução adicional antes do alisamento final ser completado com uma lima para osso.

Preparo cirúrgico da boca edêntula

Antes da cirurgia protética, o paciente edêntulo deve ter uma avaliação clínica e radiografias panorâmicas para evitar condições como raízes sepultadas ou cistos residuais. A cirurgia requer habilidade e paciência uma vez que os tecidos moles podem ser difíceis de manipular e lentos para cicatrizar devido a cicatrizes após ulcerações repetitivas, ou a friabilidade causada por alterações atróficas da idade. A cirurgia deve resultar no mínimo de cicatrizes, de forma que recebam a menor pressão possível das próteses.

Irregularidades ósseas

Toro

Um grande toro palatino é aceitável quando é liso, mas quando apresenta forma nodular ou irregular pode precisar ser removido. Os toro, geralmente bilaterais, são algumas vezes encontrados no aspecto lingual da mandíbula na região de pré-molares e podem causar dor ou dificuldade quando uma prótese total é usada. O toro palatino é excisado através de incisão sagital em forma de Y na linha média e a proeminência óssea é removida com cinzéis e brocas. Uma prótese total é revestida com cimento cirúrgico periodontal e imediatamente adaptada para manter o retalho no lugar e prevenir a formação de um hematoma (Figura 11.1).

Rebordos alveolares

Esses devem ter um tamanho substancial, pois quanto maior a sua área, melhor a retenção da prótese, e mais equilibrada é a distribuição das pressões mastigatórias. Em rebordos com reabsorção severa as próteses apresentam-se sem estabilidade uma vez que não existe nada para resistir ao deslocamento horizontal. Isso pode ser agravado pela falha do selamento marginal, devido à ação de elevação de certos músculos (bucinador, milo-hióideo e genioglosso), cujas inserções tornam-se niveladas com a crista alveolar. Na mandíbula, o forame mentoniano pode estar situado sobre a crista do rebordo e causar dor pela pressão da prótese.

Ocasionalmente os rebordos podem ser muito altos, tornando difícil adaptar as próteses sem causar aumento na dimensão vertical.

Rebordos com áreas de retenção são desfavoráveis se o bordo da prótese tiver que ser confeccionado além do limite do alvéolo para evitá-las, já que isso reduz o selamento periférico. Contudo, certas áreas de retenção podem ser mantidas para ajudar na retenção desde que o problema de adaptação da prótese ao redor dessas áreas possa ser superado.

O rebordo edêntulo pode apresentar irregularidades mesmo quando já ocorreu uma reabsorção considerável o que pode ocorrer após extração dentária quando a parede vestibular expandida não é adequadamente comprimida, ou quando esta fra-

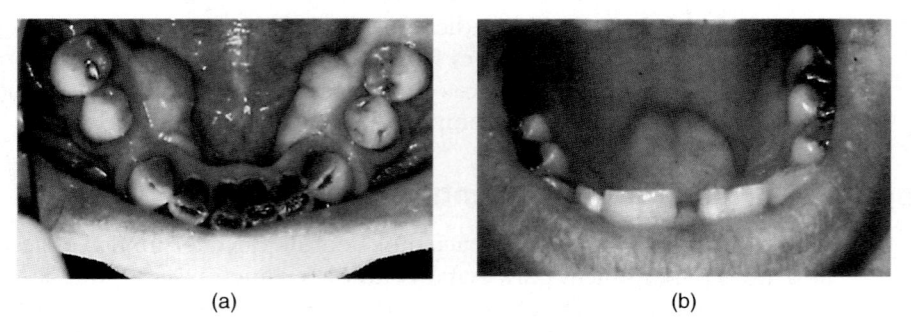

(a)   (b)

Figura 11.1 Toro: (a) Toro mandibular causará problemas quando a prótese for usada; (b) Toro palatino.

tura e pontas irregulares são deixadas, causando dor quando a mucosa é comprimida entre o rebordo afiado e a dentadura durante a mastigação.

Alveolectomia

Essa é a cirurgia usada para suavizar rebordos irregulares e remover retenções. As radiografias devem ser estudadas para determinar a extensão do antro e a posição do nervo mentoniano. Modelos de gesso dos rebordos são usados para auxiliar no planejamento, de maneira que o procedimento é finalizado com a menor destruição possível do osso alveolar.

Uma incisão horizontal é feita sobre o aspecto vestibular do alvéolo através do mucoperiósteo aderido, aquém da mucosa não-ceratinizada, de maneira que essa não seja envolvida na cirurgia. Duas incisões verticais são realizadas sobre a crista do alvéolo e na mucosa lingual ou palatina. O retalho é então descolado para expor a crista alveolar (Figura 11.2). O osso pode ser aparado com uma rugina ou uma broca esférica laminada grande e alisado com uma lima para osso. O cirurgião então reposiciona o retalho e corre o seu dedo sobre o rebordo para conferir se esse está liso. A ferida é abundantemente irrigada com solução salina, e se houve bastante redução, o retalho é aparado conservadoramente. A ferida é fechada sem tensão no mucoperiósteo.

Rebordo com borda em pena (feather edge ridge)

Essa condição ocorre na região de dentes anteriores inferiores, sob uma prótese total inferior. O paciente reclama da incapacidade de usar a prótese por mais de uma ou duas horas, devido à dor.

Esse rebordo é usualmente estreito e coberto com uma fina camada de mucosa atrófica, que é inflamada e sensível à palpação. As radiografias mostram um rebordo reabsorvido irregular, sem tábua óssea cortical mas com uma aparência de plumagem devido a espículas de osso dispostas verticalmente.

A cirurgia deverá ser considerada somente quando todas as técnicas protéticas para reduzir a carga (impressões de compressão seletiva, dentes estreitos e revestimentos resilientes) tiverem falhado.

Tratamento

O tratamento cirúrgico não tem provado ser muito efetivo. A alveolotomia pode ser realizada, mas quando essa se limita à suavização do rebordo em faca o alívio usualmente é somente temporário. Mesmo quando o rebordo é drasticamente reduzido, de forma que a prótese repouse sobre osso basal, os sintomas freqüentemente persis-

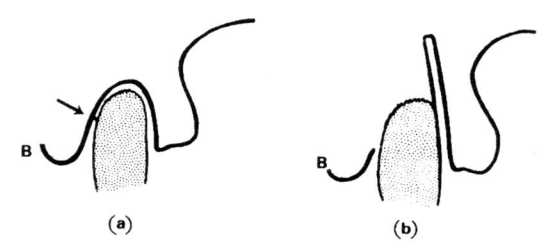

Figura 11.2 Alveolectomia. B indica o aspecto vestibular do rebordo. (a) A seta mostra altura da incisão horizontal vestibular acima da reflexão. (b) Retalho elevado de vestibular para lingual, para expor o rebordo alveolar sem interferências nas inserções do mucoperiósteo na reflexão vestibular ou lingual.

tem. Em vista disso, tem-se dirigido atenção à mucosa. Apesar de exames histológicos mostrarem poucas alterações na mucosa, melhores resultados são obtidos pela excisão do mucoperiósteo sobre o rebordo e a reposição desse com um enxerto mucoperiostal livre retirado do rebordo maxilar ou do palato.

Tubérculos geni

Algumas vezes esses tubérculos se tornam proeminentes no assoalho da boca devido à recessão alveolar. É melhor mantê-los, uma vez que o genioglosso está inserido à eles. Ocasionalmente, a parte superior de um tubérculo geniano proeminente pode requerer excisão para facilitar o uso de prótese.

Remoção do rebordo milo-hióideo

Se o alvéolo mandibular sofreu grande reabsorção, o rebordo milo-hióideo, se fino, pode ser uma fonte de dor sob dentaduras. Sua remoção, pelo corte das inserções do músculo milo-hióideo, aprofunda o sulco lingual da mandíbula e pode ajudar na retenção da prótese quando as inserções musculares estão niveladas com a crista alveolar.

Uma incisão é feita ao longo da crista alveolar e descolada lingualmente para expor o músculo milo-hióideo, que é separado do osso. O rebordo ósseo milo-hióideo proeminente é então separado da mandíbula com brocas. O sangramento é meticulosamente controlado e a incisão fechada, procedimento que pode ser realizado em conjunto com o aprofundamento de sulco na mandíbula anterior (ver mais a frente neste capítulo).

Irregularidades dos tecidos moles

Rebordos flácidos

A mucosa alveolar deve ser firme e intimamente aderida ao rebordo, mas após a extração dos dentes devido à doença periodontal os tecidos hiperplásicos podem permanecer e formar um rebordo flácido.

Esses rebordos são mais freqüentemente encontrados na região anterior da maxila, quando uma prótese total superior tem como oponente somente os dentes anteriores inferiores naturais. A pressão excessiva causa reabsorção do osso maxilar deixando um rebordo fibroso móvel espesso, oferecendo um suporte instável para a prótese. Contudo, como essa situação ainda é melhor do que um rebordo completamente plano deixado pela cirurgia nessa situação, o protesista prefere administrar esse problema com técnicas especiais de impressão e desenho das próteses. Uma solução alternativa é aumentar o osso subjacente usando um material ósseo substituto para possibilitar suporte para os tecidos moles. Se existir uma altura óssea suficiente devemos considerar o uso de implantes.

Redução de tuberosidades

Tuberosidades maxilares grandes com sulco profundo ajudam na retenção das próteses, mas se forem muito grandes invadem o espaço disponível para as próteses. Muitos apresentam retenções ósseas apreciáveis no seu aspecto vestibular que, se unilateral, podem ser usadas para melhorar a estabilidade da dentadura, mas quando presentes bilateralmente podem não possibilitar uma adaptação satisfatória. As radiografias antes da cirurgia são necessárias para identificar terceiros molares superiores não-erupcionados, para estabelecer a relação entre os tecidos moles e o osso alveolar e para determinar a extensão do seio maxilar.

Tratamento

Uma tuberosidade fibrosa pode ser reduzida por incisões palatinas e vestibulares, aprofundadas até o osso, para excisar uma elipse da membrana mucosa, tecido fibroso e periósteo da crista do rebordo. Para facilitar a sutura, as incisões são estendidas anteriormente até se encontrarem na região do primeiro molar. Os bordos cruentos são então socavados, e o tecido fibroso subjacente é removido, para produzir uma redução na altura do rebordo e permitir um fechamento satisfatório (Figura 11.3). O espaço entre os rebordos superiores e inferiores são conferidos para avaliar se está satisfatório antes da ferida ser suturada.

Quando somente o osso for reduzido em altura, ou uma retenção vestibular removida, o acesso é feito através de um retalho para alveolectomia. É necessário cuidado para não perfurar o revestimento do seio maxilar quando o osso é cortado nessa região. Usualmente tanto o osso quanto o tecido mole devem ser removidos e a incisão elíptica é usada para expor o rebordo pelo descolamento dos bordos da ferida operatória. As retenções vestibulares são freqüentemente encontradas nessa área bem acima da crista, se fazendo necessário uma incisão vertical no bordo anterior vestibular da elipse.

Frenectomia

Um freio é uma faixa fibro-muscular ligada ao alvéolo e inserida nos músculos da face. O mais importante desses é o freio labial na linha média dos maxilares superior e inferior, o freio vestibular na região de pré-molares e o freio lingual da mandíbula. Durante movimentos dos músculos faciais eles elevam as próteses e desta forma rompem o selamento periférico. A prótese geralmente pode ser aliviada ao redor deles, mas onde os rebordos foram reabsorvidos isso pode reduzir muito a profundidade dos bordos da prótese e mesmo enfraquecê-la, tornando a cirurgia por excisão necessária.

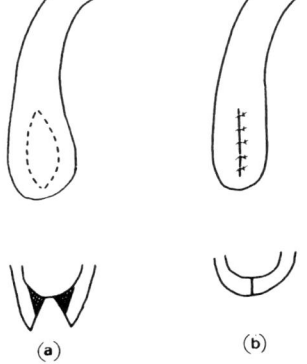

Figura 11.3 Redução da tuberosidade. (a) Acima: incisão elíptica sobre a tuberosidade. Abaixo: Secção-transversal da excisão mostrando a porção profunda secundariamente excisada (sombreada) para permitir que o retalho seja posicionado sobre o osso sem tensão. (b) fechamento.

Tratamento

O freio labial maxilar é excisado como a seguir. Primeiramente, a extensão de suas inserções à maxila é definida estirando o lábio superior para a frente, tensionando o freio o que faz com que a base fique isquêmica e é visto com freqüencia se extendendo palatalmente para a papila incisiva. O comprimento total do freio e da mucosa sobre esse são removidos, mas o periósteo é deixado intacto. Uma incisão em forma de diamante é feita em volta das margens do freio, profunda o suficiente para permitir que seja dissecado, e para que a porção no lábio seja superficialmente excisada (Figura 11.4). A mucosa é divulsionada antes de ser suturada. O efeito de suturar juntos os bordos laterais da incisão em forma de diamante é para alongar a ferida e mobilizar os tecidos moles, o que permite se alcançar grande profundidade de sulco.

O freio pode ser alongado por meio de uma incisão *horizontal* transversalmente ao meio da banda envolvendo toda profundidade do tecido fibroso desta. Os bordos mucosos são divulsionados e a incisão é suturada verticalmente (Figuras 11.4 e 11.5).

Hiperplasia por irritação da prótese

É um crescimento fibroepitelial exagerado em resposta a um trauma crônico. A causa é uma sobre-extensão do bordo da prótese que transmite as forças mastigatórias para os tecidos moles, situação que freqüentemente ocorre após reabsorção dos rebordos (Figura 11.6).

A hiperplasia por prótese pode se apresentar na forma de uma prega ou de múltiplas pregas como as folhas de um livro, e localizam-se sobre o sulco vestibular tanto entre o alvéolo e a prótese como ao longo da periferia do bordo desta (Figura 11.6).

Tratamento

Primeiro se remove o fator irritativo pelo não-uso da prótese ou alívio do seu bordo. O paciente é revisto após um mês e se não for observada redução satisfatória, deverá ser excisada cirurgicamente.

Uma prega hiperplásica única é removida por apreensão da prega por um fórceps dentado e o corte através de sua base. Os bordos da ferida são então divulsionados e suturados sem alterar a profundidade do sulco vestibular. Hiperplasias grandes múltiplas requerem excisão, e a área cruenta coberta com um enxerto dividido de pele ou de mucosa retirado do palato ou da bochecha, o que pode ser combinado com o aprofundamento de sulco se necessário.

A criocirurgia é usada e deixa um sulco satisfatório, mas tem a desvantagem de que nenhum tecido é obtido para biópsia e que a área pode ficar muito dolorosa e edemaciada após a cirurgia. Uma alternativa é excisar o tecido hiperplásico usando o laser de CO_2. Nesta técnica a ferida é deixada aberta e reepiteliza com mínima contração ou cicatriz.

Hiperplasia papilar

Essa se apresenta como múltiplas elevações pequenas de hiperplasias fibroepiteliais, freqüentemente associadas com candidíase crônica. O tratamento pode ser feito com agentes antifúngicos, e cirurgia quando indicada. Quando a lesão for extensa ou existir dúvida sobre sua natureza benigna, a área é excisada. Nos casos menos severos, as hiperplasias menores podem ser removidas por criocirurgia ou pelo desgaste das elevações com o uso de brocas abrasivas.

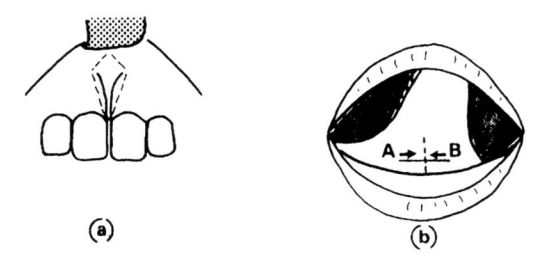

Figura 11.4 Freio. (a) Incisão para excisão do freio labial. (b) Freio lingual alongado por incisão horizontal A-B e suturado verticalmente.

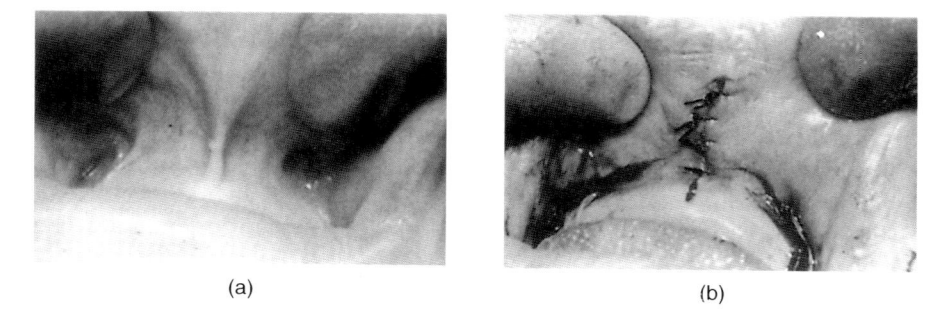

Figura 11.5 Frenectomia: (a) freio labial estirado; (b) após frenectomia.

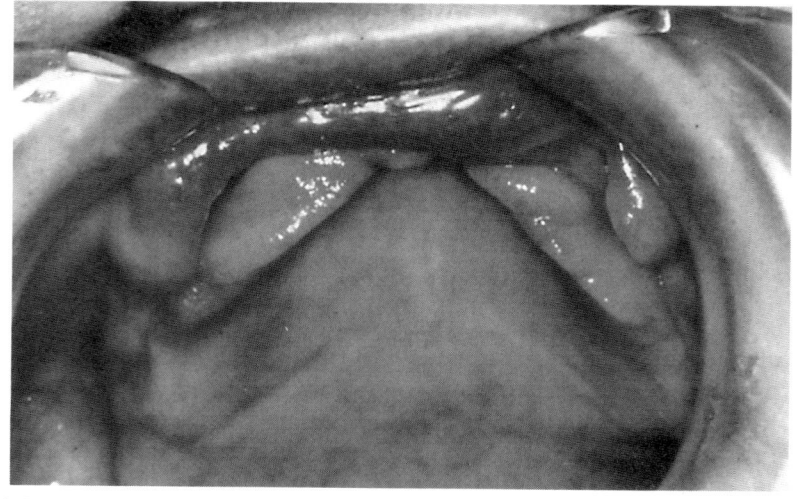

Figura 11.6 Hiperplasia por prótese.

Ampliando as medidas do rebordo alveolar

Existem duas maneiras de aumentar cirurgicamente a área de suporte da prótese:
- Aprofundamento do sulco
- Aumento do rebordo

Aprofundamento do sulco

A extensão da área chapeável pode ser aumentada aprofundando o sulco certificando-se de que exista um osso subjacente adequado. É provado que isso é difícil de se fazer satisfatoriamente, pelo número de cirurgias designadas para esse fim, das quais apenas algumas são descritas aqui. O aprofundamento do sulco vestibular da maxila é raramente necessário pois o palato oferece grande área de superfície para a prótese. A retenção e o suporte para a prótese inferior freqüentemente irão se beneficiar do aprofundamento do sulco, em particular onde as inserções musculares estiverem localizadas próximas da crista do rebordo. Os músculos envolvidos são: anteriormente, o músculo mentoniano, lateralmente, o músculo bucinador, e, lingualmente, o músculo milo-hióideo. Para aprofundar o sulco efetivamente esses músculos devem ser desinseridos da mandíbula e a mucosa levada a cicatrizar em uma nova posição em um nível inferior.

Essa última parte é a mais difícil da operação e é complicada pela presença do nervo mentoniano que deve ser localizado e preservado de dano acidental.

Os procedimentos disponíveis podem ser separados em quatro grupos.

A mucosa é estendida para revestir os dois lados de um sulco aprofundado (vestibuloplastia submucosa)

Um exemplo deste grupo é a cirurgia de Obwegeser. Essa tenta dividir as inserções musculares e aprofundar o sulco vestibular sem fazer um retalho ou deixar áreas cruentas. O procedimento é normalmente realizado na maxila. Duas incisões verticais com 1 cm de comprimento são feitas no sulco vestibular da região de caninos ou uma única incisão na linha média. Uma tesoura ou um bisturi são então passados entre a mucosa e o periósteo. As inserções musculares da face vestibular são cortadas, tão para trás e para cima quanto possível, para liberar a mucosa, que é tracionada para cima e o sulco é mantido usando-se uma prótese preenchida com guta percha. Um ou dois parafusos fixos no palato são usados para reter a prótese por duas semanas. A cirurgia de Obwegeser tem a desvantagem de ser realizada cegamente e se ocorrer sangramento o novo sulco pode ser obliterado.

Transplante de pele para revestir bilateralmente um aprofundamento de sulco (inlay vestibular)

Nessa cirurgia uma bolsa é feita no sulco vestibular da mandíbula que é revestida com um enxerto cutâneo dividido removido do braço ou da coxa do paciente. Uma incisão é feita no sulco labial mandibular e uma bolsa dissecada no tamanho requerido, que deve deixar o periósteo intacto e inserido ao osso. Se confecciona uma base acrílica com um molde de guta percha, maior do que será eventualmente necessário. Onde o enxerto cutâneo e a mucosa se encontram, a guta percha é modelada (sulcada) de modo que na cicatrização o tecido contrai para dentro do sulco. O molde é resfriado e o enxerto cutâneo fixado a ele com a superfície cruenta para fora. Este é então colocado na bolsa e a base é fixada à mandíbula por cerclagem com fios de aço por duas semanas.

Transplante de pele para revestir um lado de um aprofundamento de sulco (vestibuloplastia do lábio inferior)

Uma incisão é feita ao longo da crista alveolar mandibular de canino a canino. A incisão continua pela mucosa mas não através do músculo mentoniano ou o periósteo. O retalho mucoso é dissecado sem o periósteo e sem os músculos. Deve-se ter cuidado para não rasgar a mucosa. A dissecação continua além da reflexão, mas aquém da margem interior do lábio. O músculo mentoniano é então dividido com um bisturi, próximo ao periósteo, que não é envolvido. O músculo retrairá para dentro dos tecidos profundos. O retalho mucoso é reposicionado para cobrir o lado labial do novo sulco e mantido em posição por suturas através do periósteo. Um enxerto cutâneo dividido é colocado contra a área cruenta do periósteo com um molde de guta percha em uma base acrílica. Desta maneira, a face labial do novo sulco é revestida com a mucosa, e o periósteo com o enxerto cutâneo.

Aprofundamento do assoalho bucal e vestibuloplastia

Essa cirurgia, descrita por Obwegeser, combina uma vestibuloplastia vestibular e enxerto cutâneo com uma vestibuloplastia no aspecto lingual do rebordo, que cicatriza por segunda intenção. Os retalhos mucosos nos lados vestibular e lingual são mantidos inferiormente na profundidade do novo sulco por suturas que passam sob a mandíbula.

Nos procedimentos de vestibuloplastia, a base ou a prótese modificada deve ser mantida em posição por 2 a 3 semanas para permitir a cicatrização inicial. Durante esse período, um alto padrão de higiene bucal é fundamental. Seguindo a remoção da base, existe uma significante tendência do sulco de retrair. Para reduzir isso, a prótese deve ser modificada para estender-se dentro de toda profundidade do sulco e ser usada continuamente por várias semanas.

Aumento do rebordo

A altura ou a largura do rebordo podem ser aumentados pela introdução de material sob o mucoperiósteo. Isso pode ser feito com:

- Enxerto ósseo
- Enxerto ósseo *onlay*
- Enxerto ósseo interposicional
- Procedimentos de levantamento de seio
- Substitutos ósseos

Enxerto ósseo

Todas essas técnicas têm a desvantagem de um segundo sítio cirúrgico para coleta do osso, o que aumenta a morbidade do procedimento em pacientes idosos. A reabsorção significante do enxerto tem sido reportado e a carga sobre a área é adiada por até 6 meses.

Áreas com osso de pequena profundidade (altura) podem requerer enxerto ósseo antes da colocação de implantes.

Enxerto ósseo onlay

O osso autógeno da crista ilíaca ou da costela podem ser enxertados na área chapeável da prótese no rebordo alveolar sob o mucoperiósteo, o que é mais freqüentemente realizado na mandíbula. O enxerto pode ser fixado com fios de aço ou parafusos ósseos de titânio. Os implantes osteointegrados podem ser colocados no momento do enxerto ou depois que ele tenha se estabilizado por volta de seis meses.

Enxerto ósseo interposiocional

O rebordo alveolar é osteotomizado horizontalmente para permitir a colocação de um bloco de osso entre o osso basal e o alvéolo, o que é com freqüência realizado na região anterior de mandíbula para evitar dano ao nervo mentoniano.

Procedimentos de levantamento de seio

Esse é realizado para aumentar a profundidade óssea previamente à inserção de implantes na maxila posterior. O revestimento sinusal é exposto por um acesso tipo Caldwell-Luc e cuidadosamente dissecado a partir do osso subjacente. O enxerto ósseo é então colocado para elevar o revestimento do seio e aumentar efetivamente a profundidade do osso alveolar. Como isso não afeta diretamente a área chapeável, próteses podem continuar sendo usadas até que a colocação dos implantes tenha sido realizada.

Substitutos ósseos

Os substitutos ósseos têm a vantagem de evitar um segundo sítio cirúrgico para coleta de osso. Entretanto, o sucesso insatisfatório a longo prazo, devido à migração do material implantado, tem levado à redução no seu uso, exceto no aumento do alvéolo em áreas localizadas.

Hidroxiapatita

O material na forma de grânulos com 1 mm de diâmetro é injetado dentro de uma cavidade submucoperiostal, o que é realizado através de uma pequena incisão vertical nas regiões de canino da mandíbula ou uma incisão única na linha média da maxila. Uma cavidade subperiostal é realizada por um processo de tunelização, dentro do qual o material pode ser injetado. Inicialmente o enxerto pode ser estabilizado pelo crescimento dos tecidos fibrosos e nova formação óssea, mas a migração do material pode reduzir a altura do rebordo e obliterar o sulco.

Implantes

Os avanços na tecnologia dos implantes têm proporcionado níveis previsíveis de sucesso, tanto na retenção de próteses em edêntulos ou proporcionando substituições permanentes de unidades perdidas nos pacientes parcialmente dentados. Para atingir o sucesso, uma cuidadosa seleção do paciente, um planejamento e um preparo do profissional são essenciais. Os pacientes devem estar saudáveis e bem motivados, com osso adequado e tecidos moles saudáveis, e serem capazes de manter um alto padrão de higiene bucal, já que placa e cálculo irão aderir ao implante. Um especialista em dentística restauradora deve estar envolvido no planejamento e na confecção superestrutura de recobrimento. Muitos sistemas de implantes estão disponíveis, mas aqueles que se baseiam na osteointegração obtêm os melhores resultados.

Osteointegração

Esse conceito primeiramente foi desenvolvido por Branemark na Suécia e definido como uma conexão direta entre osso vivo e um implante endósseo submetido à carga, quando visto por microscópio. Os fatores principais necessários para alcançar a osteointegração são:

- Total biocompatibilidade do material implantado
- Adaptação precisa do implante no osso
- Uma técnica cirúrgica atraumática
- Um período de cicatrização sem carga

Materiais biocompatíveis

O implante não deve causar nenhuma reação do tipo corpo estranho, pois isso acarretará em uma união mais fraca entre o osso e o implante e possível rejeição do implante. Os implantes de titânio se mostram bioinertes e são usados com freqüência.

Adaptação precisa

Isso é alcançado usando uma série de implantes que se combinam com o tamanho das brocas para minimizar a distância entre o osso e o implante.

Técnica cirúrgica atraumática

Se ocorrer qualquer superaquecimento do osso durante a preparação do local do implante, a fosfatase alcalina intra-óssea é desnaturada com conseqüente redução da produção de cálcio alcalino. O superaquecimento ósseo é controlado pelo uso de irrigação abundante, uma perfuração em baixa velocidade e alto torque com brocas afiadas.

Cicatrização sem carga

O íntimo contato entre o osso e o implante baseia-se na substituição do osso reticular inicial por um osso lamelar. Qualquer sobrecarga ou movimento do implante nos estágios iniciais da cicatrização pode impedir essa substituição e acarretar uma interface fibrosa. O primeiro mês, seguinte à colocação, é o mais crítico.

Cirurgia

O primeiro estágio da cirurgia de implante é a colocação desse abaixo do mucoperiósteo ao nível da crista alveolar. Se o osso apresentar-se insuficiente para permitir a colocação de um implante sem perfurar qualquer estrutura vital como o canal do alveolar inferior, o assoalho nasal ou o seio maxilar, enxertos ósseos devem ser considerados. O procedimento de levantamento de seio proporciona um aumento da altura óssea na maxila posterior.

O implante é coberto pelo mucoperiósteo e deixado em "silêncio" por um período de três a seis meses, enquanto a formação óssea se estabiliza. É então descoberto e o segundo estágio desse é fixado permanecendo acima do mucoperiósteo. O implante deve estar firme e estável e capaz de suportar uma superestrutura sobre o qual uma prótese possa ser confeccionada.

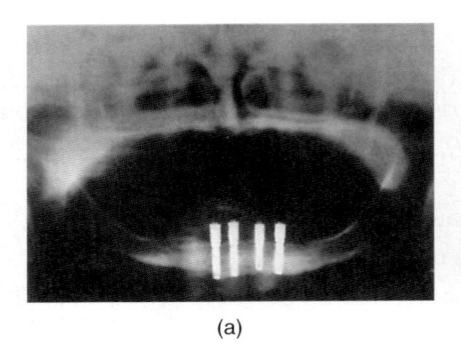

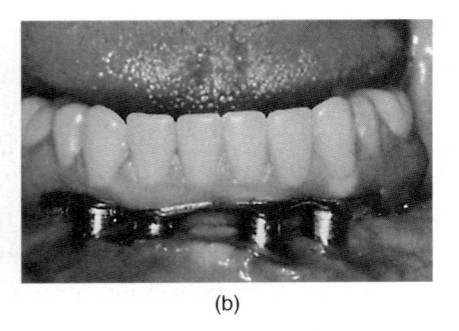

Figura 11.7 Implantes mandibulares: (a) quatro implantes de titânio colocados em uma mandíbula edêntula – note que estão colocados anteriormente ao nervo mentoniano; (b) prótese fixada em posição sobre os implantes mandibulares. Uma higiene bucal detalhada deve ser mantida em volta dos implantes para reduzir as chances de insucesso.

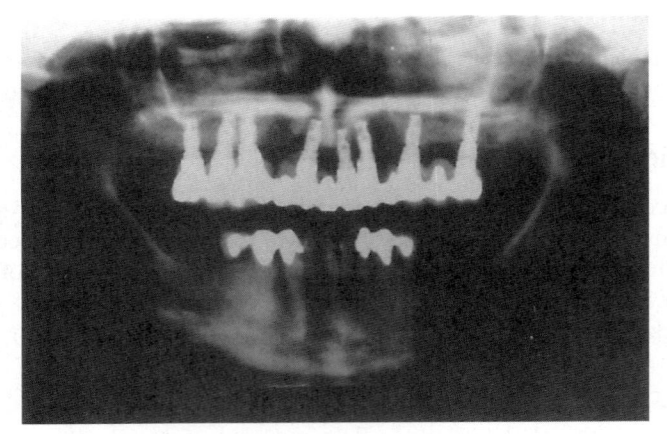

Figura 11.8 Implantes maxilares. A posição dos implantes está na dependência da quantidade de osso disponível. Enxertos ósseos podem ser necessários para a colocação de implantes posteriores.

Normalmente, quatro ou cinco implantes podem ser colocados entre os forames mentonianos para reter uma prótese que é parcialmente assentada em tecidos.

Na maxila os implantes colocados mais posteriormente, permitem um *design* mais arrojado. Onde quer que estejam colocados, um regime rigoroso de higiene bucal deve ser mantido para minimizar a perda óssea ao redor do implante.

Leitura Complementar

Peterson, L.R., Ellis, E., Hupp, J.R. & Tucker, M.R. (1998) *Contemporary Oral and Maxillofacial Surgery*, 3rd edn. Mosby-Year Book, Missouri.

CAPÍTULO 12
Tratamento das Infecções Cirúrgicas na Região Orofacial

J.G. Cowpe e J.G. Meechan

- Infecções agudas
- Diagnóstico
- Exames bacterianos
- Princípios do tratamento de infecções agudas
- Infecções da face, da cabeça e do pescoço
- Infecção crônica da mandíbula

Infecções agudas

As infecções agudas da região orofacial são causadas pela atividade patogênica de microrganismos como vírus, fungos e bactérias. A infecção cirúrgica é causada principalmente por infecção bacteriana; a progressão de qualquer infecção é determinada pela resposta do hospedeiro aos organismos invasores. Fatores relacionados aos microrganismos que são importantes incluem seu número e virulência. Os microrganismos variam em sua virulência e podem ser divididos em:

- Comensais
- Patógenos potenciais
- Patogênicos

Comensais

Esses podem se tornar patogênicos por uma alteração local ou resistência do hospedeiro. Fatores do hospedeiro que são importantes no que diz respeito ao estabelecimento de uma infecção incluem:

- Idade (a resistência é diminuída nos extremos da idade).
- Doença concomitante.
- Drogas (imunossupressores).
- Radioterapia (isso diminui o suprimento sangüíneo local).

Disseminação da infecção

Uma vez estabelecida a infecção pode se disseminar e isso é determinado por fatores do hospedeiro e do patógeno. A anatomia local é um importante fator do hospedeiro na direção da disseminação.

Existem três seqüelas importantes da disseminação da infecção na região orofacial:

- Obstrução das vias aéreas.
- Disseminação intracraniana.
- Septicemia.

A infecção pode expandir-se por uma das três vias:

- Planos e espaços teciduais.
- Vasos linfáticos.
- Sangue.

O tratamento imediato da infecção bucal requer a compreensão tanto dos fatores locais quanto sistêmicos.

Diagnóstico

O diagnóstico é feito pela história e pelo exame do paciente, complementados por investigações especiais adicionais. Os cinco sinais clássicos de infecção aguda são diagnósticos:

- Edema.
- Rubor.
- Dor ou sensibilidade.
- Calor.
- Perda de função.

Além disso, pode haver drenagem de pus e linfoadenopatia regional. Os sinais sistêmicos incluem:

- Temperatura elevada.
- Pulso acelerado.
- Mal-estar geral.

O quadro típico da fase aguda pode ser alterado quando drogas antibacterianas forem usadas ineficientemente, já que podem não ter vencido a infecção e causado um estado de equilíbrio entre as bactérias invasoras e as defesas do paciente.

A formação de pus em um abcesso superficial causa um amaciamento com flutuação, vermelhidão e intensa sensibilidade no centro da área inflamada. Em um abcesso profundo, afetando o pescoço, o pus pode disseminar-se amplamente e a flutuação pode ser mascarada por um aumento de volume edematoso e tenso nos tecidos sobrejacentes, o qual pode ser confundido com celulite. A temperatura do paciente continua a aumentar com a oscilação da temperatura sugerindo a presença de supuração.

Uma história médica clara e concisa é realizada, com considerações especiais em relação a distúrbios metabólicos ou sangüíneos. Em infecções muito agudas, recorrentes ou persistentes, investigações especiais devem ser efetuadas tais como:

- Análise de urina.

- Hemoglobina.
- Contagem total de células sangüíneas e contagem diferencial de células brancas – leucocitose.
- Glicemia de jejum.
- Hemoculturas.
- Taxa de sedimentação dos eritrócitos.

As radiografias podem não ser elucidadtivas na fase inicial de infecções agudas dos maxilares, a menos que tenha havido uma condição crônica prévia. Inicialmente, um abcesso dentário pode aparecer como uma radiolucência difusa, associada ao ápice de um dente desvitalizado. Depois de um período de aproximadamente 10 dias, alterações ósseas podem ser vistas como áreas periapicais localizadas ou como alterações mais difusas no caso de osteomielites.

A causa subjacente, como um dente desvitalizado, deve ser procurada, embora o tratamento não deva ser adiado até que a causa seja encontrada.

A partir da história, o clínico deve registrar:

- Duração da infecção.
- Alterações nos sinais e sintomas.
- Seqüência dos eventos.
- Tratamentos recebidos incluindo antibióticos prescritos.

A partir do exame, o clínico deve registrar:

- Edema, difuso ou localizado (flutuante).
- Linfoadenopatia.
- Trismo.
- Presença de seio.
- Alterações nos maxilares e dentes.
- Presença de febre (temperatura corporal).

Exames bacterianos

A investigação microbiológica pode exercer um papel importante no tratamento de um paciente com infecção supurativa orofacial. Todos os esforços devem ser feitos para se obter uma amostra adequada para qualquer paciente suspeito de ter uma infecção bacteriana. No laboratório o microrganismo será cultivado, identificado e indicará uma das drogas para a qual a bactéria será sensível.

Cultura e sensibilidade

Isso é obrigatório onde existe:

- Rápida disseminação da infecção.
- Infecção em paciente medicamente comprometido.
- Infecção sem resposta a antibioticoterapia.
- Infecções recorrentes.
- Osteomielite.
- Infecção pós-operatória.

Métodos para coleta de amostra

Aspiração

Se ainda não houve drenagem de coleções de pus, a aspiração é preferível para evitar perda de anaeróbios estritos oxigênio-sensíveis, antes do processamento. Em primeiro lugar, a superfície tecidual é completamente limpa e seca. Uma agulha, calibre 18, em uma seringa é inserida na parte mais significativa do inchaço e uma amostra é aspirada. Essa deve ser imediatamente vedada para evitar ressecamento e contaminação pelo ar, e enviada para o laboratório acompanhada de formulário microbiológico adequado com a data e a hora da coleta, natureza e local da amostra, método de coleta, terapia antibiótica anterior e atual, junto com qualquer informação clínica relevante. Os resultados da cultura e sensibilidade deverão estar disponíveis dentro de 36 a 48 horas.

Coletores (swabs)

Um coletor bacteriano deve ser usado para coletar pus, tanto de um seio extrabucal como de um abcesso drenado, através de uma incisão extrabucal, sendo importante que a pele e áreas adjacentes tenham sido completamente limpas anteriormente. Entretanto, coletores colocados dentro da boca estão sujeitos à contaminação pela saliva, então as culturas obtidas são freqüentemente descritas como flora oral mista. A coleta com *swabs* é o método menos confiável para obter-se um espécime para cultura e sensibilidade, porém pode ser indicado quando a aspiração não obteve sucesso.

Princípios do tratamento de infecções agudas

O tratamento de uma infecção depende de medidas gerais e locais.

Medidas gerais

O cuidado geral do paciente foi descrito no Capítulo 2.

Repouso

Quando a temperatura está elevada, o paciente deve permanecer em repouso na cama. Quando há intenso edema do pescoço ou assoalho bucal, ou o paciente está toxêmico, deve ser encaminhado para o hospital.

Suporte nutricional

Líquidos em abundância são administrados para combater a desidratação, que é uma complicação da febre alta. As toxinas circulantes são diluídas e sua excreção é facilitada por um aumento do volume de água.

Dieta

Uma dieta balanceada de carboidratos e proteínas de fácil digestão é indicada (Capítulo 2).

Analgesia

As infecções orofaciais são dolorosas e uma parte importante do tratamento é um bom controle da dor. Os analgésicos não-esteróides são as drogas de escolha, muitos dos quais têm a vantagem de serem antipiréticos. No caso de problemas nas vias aéreas, qualquer droga com efeito depressor respiratório, como opióides, deve ser evitada.

Controle da infecção

Os antibióticos nem sempre são necessários no tratamento de infecções. A drenagem, a remoção da causa, e as aplicações de calor podem ser suficientes para permitir que o paciente supere a condição, e os antibióticos não devem ser prescritos para substituir ou retardar essas medidas locais.

Indicações para antibioticoterapia

- Quando a cultura e a sensibilidade forem obtidas.
- Infecção contínua sem resposta.
- Disseminação sistêmica.
- Infecções crônicas.
- Infecções pós-cirúrgicas em pacientes debilitados ou medicamente comprometidos.
- Infecções pós–operatórias no sítio cirúrgico.

Infelizmente em muitas dessas situações não é possível esperar o resultado da cultura e os antibióticos são com freqüência prescritos cegamente, sendo a amoxicilina, uma penicilina de amplo espectro, a droga preferida. Uma dose de ataque de 3 g de amoxicilina via oral, rapidamente atinge concentrações bactericidas no sangue, e pode ser seguida por 250 mg ou 500 mg a cada oito horas. O metronidazol (200-400 mg a cada 8 horas) atinge bactérias anaeróbias que são freqüentemente organismos causadores de muitas infecções dentárias. A combinação de amoxicilina com metronidazol pode ser apropriada em infecções mais severas e pode ser necessário hospitalizar o paciente para administrar terapia antimicrobiana intravenosa, junto com drenagem cirúrgica. Uma vez que um antibiótico tenha sido prescrito, não deve ser alterado nas primeiras 48 horas a não ser que existam evidências bacteriológicas de resistência. Se uma melhora clínica estiver ocorrendo, apesar de evidências laboratoriais de resistência, isso não é essencial para alterar o tratamento. Não existe uma duração determinada para a administração de antibióticos e nenhuma base lógica em "completar o tempo". A antibioticoterapia não deve ser mantida após a resolução clínica ter ocorrido. A terapia com oxigênio hiperbárico é útil para promover a cicatrização óssea, já que aumenta a efetividade dos antibióticos e a vascularização dos tecidos que tenham sido submetidos à radioterapia.

Medidas locais

Medidas locais incluem:
- Remoção da causa.
- Instituição de drenagem.
- Prevenção da disseminação.
- Restabelecimento da função.

Remoção da causa

Este é o mais importante princípio no tratamento da infecção. Em infecções menores bem localizadas isso pode curar o problema imediatamente. Em outros casos, pode ser, inicialmente, uma simples instituição da drenagem e prevenir disseminação. Entretanto, se a causa não for removida, a infecção voltará. As causas de infecção bacteriana orofacial incluem:

- Polpas necrosadas.
- Doenças periodontais.
- Remanescentes ósseos avasculares (seqüestros).
- Corpos estranhos.
- Cálculos salivares.

Instituição de drenagem

A vermelhidão da pele, flutuação e um ponto de máxima sensibilidade indicam localização de pus (acúmulo). Quando isso ocorre, o pus deve ser drenado e uma incisão cirúrgica deixa muito menos cicatriz do que se o pus rompesse a pele espontaneamente. Para ser efetiva, a drenagem deve ser feita no ponto mais baixo do abscesso. Um dreno (Figura 7.6) sempre deve ser inserido para manter a abertura, enquanto a eliminação continua. Em celulites a drenagem não é efetuada até que a condição se localize, normalmente depois de 3 a 4 dias. Entretanto, quando um edema intenso, expansivo do assoalho bucal e do pescoço pode envolver a laringe e pôr em risco a via aérea, a cirurgia reduzirá a tensão nos espaços teciduais e não deve ser protelada.

Incisão intrabucal

Nas membranas mucosas, as incisões são feitas paralelas ao plano oclusal dos dentes, 1 a 2 cm de comprimento, com cuidado devido a estruturas subjacentes como o nervo mentoniano. As incisões menores são ineficientes.

Incisões extrabucais

As incisões através da pele devem evitar os ramos do nervo facial. Quando o abcesso é profundo e uma livre drenagem não é obtida através de uma simples incisão na pele, o método de Hilton de dissecação cega é executado, o que envolve a inserção de um fórceps de seio fechado dentro da ferida, que então é aberto lentamente, mas com firmeza para separar os planos dos tecidos moles; o fórceps é então retirado aberto, para evitar lesão em nervos ou vasos pelo fechamento às cegas.

Esse procedimento é repetido até que o abcesso seja alcançado e o pus seja drenado. Em infecções dentárias, uma área de osso cortical espesso pode ser sentida na maxila ou na mandíbula em que o periósteo tenha sido elevado.

Prevenção da disseminação

Isso é conseguido pelo repouso, pela drenagem e pelo uso de antibióticos. O repouso na parte afetada pode ser difícil quando lidamos com a região orofacial, no entanto, o trismo, quando presente, consegue isso naturalmente.

Restabelecimento da função

O paciente deve ser revisto após a fase aguda para termos certeza que a função está restabelecida. O trismo pode permanecer, necessitando de tratamento para melhorar a abertura bucal (Capítulo 17) e os elementos dentários podem precisar ser restaurados ou repostos. Outras causas como doença periodontal ou sialoadenite devem ser tratadas para prevenir recorrência.

Programação (timing)

A decisão de quando realizar vários procedimentos é de grande importância e requer muita experiência. Em infecções agudas com alta temperatura, deve ser iniciado um tratamento imediato com antibióticos. Se o pus estiver localizado, deve ser drenado sem demora e os testes de cultura e sensibilidade devem ser feitos. Os antibióticos podem ser iniciados cegamente e mantidos até estarem disponíveis os resultados dos testes de sensibilidade. Se não for possível realizar antes, a causa deve ser removida tão logo a fase aguda tenha passado.

Manutenção das vias aéreas

As infecções no pescoço podem causar edema de glote com sofrimento respiratório agudo. Em todos os edemas agudos, em que o inchaço dificulta a deglutição, os pacientes devem ser observados para sinais de dificuldades respiratórias e todos os instrumentos necessários para uma traqueostomia de emergência devem estar a mão. Para manter o controle das vias aéreas, uma entubação broncoscópica consciente pode ser necessária já que anestesia geral pode precipitar uma parada respiratória quando os músculos acessórios da respiração param de funcionar. A anestesia deve ser induzida depois que o controle das vias aéreas tenha sido atingido.

Infecções comuns na boca

Pericoronarite

A pericoronarite se apresenta como uma inflamação em torno da coroa de um dente em erupção ou parcialmente erupcionado, porém impactado. Em adultos é comum na mandíbula, particularmente associada com o terceiro molar inferior.
As causas da inflamação são:

- Infecção.
- Trauma pelo dente antagonista.
- Reação a corpo estranho devido à impactação alimentar.

Uma agressão aguda pode ser precipitada pelo traumatismo de um terceiro molar superior sobre o opérculo de um terceiro molar inferior (Figura 12.1), o qual então se torna infectado. O paciente se queixa de dor e sensibilidade no opérculo e de um gosto ruim. Quando severo, existe edema do assoalho da boca e face, com trismo. Pode haver dificuldade em engolir e temperatura elevada. A condição é rara na maxila.

Figura 12.1 Como é freqüentemente difícil ver se o terceiro molar superior está ocluindo sobre a gengiva inflamada que recobre um terceiro molar inferior parcialmente erupcionado, uma sonda dentária deve ser colocada distalmente ao terceiro molar superior e tracionada em direção a sua face oclusal com os dentes em oclusão. Isso não será possível se as cúspides superiores estiverem em contato com a gengiva inchada.

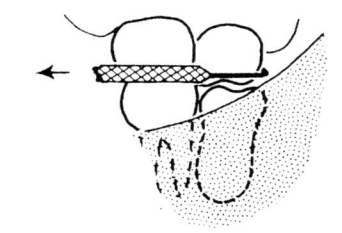

Diagnóstico

O diagnóstico é feito após confirmação radiológica da presença do dente impactado, e eliminada a possibilidade de doença apical ou periodontal nos dentes vizinhos.

Tratamento

O tratamento é em dois estágios, o primeiro direcionado à infecção e o segundo ao dente impactado. Na inflamação aguda, deve-se realizar lavagens bucais com água morna e sal, de hora em hora, sobre o opérculo afetado. É essencial eliminar qualquer trauma do dente oposto. Quando o dente superior não é funcional, pode ser extraído, imediatamente, sob anestesia local, certificando-se que haja um acesso satisfatório, mas quando o dente é funcional, as cúspides podem ser desgastadas para aliviar a região do opérculo. Se a temperatura estiver aumentada ou houver trismo, drogas antibacterianas são prescritas. A disseminação da infecção nessa região pode rapidamente envolver espaços teciduais próximos às vias aéreas (Figura 12.2), e um tratamento imediato e efetivo é essencial. O tratamento cirúrgico do dente impactado poderá ser prorrogado até que a fase aguda, principalmente o trismo, tenham sido solucionados, o que pode levar cerca de duas a três semanas, mas deve ser considerada a remoção imediata do dente se esse irá instituir a drenagem e a remoção da causa.

A operculectomia tem sido praticada, porém os resultados são insatisfatórios e é para ser condenada exceto onde o dente vai erupcionar em uma oclusão funcional.

Abcesso agudo periapical sem envolvimento de tecidos moles

A infecção periapical a partir de dentes não-vitais ou da doença periodontal pode tanto estar localizada e presente como uma condição crônica de baixo grau ou como

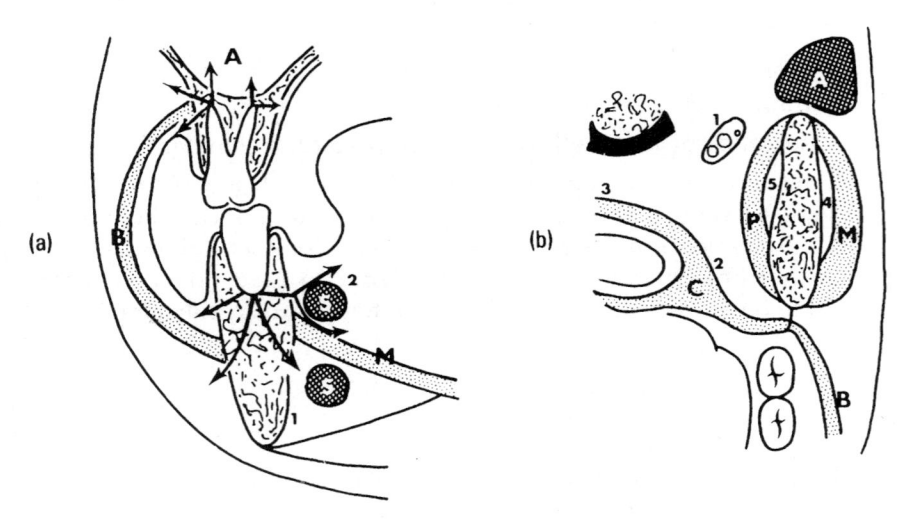

Figura 12.2 Disseminação da infecção: (a) Secção coronal através dos espaços teciduais da face e do pescoço. Observar: A o seio maxilar, B o músculo bucinador, M o músculo milohióideo, S a glândula salivar submandibular. Os Espaços mostrados são (1) o submandibular e (2) o sublingual. (b) Secção transversal através dos espaços teciduais da face e do pescoço. Observar: A glândula salivar parótida, B o músculo bucinador, C o músculo constritor superior, M o músculo masseter, P o músculo pterigóideo medial e (1) a bainha carotídea. Os espaços mostrados são (2) faríngeo lateral, (3) o retro faríngeo, (4) o submassetérico, (5) o pterigomandibular.

um granuloma apical com sintomas leves, ou pode supurar para formar um abcesso periapical agudo.

Diagnóstico

O paciente com abcesso periapical agudo irá queixar-se de dor severa e o dente afetado parece estar aumentado em seu alvéolo. Primeiramente, a dor pode ser fraca ao se ocluir no dente, porém mais tarde ela se torna intensamente sensível ao toque. Um exame em um estágio inicial não mostra envolvimento da mucosa bucal ou dos tecidos moles e sintomas sistêmicos estão freqüentemente ausentes.

Tratamento

Quando há possibilidade de se manter o dente, o canal radicular é aberto através da coroa para promover drenagem e acesso à terapia endodôntica; caso contrário, o dente deve ser extraído.

Abcesso subperiostal e disseminação nos tecidos moles

O pus do abcesso periapical agudo toma o caminho de menor resistência através do osso medular e se acumula na superfície epitelial mais próxima. Esse é freqüentemente o aspecto vestibular da maxila ou mandíbula em que o osso alveolar é mais fino. O pus rompe através do osso, acima ou abaixo da inserção do bucinador, o que determina se a drenagem ocorre via intrabucal ou através dos tecidos moles para a pele da face (Figura 12.2).

Na maxila o incisivo lateral e as raízes palatinas dos molares normalmente apresentam abcessos palatinos. Os dentes anteriores podem drenar para o interior da cavidade nasal e os posteriores para o interior do seio maxilar. Na mandíbula, a relação das raízes com a inserção do músculo milo-hióideo determina onde a drenagem lingual vai ocorrer. Os ápices do terceiro molar inferior e, em algumas ocasiões, do se-

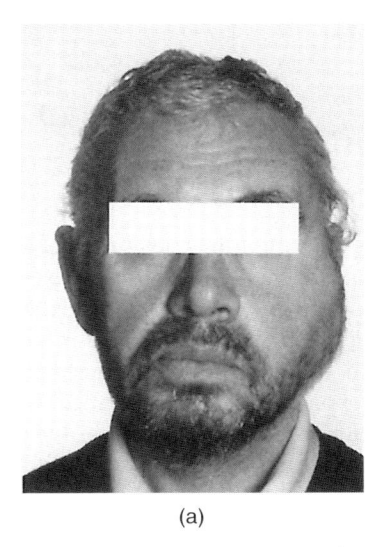

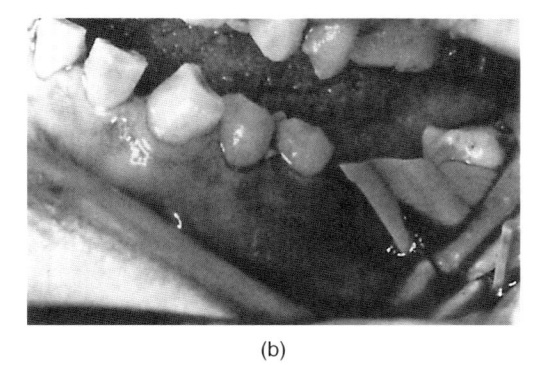

(a)

(b)

Figura 12.3 Infecção aguda: (a) dor vestibular aguda e edema submassetérico associado com extensa cárie do molar inferior: (b) drenagem intrabucal seguida pela remoção dentária.

gundo molar situam-se abaixo da inserção do milo-hióideo e assim pode ocorrer o acúmulo na pele. Os ápices remanescentes situados acima do milo-hióideo causam drenagem no assoalho bucal. Os abcessos periapicais podem drenar através do canal radicular ou membrana periodontal.

Apresentação e diagnóstico

Estão presentes os sinais cardinais da inflamação aguda com sintomas sistêmicos leves. Inicialmente há um tenso edema subperiostal muito doloroso próximo ao dente com algum edema facial. A redução da dor geralmente ocorre uma vez que o pus é liberado através do mucoperiósteo para a boca ou através do periósteo até os tecidos moles da face ou pescoço.

Tratamento

Se existe a presença de edema inflamatório o tratamento é o mesmo que para um abcesso periapical agudo. O pus abaixo do mucoperiósteo não costuma drenar através de uma extração e deve ser incisado e drenado. Os sintomas sistêmicos necessitam de antibioticoterapia (Figura 12.3).

Infecções da face, da cabeça e do pescoço

A disseminação da infecção via espaços teciduais, vasos linfáticos e sangue podem levar a sérias conseqüências de obstrução das vias aéreas, disseminação intracraniana e septicemia.

Disseminação através dos músculos e planos fasciais

A disseminação da infecção toma lugar através de espaços potenciais, normalmente preenchidos com tecido areolar frouxo. Esses espaços situam-se entre os músculos, os ossos e as vísceras que estão cobertos por condensações de fáscia que formam bainhas fibrosas fortes. Os planos fasciais de importância são:

- Cervical profundo.
- Pré-traqueal.
- Pré-vertebral.
- Bainha carotídea.

Fáscia cervical profunda

A camada superficial abrange o pescoço e previne infecções profundas localizando-se facilmente na pele. Iniciando-se na escápula, clavícula e manúbrio esternal, essa se difunde através do pescoço como um tubo contínuo inserido posteriormente ao ligamento nucal e anteriormente ao osso hióide. Divide-se na borda inferior da mandíbula, formando o espaço submandibular e, então se insere lingualmente à linha milo-hióidea e de forma vestibular para o espaço externo da mandíbula. Vestibularmente a fáscia é refletida sobre o arco zigomático onde, após, envolve a glândula parótida, inserindo-se no processo mastóide e na linha nucal superior do crânio. As invaginações são formadas no pescoço; a fáscia pré-traqueal, a continuação da superfície profunda, a qual envolve a traquéia e a glândula tireóide; a fáscia pré-vertebral, posicionando-se anteriormente aos músculos pré-vertebrais; e a bainha carotídea, que envolve os grandes vasos do pescoço. Todos esses se estendem para o tórax e podem proporcionar um caminho para disseminar a infecção até o mediastino. Há um

número potencial de espaços teciduais existentes no pescoço e na região orofacial pelos quais a infecção pode se disseminar:
- Espaço sublingual.
- Espaço submentoniano.
- Espaço submandibular.
- Espaço pterigomandibular.
- Espaço faringeano lateral.
- Espaço retrofaringeano.
- Espaço infratemporal.
- Espaço submassetérico.

Espaço sublingual

Dois espaços no aspecto medial da mandíbula se localizam acima do milo-hióideo, ambos continuando-se através da linha média e limitados pela inserção dos músculos supra-hióideos no osso hióide. Um espaço superficial localiza-se entre o milo-hióideo e o genio-hióideo, e um espaço profundo entre o genio-hióideo e o genioglosso. As infecções podem seguir lateralmente através do assoalho bucal ou posteriormente e causar edema inflamatório na laringe e dificuldade respiratória. A parte profunda da glândula submandibular se localiza no espaço sublingual e se curva ao redor e abaixo do músculo milo-hióideo, permitindo a comunicação entre os espaços sublingual e submandibular (Figura 12.2a).

Espaço submentoniano

O espaço submentoniano, abaixo do mento, drena para os espaços submandibulares.

Espaços submandibulares

Esses espaços são contínuos através da linha média e são limitados lateralmente pela fáscia cervical profunda e na parte superior pelo músculo milo-hióideo. A parte superficial da glândula submandibular localiza-se nesse espaço. As infecções podem seguir pelos molares inferiores e espaços contralaterais, que se comunicam com os planos faciais da faringe e do pescoço (Figura 12.4).

Espaço pterigomandibular

Esse espaço localiza-se entre o aspecto medial do ramo ascendente e do músculo pterigóideo medial e é limitado na parte superior pelo músculo pterigóideo lateral. Se comunica com a faringe lateral e os espaços infratemporais (Figura 12.2b).

Espaço faringeano lateral

Os limites desse espaço são: medialmente com o músculo constritor superior da faringe, lateralmente pelo músculo pterigóideo medial e anteriormente pela rafe pterigomandibular, onde a fáscia que recobre o constritor superior reflete-se para o músculo pterigóideo medial.

Posteriormente localiza-se o processo estilóide, músculos estilo-hióide e os estilofaríngeos, ao longo dos quais as infecções podem se disseminar para a laringe. Essa é próxima à bainha carotídea e comunica-se com os espaços submandibulares e sublinguais ao redor da glândula salivar submandibular, cuja parte posterior se estende para o espaço faringeano lateral. A glândula submandibular pode exercer um

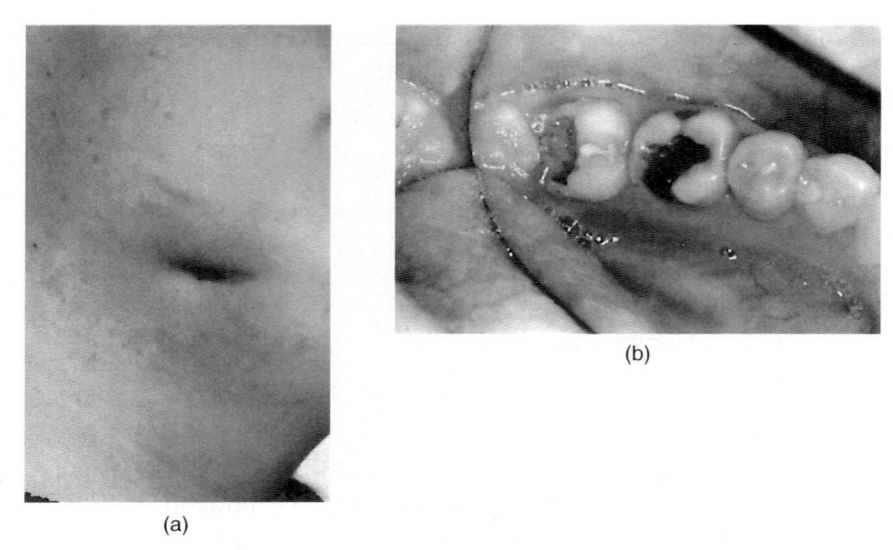

Figura 12.4 Infecção crônica: (a) região submandibular extrabucal associada com; (b) molar inferior seriamente cariado.

importante papel na disseminação da infecção, pois está ligada aos espaços submandibular, sublingual e faringeano superior (Figura 12.2).

Espaço retrofaringeano
Localizando-se entre os músculos constritores da faringe e os músculos pré-vertebrais, ele conecta os espaços faringeanos laterais direito e esquerdo (Figura 12.2b).

Espaço infratemporal
Esse espaço é limitado anteriormente pela tuberosidade maxilar, medialmente pela lâmina pterigóide lateral e ventre inferior do músculo pterigóideo lateral e lateralmente pelo tendão do temporal e pelo processo coronóide.

Espaço submassetérico
Esse é um espaço potencial entre o masseter e a face lateral da mandíbula.

Drenagem linfática

O couro cabeludo e a pele facial drenam para um grupo superficial de linfonodos em um círculo ao redor da cabeça. Eles são os occipitais, auriculares posteriores, parotídeos, e faciais. Os vasos eferentes desses nódulos passam abaixo das glândulas linfáticas superiores da cadeia cervical profunda. Os linfonodos submentonianos se localizam entre os ventres anteriores dos dois músculos digástricos e drenam o lábio inferior e a região dos incisivos da mandíbula. A linfa da língua anterior e o assoalho da boca passam para ao linfonodos submandibulares ou diretamente para a cadeia cervical profunda. Os linfonodos submandibulares situam-se no triângulo submandibular e drenam os vasos linfáticos ipsilaterais remanescentes dos lábios, das bochechas, da língua e maxilares, e então para os nódulos cervicais profundos que acompanham a veia jugular interna. A parte anterior da boca drena para o grupo inferior de linfonodos nesta cadeia, enquanto a parte posterior drena para o grupo superior de linfonodos. As condições patológicas das amígdalas e da boca podem resultar em aumento precoce dos linfonodos jugulodigástricos (linfonodos superiores) ao nível do ventre posterior dos digástricos.

A resposta do sistema linfático varia com a gravidade da infecção. As infecções agudas levam a linfangite – inflamação. Os microrganismos e suas toxinas nos linfonodos levam a linfadenites (aumento). As infecções virulentas podem levar à supuração e à formação de abscesso no linfonodo. É importante excluir outras causas possíveis de aumento dos linfonodos.

Disseminação via circulação sangüínea

A entrada de material infectado na corrente circulatória pode levar à septicemia ou toxemia, condições que são potencialmente fatais. Além disso, a rota intravenosa é uma maneira de se entrar na região intracraniana.

Disseminação intracraniana da infecção

Através de uma fonte intrabucal isso pode levar a:
- Trombose do seio cavernoso.
- Abscesso cerebral.

Trombose do seio cavernoso

Embora rara, essa é uma condição grave. O seio pode ser infectado por disseminação geral no sangue, tanto via veias angulares da órbita (após infecção de um dente anterior da maxila) ou por uma curta conexão venosa do plexo pterigóide (por dentes maxilares posteriores). Entre as estruturas que passam através desse seio estão os nervos que suprem os músculos da órbita, os ramos do nervo trigêmio e a artéria carótida interna. Os sinais oculares são:
- Oftalmoplegia (inabilidade de mover o olho).
- Ptose (queda da pálpebra superior).
- Proptose (extrusão do olho).

Abscesso cerebral

A entrada direta de material infectado pode ocorrer via planos teciduais, e acesso ao cérebro via bainha da carótida. Outra rota é via seios nasais após infecção de um dente molar superior obtendo acesso ao seio maxilar. Uma vez ali, a disseminação para outros seios nasais pode ocorrer e a ruptura da parede de um seio em contato com o cérebro pode resultar em disseminação intracraniana.

Infecções maxilares

Quando o pus acumula-se vestibularmente acima do bucinador formará um abscesso na bochecha e pode se disseminar em uma grande área pois não há nada para contê-lo. Esses dos dentes anteriores causam um abscesso infra-orbital que é sério pois pode ser seguido por trombose da veia facial, vaso que se anastomosa com veias orbitais que drenam para o seio cavernoso. Desta maneira a infecção pode passar da face para o seio cavernoso.

Os abscessos na bochecha podem se localizar em qualquer local da face, e quando drenados a incisão é realizada paralela aos ramos do nervo facial. A infecção do espaço infratemporal pode ser causada por injeções no nervo alveolar superior posterior aplicada atrás da tuberosidade da maxila ou por disseminação a partir do terceiro molar maxilar, espaço que pode ser drenado intra-oralmente através do sulco vestibular lateral e posterior à tuberosidade.

Infecções mandibulares

A disseminação da infecção vestibularmente, abaixo da inserção do bucinador, causa um edema na bochecha sobre o aspecto lateral da mandíbula, mas a borda inferior do osso continua palpável se o espaço submandibular não estiver envolvido. Uma incisão para drenagem pode ser executada sobre a face lateral da mandíbula.

Uma infecção do espaço submandibular leva a edema sobre a borda inferior da mandíbula e sobre o pescoço. Ela é drenada por incisão paralela ao bordo inferior na mandíbula, aproximadamente 2 cm abaixo dela para esquivar-se dos ramos mandibulares do nervo facial e dos vasos faciais.

Os espaços sublinguais são envolvidos quando a disseminação ocorre acima do milo-hióideo no assoalho da boca, que fica edemaciado e elevado, com dificuldades para deglutir. Esses espaços podem ser drenados por uma incisão no assoalho da boca mas, se o espaço submandibular também está envolvido, uma abordagem extrabucal é mais satisfatória.

A infecção do espaço pterigomandibular, com sintomas de trismo e dor na deglutição, pode acontecer após uma injeção no nervo alveolar inferior, ou por disseminação de uma infecção no terceiro molar inferior. Esse espaço e o espaço submandibular se comunicam com o espaço faringeano lateral que, se envolvido, provoca aumento do edema na parede lateral da orofaringe, e mesial e posterior ao ângulo da mandíbula, acompanhado por trismo e dificuldade para deglutir.

O espaço faringeano lateral, e através deste o espaço pterigomandibular, podem ser drenados por incisão realizada 2 cm abaixo do ângulo da mandíbula. Naqueles raros casos onde somente o espaço pterigomandibular está afetado ele pode ser aberto por incisão abaixo da borda anterior do ramo ascendente intrabucalmente.

A infecção do terceiro molar inferior pode também ocasionalmente evoluir de forma vestibular tanto sob a pele superficial ao masseter ou, com menor freqüência no espaço submassetérico (Figura 12.2b).

Angina de Ludwig

Se apresenta como celulite submandibular e sublingual bilateral. O edema tem bordas duras e a língua está elevada para cima e para frente pelo edema e pode protruir através dos dentes; o trismo pode ser severo. A infecção pode se disseminar para os espaços faríngeos laterais e, para baixo, para a laringe, causar edema de glote e asfixia, ou para o tórax via bainha da carótida ou para o seio cavernoso via plexo venoso pterigóide. Os casos severos podem requerer traqueostomia.

A celulite é tratada com antibióticos intravenosos e drenada bilateralmente por meio de drenos que se intercomunicam por incisões externas em direção ao assoalho da boca. As incisões são feitas abaixo da região molar inferior da mandíbula e uma dissecação cega, usando o método de Hilton, é executada sobre a segunda incisão no assoalho da boca. A drenagem é feita a partir da região intra para a extra-oral; pus raramente é encontrado, mas a congestão usualmente é aliviada.

Osteomielite

A osteomielite é uma infecção que envolve todas as camadas do osso em que uma necrose disseminada pode ocorrer, que é rara na maxila pelo rico suprimento sangüíneo, mas, ocasionalmente, pode afetar o palato anterior onde o osso é mais espesso. Ela é mais comum na mandíbula, usualmente como resultado de infecção dentária, trauma ou infecção hematogênica. O desenvolvimento depende de organismos altamente virulentos, baixa resistência do paciente e ausência de drenagem. A incidência tem reduzido com a antibioticoterapia. A apresentação de edema inflamatório crônico complicado por episódios subagudos é mais comum, o qual pode ser controlado por um longo período de antibioticoterapia. Os períodos curtos de antibióticos podem suprimir mas não curar, contribuindo para uma extensa destruição do osso.

Apresentação

O pus segue através da medula óssea (ao invés de através de estreitos trajetos nos tecidos moles). Ele alcança a placa cortical em muitos pontos levantando o periósteo e privando várias áreas do suprimento sangüíneo. O pus pode drenar através de fístulas e a situação entra numa fase crônica. A limitação da infecção é obtida por meio dos osteoclastos que separam o osso necrosado (seqüestro) que é circundado por tecido de granulação. Os osteoblastos iniciam a reparação e o suporte do osso enfraquecido apondo uma nova camada de osso – (invólucro). A drenagem continua até o seqüestro ser removido. Se a drenagem é inadequada, uma disseminação lenta com formação de novos seqüestros pode continuar indefinidamente.

Diagnóstico

Os sintomas podem incluir aqueles das infecções agudas, dor severa, febre, dentes com sensibilidade à percussão e com mobilidade, perda sensorial mentoniana intermitente na mandíbula. O edema facial logo aparece, seguido por drenagem de pus e formação de fístula. O osso irregular desnudo é palpado na base das fístulas.

As radiografias são inicialmente negativas, mas, após 10 dias, áreas radiolúcidas irregulares são vistas. Tardiamente, os seqüestros aparecem como radiopacidades circundadas por zonas radiolúcidas. A destruição óssea pode levar a fraturas patológicas visíveis nas radiografias.

Tratamento

A internação hospitalar é recomendada e algumas altas doses de antibióticos e drenagem via incisão extrabucal são prioridades. Somente dentes muito frouxos ou necrosados devem ser removidos enquanto a aplicação de calor deve ser evitada porque pode disseminar a infecção.

O oxigênio hiperbárico pode ser útil e os antibióticos devem ser continuados por pelo menos 14 dias após a doença ter sido controlada.

Sequestrectomia

A remoção de seqüestros sob cobertura antibiótica é uma parte essencial no tratamento. Uma clara linha radiolúcida em volta do seqüestro na radiografia sugere simples remoção do seqüestro. Os seqüestros acima do canal do alveolar inferior podem ser removidos intra-oralmente com o defeito resultante deixado aberto com curativos. O seqüestro na borda inferior requer uma incisão na mesma região; se uma fístula estiver presente, essa deve ser incorporada à linha de incisão. O tecido necrosado é retirado e a área cuidadosamente curetada para expor tecido ósseo sadio e sangrante; um dreno é colocado.

A descortização de Mowlem envolve remoção da parede vestibular espessa e pobremente vascularizada na área doente, que promove crescimento de tecido de granulação e acelera a cicatrização.

Fascite necrotizante aguda

Essa infecção agressiva e de disseminação rápida da fáscia e dos músculos se apresenta depois de traumas ou no pós-operatório de pacientes debilitados. A pele apresenta-se mosqueada (multicolorida) escurecida e com áreas de necrose. Há envolvimento de organismos aeróbios e anaeróbios e o tratamento consiste de drenagem, debridamento do tecido necrótico e altas doses de antibióticos intravenosos.

Mediastinite

Esta infecção muito severa pode se disseminar através de espaços fasciais orofaciais, via espaços cervicais profundos para afetar o mediastino. Se apresenta com febre, dor torácica, mal-estar geral e temperatura aumentada. O tratamento é direcionado para remover a fonte. A incisão e a drenagem dos espaços cervicais e do mediastino com uso prolongado de altas doses de antibióticos são necessários. Existe alta taxa de morbidade e mortalidade com as possíveis seqüelas de dano a grandes vasos e falência cardíaca.

Infecção maxilar aguda em crianças

Uma rara infecção estafilocócica afeta a maxila, usualmente em crianças de poucos semanas de idade.

Etiologia

A infecção decorre de um parto traumático, de abrasões da boca ou de infecção hematogênica.

Apresentação e diagnóstico

A doença é de início rápido com todos os sinais de infecção aguda. A criança se apresenta muito doente, com alta temperatura, edema da bochecha com fechamento do olho, drenagem de pus das narinas e/ou fístulas intrabucais. Os dentes parcialmente calcificados podem estar desvitalizados e seqüestrar. Ocasionalmente, margens ósseas mais espessas, como a margem infra-orbitária, pode ser seqüestrada. As radiografias não são úteis pois a maxila, nessa idade, consiste de fino osso ao redor de um "saco de dentes".

Tratamento

O paciente deve ser admitido sob os cuidados de um pediatra para antibióticos e drenagem. Posteriormente qualquer seqüestro (osso, dentes) pode requerer remoção para evitar uma fase crônica.

Osteomielite em crianças

Pode ocorrer agudamente na mandíbula, seguindo febre exantematosa, amigdalite, sinusite ou doença do ouvido médio. Os sintomas são similares aos do adulto. Os dentes não-erupcionados podem estar exfoliados e as complicações incluem envolvimento de centros de crescimento e deformidades subseqüentes ou anquilose das articulações. O tratamento é igual ao dos adultos.

Infecção crônica da mandíbula

Abscesso periapical crônico

Um abscesso periapical agudo pode se tornar crônico se a causa não for removida e ele drenar através de uma fístula. O bloqueio das fístulas pode contribuir para exacerbações agudas e o tratamento inclui extração ou tratamento endodôntico, com ou sem apicectomia subseqüente. Em raras ocasiões fístulas extrabucais podem ocorrer e, se causarem problemas estéticos, podem requerer excisão (Figura 12.4).

Tuberculose

A tuberculose atualmente é mais comum, em particular em populações de imigrantes, podendo disseminar para a boca pela expectoração infectada ou pela via hematogênica, usualmente secundária à infecção pulmonar. O organismo causador é *Mycobacterium tuberculosis*. A adenite tuberculosa cervical pode ser uma infecção primária, presente como linfonodos aumentados, não-dolorosos.

Apresentação e diagnóstico

A língua é freqüentemente afetada com úlceras profundas irregulares e dolorosas. Um esfregaço das úlceras da boca deve ser coletado para realização de cultura e o tórax radiografado para outros focos de infecção. A osteomielite da mandíbula pode ocorrer, caracterizado por edema doloroso, localizado, de longa duração, que pode drenar na borda inferior da mandíbula. Os seqüestros podem estar presentes e uma infecção secundária pode ocorrer.

Tratamento

O tratamento é inicialmente direcionado para o cuidado geral do paciente. As medidas locais incluem antibióticos, drenagem e seqüestrectomia, quando apropriado. Drogas como isoniazida, rifampicina e pirazinamida são administradas, e a análise de rotina com culturas da lesão e do escarro é realizada.

Actinomicose

É uma infecção crônica causada pelo *Actinomyces israelii* que pode afetar a face e pescoço, os pulmões ou o abdome.

Diagnóstico

O paciente queixa-se de um edema "consistente" nodular, endurecido usualmente sobre o ângulo da mandíbula. Algumas vezes apresenta uma cor azulada e tende a formar múltiplas fístulas, que drenam pus contendo "grânulos de enxôfre". Esses, se examinados microscopicamente, mostram os microrganismos.

Algumas vezes a doença ocorre como uma infecção mista e se apresenta como um abscesso agudo típico que não cura espontaneamente. Nesses casos, culturas freqüentes para anaeróbios devem ser feitas porque é difícil isolar o microrganismo e o diagnóstico não pode ser estabelecido definitivamente sem uma cultura positiva. Raramente o osso é também envolvido.

Tratamento

Os antibióticos são prescritos, por um período de 4-6 semanas. A cirurgia é limitada à drenagem das lesões superficiais, mas se o osso está envolvido a área afetada pode ser curetada e deixada aberta com curativos e os dentes envolvidos extraídos.

Leitura Complementar

Ingham, H.R., Kalbag, R.M., Tharagonnet, D., High, A.S., Sengupta, R.P. & Selkon, J.B. (1978) Abscesses of the frontal lobe of the brain secondary to convert dental sepsis. *Lancet*, 2, 8088.

Iwu, G.O. (1990) Ludwig's angina: report of seven cases and review of current concepts on management. *British Journal Oral and Maxillofacial Surgery*, **28**,189.

Lewis, M.A.O., MacFarlane, T.W. & McGowan, D.A. (1990) A microbiological and clinical review of the acute dentoalveolar abscess. *British Journal Oral Maxillofacial Surgery*, 28, 359.

Rud, J. (1970) Removal of impacted lower third molars with acute pericoronitis and necrotising gingivitis. *Br. J. Oral Surg.*, **7**(3), 153-60.

CAPÍTULO **13**

Tratamento dos Cistos dos Maxilares

- Tipos
- Diagnóstico
- Tratamento
- Cistos de desenvolvimento de origem não-odontogênica
- Cistos não-epiteliais
- Cistos de tecidos moles
- Cistos salivares (mucocele)

Um cisto pode ser definido como uma radiolucidez que se apresenta normalmente preenchido por líquido e apresenta um revestimento. O revestimento é com freqüência epitélio e na boca pode ser de origem odontogênica ou não-odontogênica. Um cisto deve ser diferenciado de outra patologia que possa assemelhar-se a ele, particularmente uma neoplasia.

Os cistos comuns dos maxilares que se originam do epitélio de origem dentária são:

- Cistos dentários ou periodontais.
- Cistos residuais.
- Cistos dentígeros.
- Cistos de erupção.
- Ceratocistos.

Tipos

Cistos dentários ou periodontais

Formam-se a partir de células epiteliais ou restos de Malassez que são os remanescentes da bainha de Hertwig. Eles permanecem por toda a vida, espalhadas em grupos, na membrana periodontal. Uma infecção crônica pode estimular a proliferação dessas células e a formação de cistos revestidos por epitélio nos maxilares. Eles ocorrem principalmente nos ápices de dentes necrosados, mas podem ser encontrados ocasionalmente na região lateral radicular, quando então são chamados de cistos periodontais laterais.

Cistos residuais

Ocorrem em áreas edêntulas dos maxilares e acredita-se que são cistos dentários que estavam presentes antes da exodontia do dente necrosado e que continuam o seu desenvolvimento.

Cistos dentígeros

Formam-se entre o epitélio reduzido do esmalte do folículo em torno do dente em desenvolvimento e sua coroa.

Cistos de erupção

São os cistos que se formam sobre dentes em erupção. Acredita-se que aqueles que se desenvolvem sobre dentes decíduos ou sobre os permanentes sem o antecessor decíduo são originados de células do órgão do esmalte. Quando houver a formação do antecessor decíduo as células dos restos de Malassez desse dente podem originar um desses cistos.

Acredita-se que os cistos de origem dentária acima descritos aumentam o tamanho tanto pela liquefação contínua de suas células descamadas (as quais formam o colesterol que dá ao conteúdo a aparência dourada característica) ou como resultado da pressão osmótica positiva dos conteúdos hipertônicos que promove a entrada de água dos tecidos para o seu interior.

Ceratocistos (cistos primordiais)

Diz-se que originam-se a partir da lâmina dentária ou a partir do órgão do esmalte de um germe dentário. O seu revestimento é de epitélio bem diferenciado que pode mostrar orto ou paraceratose. Acredita-se que aumentam o seu tamanho por divisão mural. Abaixo do epitélio há tecido fino fibroso o qual pode ser facilmente rompido e cistos satélites além dos limites do corpo principal da lesão. Por essas razões, são conhecidamente difíceis de serem removidos e apresentam tendência à recidiva após o tratamento. A taxa de recorrência é descrita como sendo de 20-60%. A remoção completa de todo o revestimento desses cistos para evitar a recidiva é de grande importância; os seus conteúdos apresentam menos proteína solúvel (abaixo de 5 g por 100 mL) que os cistos dentários.

Diagnóstico

O diagnóstico pode ser difícil porque, na maioria dos casos, a apresentação ocorre em radiografias de rotina. Deve-se obter a confirmação histológica, rigorosamente, de qualquer diagnóstico.

História

O paciente freqüentemente não apresenta dados, pois muitos cistos podem escapar à atenção até que eles se tornem infectados. Os cistos maiores podem causar aumento de volume dos maxilares ou da face o que, nos edêntulos, pode associar-se à dificuldade de adaptação de próteses. Na mandíbula, a pressão sobre o nervo alveolar inferior quase nunca causa anestesia ou parestesia mentoniana, um ponto de diferenciação importante dos tumores. Em certas ocasiões, os cistos alcançam proporções tais que a reabsorção óssea excessiva causa uma fratura patológica. Eventualmente, a maioria dos cistos se torna infectada com sintomas agudos e, naqueles que se expandiram para os tecidos moles, há um maior aumento de volume.

Exame

Um cisto de erupção apresenta-se como um aumento de volume pequeno e azulado na gengiva sobre um dente não-irrompido. Os cistos dentários não-infectados, residuais ou dentígeros são indolores e não apresentam sensibilidade à palpação. Quando são pequenos e intra-ósseos não geram alteração na forma do alvéolo. O cistos maiores causam uma expansão óssea demarcada, lisa e arredondada, que pode se reduzir a uma camada fina de cortical óssea. Essa cortical se comprimido é resiliente e pode dar lugar a uma crepitação semelhante à casca de ovo. Tem-se dito que na mandíbula essa expansão ocorre somente na cortical vestibular, mas algumas vezes é observada por lingual também. Onde o cisto invadiu os tecidos moles, observa-se que o aumento de volume é flutuante e pode-se fazer um frêmito explícito ao se passar por ele. Nesse estágio, se a membrana mucosa está fina, apresentará uma coloração azulada. Os cistos infectados apresentam todos os sinais clássicos de infecção aguda e podem apresentar-se com drenagem de pus.

Os dentes ausentes devem ser anotados e os dentes presentes devem ser cuidadosamente examinados em relação a cáries, doença periodontal e mobilidade. Pode-se suspeitar de um cisto dentígero no local de um dente ausente no arco sem qualquer história de exodontia prévia. Os dentes necrosados e com tratamento endodôntico são associados a cistos dentários e deve-se testar a vitalidade de todos os dentes próximos à lesão por meio de um teste elétrico pulpar (*pulp tester*) e os resultados devem ser comparados com os dentes similares do lado não-afetado. Se ocorrer qualquer demora entre o diagnóstico e a cirurgia esses testes devem ser repetidos imediatamente antes da cirurgia, pois os cistos não se originam somente de dentes necróticos, mas sua expansão também pode desvitalizar os dentes adjacentes.

Os ceratocistos podem se apresentar como cistos semelhantes aos dentários, mas ocorrem mais comumente na região dos terceiros molares inferiores ou posteriormente a estes, e invadem com extensão o ramo ascendente. Eles tendem a se expandir ântero-posteriormente no osso medular da mandíbula e alcançam certo tamanho com expansão mínima da cortical óssea. O diagnóstico pode resultar de um episódio de infecção ou como resultado de uma radiografia de rotina (Figura 13.1). Os ceratocistos múltiplos e recorrentes estão associados com carcinomas de células basais e algumas anormalidades esqueléticas na síndrome de Gorlin-Goltz. Esses pacientes requerem acompanhamento cuidadoso e encaminhamento apropriado quando necessário.

Radiografia

As radiografias apicais intrabucais normalmente são suficientes para os cistos menores. Os cistos maiores podem requerer tomadas extrabucais e oclusais dos maxilares para definição de sua extensão, o que é demonstrado por radiografias realizadas em dois planos, pois o planejamento do tratamento depende do conhecimento do seu tamanho e de sua relação com outras estruturas vitais que podem invadir.

Os cistos aparecem como áreas arredondadas, radiolúcidas claramente demarcadas do osso normal por uma linha delimitante fina, radiopaca, de osso compacto (Figura 13.1). Essa linha não está normalmente presente em radiografias de granulomas apicais e está com freqüência ausente ou com limites imprecisos nos cistos infecta-

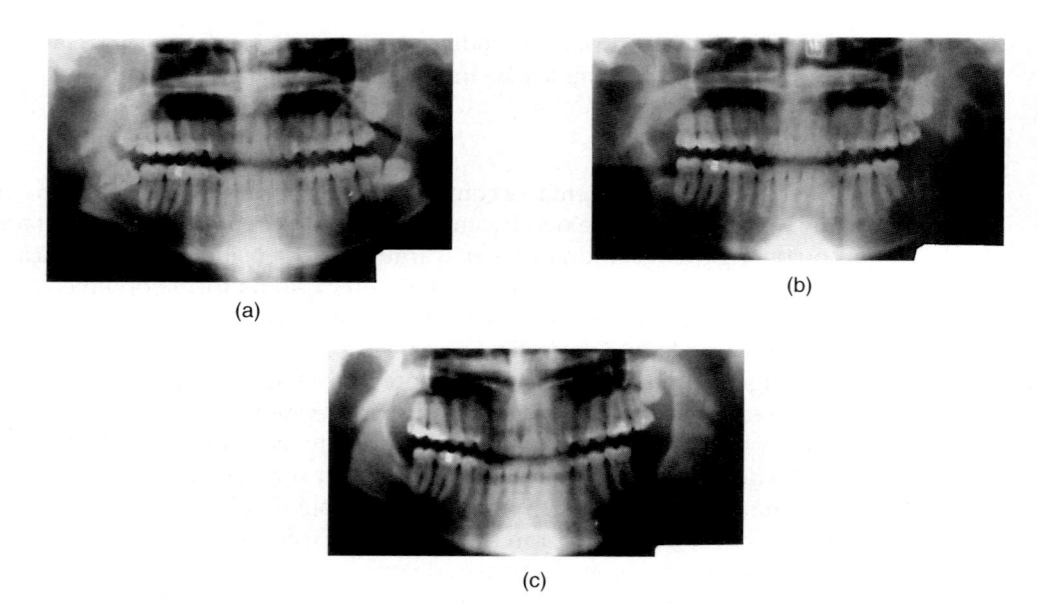

Figura 13.1 Ceratocisto: (a) na consulta inicial; observar a reabsorção do ápice do primeiro molar; (b) Aspecto no pós-operatório imediato; (c) Aspecto após seis meses demonstrando cicatrização óssea. A função do nervo alveolar inferior não foi afetada.

dos. Os cistos periodontais apicais estão associados a raízes de dentes necrosados e podem fazer sombra sobre, ou deslocar, as raízes dos dentes adjacentes os quais, embora aparentemente envolvidos, podem ainda estar vitais. Os cistos dentários, em particular os ceratocistos, se lobulados podem simular o ameloblastoma ou o granuloma reparador de células gigantes.

Algumas vezes é difícil dizer se uma área radiolúcida na maxila é um cisto ou uma loja do seio maxilar. Por isso, é necessário comparar as radiografias com as respectivas do lado oposto; se uma loja semelhante está presente é porque essa área radiolúcida é provavelmente parte do seio. Se todos os dentes estão firmes e com vitalidade, é improvável a presença de um cisto. Enfim, se ainda persistem dúvidas, a área pode ser aspirada e se for coletado ar, e não fluido, com certeza é parte do seio maxilar.

Fluidos radiopacos

Quando houver dúvida quanto ao tamanho e às relações de um cisto, o seu conteúdo pode ser aspirado e pode-se introduzir um fluido radiopaco no interior do mesmo. Em cavidades maiores pode ser possível repor somente uma porção do conteúdo do cisto, mas os seus limites podem ser definidos através de radiografias feitas com a cabeça em diferentes posições para que o meio radiopaco estenda-se para as margens duvidosas.

Aspiração

É utilizada uma seringa com agulha de calibre amplo, pois o conteúdo pode ser espesso. Os cistos não-infectados não devem ser aspirados além de 24 horas antes da cirurgia para evitar a introdução de infecção. Naqueles recobertos por uma camada espessa de osso pode ser melhor aguardar a aspiração até que, no momento da cirurgia, um retalho seja descolado e o osso removido.

Todos os cistos de qualquer tamanho deveriam ser aspirados antes da cirurgia. É uma medida de diagnóstico importante a qual pode preservar o cirurgião de muito embaraço por abrir acidentalmente um tumor sólido ou, o que é pior, um hemangioma central. A avaliação microscópica do líquido aspirado deve mostrar a presença de colesterol.

Além disso, somente dessa forma o ceratocisto pode ser diferenciado de outros cistos odontogênicos antes da aspiração. Através da eletroforese do conteúdo aspirado o qual mostrará, no caso dos ceratocistos, menos de 5 g de proteínas solúveis em 100 mL ao passo que outros cistos dentários mostrarão quantidades similares àquelas do soro do paciente.

Diagnóstico diferencial

Todas essas lesões podem assemelhar-se a cistos pelas suas aparências radiográficas:

- Cisto ósseo solitário.
- Cavidade óssea de Stafne.
- Cisto ósseo aneurismático.
- Granuloma central de células gigantes.
- Ameloblastoma.
- Mieloma.

Quando houver dúvidas devem ser realizadas bioquímica do sangue, aspiração e biópsia.

Avaliação

Inclui uma estimativa do tamanho da lesão e, particularmente na mandíbula, a extensão da reabsorção óssea. Se houver o risco de fratura patológica os meios para se reduzir e fixar a mandíbula devem estar disponíveis (ver Capítulo 14). Entretanto, vários cistos que ocupam toda a profundidade da mandíbula nas radiografias laterais normalmente apresentam uma tábua lingual robusta a qual mantém adequadamente a continuidade óssea durante a cirurgia.

A relação do cisto com as estruturas adjacentes é mais importante. Os dentes vitais que tiverem condição periodontal satisfatória e que são funcionais devem ser preservados. Deve-se considerar a manutenção de dentes não-vitais em pacientes com boa condição bucal, o que pode ser feito através do tratamento endodôntico e apicectomia proporcionando que no mínimo, a metade coronal da raiz esteja firmemente envolvida por osso alveolar saudável. Os dentes não-vitais devem ser extraídos se não forem funcionais, se apresentarem mobilidade, se a condição periodontal for pobre e o paciente já faz uso de uma prótese total. Se o diagnóstico de ceratocisto for confirmado, a extração dos dentes envolvidos pode ser prudente para assegurar a remoção de todo o revestimento cístico devido aos relatos de uma alta taxa de recidiva.

Os cistos dentígeros contêm dentes e nos pacientes jovens em que estes estão razoavelmente bem localizados, o tratamento pode ser direcionado para salvar o dente e permitir a sua erupção na arcada.

Os cistos podem estar muito próximo do seio maxilar, assoalho nasal ou do canal mandibular, os quais são estruturas importantes que não devem ser lesadas e podem modificar o plano de tratamento. Um cisto amplo pode obliterar parcialmente ou mesmo completamente o seio maxilar. Na mandíbula o nervo alveolar inferior pode ser excessivamente deslocado, de modo semelhante.

Tratamento

Os cistos com processo infeccioso agudo são tratados com drogas antibacterianas e por drenagem; cirurgia adicional deve ser adiada até que a fase aguda seja resolvida. Existem dois métodos para tratamento dos cistos: enucleação e marsupialização.

Enucleação

Nesse procedimento todo o revestimento do cisto é removido e por essa razão, e pela cicatrização ocorrer mais rapidamente após a enucleação, esse é o melhor tratamento, particularmente para os ceratocistos, e deveria ser utilizado sempre que possível. Embora aplicável para todos os tipos de cistos é raramente necessária para o tratamento dos cistos de erupção e é contra-indicada para os cistos dentígeros se estiver planejada a preservação do dente envolvido.

Cistos apicais pequenos onde se planeja a manutenção do dente (apicectomia)

Geralmente involuem ou permanecem estáticos após tratamento endodôntico adequado por via convencional. Se há evidência de uma radiolucidez em evolução, ou o tratamento endodôntico é mecanicamente impossível, então a remoção do cisto juntamente com o terço apical da raiz pode estar indicada. A incisão é realizada em torno do colo do dente afetado com uma ou duas incisões divergentes até o fundo de vestíbulo bucal. O retalho é então descolado para exposição do osso sobre o ápice (Figura 13.2).

A posição da raiz no interior do osso alveolar é estimada e o terço apical é exposto. Pode-se realizar esse procedimento com uma broca com formato esférico de tamanho médio. O osso é então removido para expor a área cística, tomando cuidado para evitar lesar ou mesmo expor as raízes dos dentes adjacentes. O terço apical da raiz é seccionado utilizando uma broca de fissura n° 5. A porção anterior da raiz deveria ser removida rente com o osso alveolar mas em bisel para possibilitar o acesso retrógrado ao canal radicular (Figura 13.2).

O revestimento do cisto é então enucleado o que não significa curetagem, mas implica em uma separação do cisto de forma cuidadosa e metódica do osso, para que o revestimento seja removido intacto do osso sem rompimento se possível. As curetas (de Mitchell) podem ser utilizadas, se mantidas bem adaptadas contra o osso, pa-

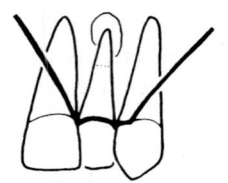

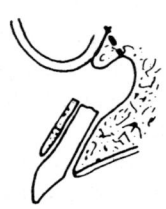

Figura 13.2 Apicectomia. Esquerda: retalho para apicectomia – linha pontilhada demonstra o nível proposto da secção radicular. Direita: após a secção radicular. Notar o nível do corte radicular nivelado com a margem óssea. O aplainamento pode ser completado através da remoção da cortical óssea vestibular ao nível da linha pontilhada.

ra dissecar o cisto gentilmente (Figura 13.3). No local onde o revestimento estiver firmemente aderido, uma tira de gaze de 1,5 cm umedecida com solução salina ou em peróxido de hidrogênio diluído pode ser introduzida com cuidado no interior da cavidade para separar os dois tecidos (Figura 13.3). O revestimento é enviado para avaliação histológica, examinando-se a cavidade para verificar se há remanescentes de tecido de granulação ou de revestimento cístico, que estão freqüentemente logo atrás da raiz do dente envolvido e são removidos através da curetagem das paredes ósseas; nada deve ser deixado para se evitar a recidiva da lesão. O vedamento apical do tratamento endodôntico deve ser avaliado; se estiver inadequado deve ser realizada a obturação retrógrada no ápice radicular. A cavidade é irrigada abundantemente e o retalho é reposicionado e suturado.

Quando há uma coroa protética não se indica a incisão na margem gengival, se realiza então uma incisão semi-lunar com 3 cm de comprimento distante pelo menos 0,5 cm da margem gengival. Deve-se ter cuidado quando da remoção óssea para se assegurar que ao final da cirurgia a margem do retalho seja reposicionada adequadamente com suporte ósseo.

Enucleação de cistos odontogênicos maiores

Os principais problemas no tratamento de cistos grandes por meio da enucleação são prover um retalho que proporcionará um fechamento adequado e estabelecer a máxima quantidade de coágulo que irá se organizar sem se liquefazer ou se tornar infectado. Quando esses objetivos são atingidos o cisto cicatrizará por primeira intenção com deformidade mínima.

Retalho

É realizada uma incisão na margem cervical dos dentes ou ao longo da crista alveolar em pacientes edêntulos. O seu desenho deve assegurar que no momento do fechamento as margens estejam sobre osso sadio e assim deve ser estendido adequadamente para permitir a extração dos dentes que podem ser necessários durante o procedimento. Um retalho em envelope ou em forma de três lados é adequado para a maioria das situações (ver Capítulo 8). No local onde a reabsorção óssea fez com que o revestimento do cisto e o mucoperiósteo ficassem em aposição, esses devem ser separados sem que ocorra a laceração de ambos e o retalho deve ser rebatido acima do revestimento cístico sobre o osso. Normalmente, essa é a parte mais difícil da cirurgia.

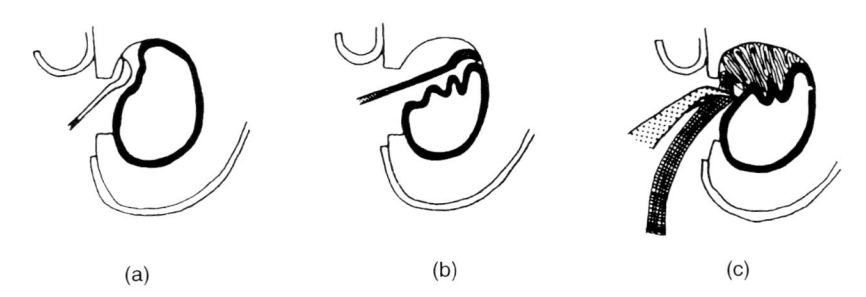

Figura 13.3 Enucleação cística. (a) Cureta utilizada para enuclear o cisto com a parte convexa (costas) da mesma voltada para a parede do cisto. (b) No maior diâmetro do cisto a cureta é girada para que a sua concavidade fique voltada para o revestimento do cisto. (c) Colocação de uma tira de gaze úmida entre o cisto e o osso para separá-los.

Remoção óssea

Pode ser necessário remover finas camadas de osso do revestimento cístico se esse for fino o suficiente, mas alguma quantidade de osso deve ser normalmente removida com brocas, para permitir amplo acesso à cavidade. O rebordo alveolar deve ser poupado o máximo possível para facilitar o uso de próteses. Qualquer dente que apresentar um prognóstico ruim deve ser removido, se o mesmo estiver em contato direto com a cápsula cística deverá acompanhar o espécime para avaliação histológica.

Enucleação

Todo o revestimento cístico deve ser enucleado e após a sua remoção deve ser cuidadosamente avaliado para verificação de rompimentos ou perdas. O cirurgião só pode estar seguro de não ter deixado remanescentes da lesão somente onde este estiver intacto. A cavidade é sistematicamente examinada e qualquer remanescente de tecidos moles deve ser curetado, o que é particularmente importante quando se suspeita de ceratocisto. As margens ósseas devem ser aplainadas para fornecer uma transição suave da cavidade óssea para a superfície do osso (Figuras 13.4, 13.5 e 13.6). O aplainamento

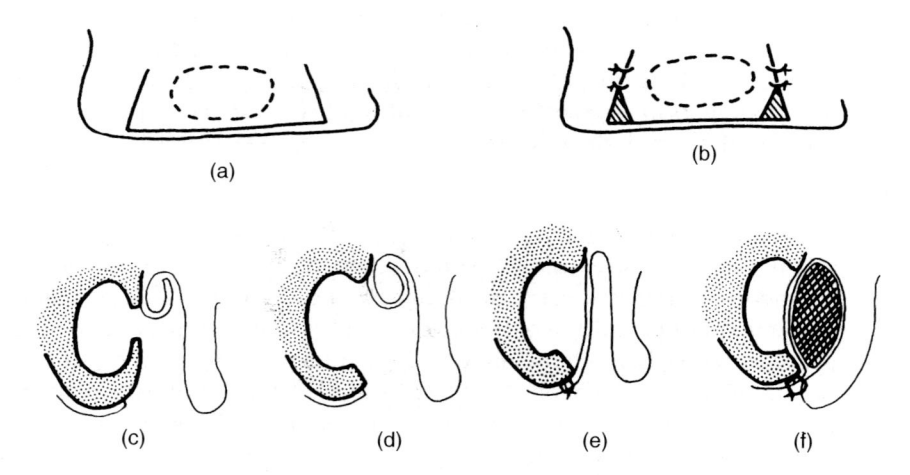

Figura 13.4 Enucleação de cístos dentários amplos. (a) Secção da cavidade cística antes do aplainamento. (b) Após o aplainamento. (c) Reposicionamento do retalho.

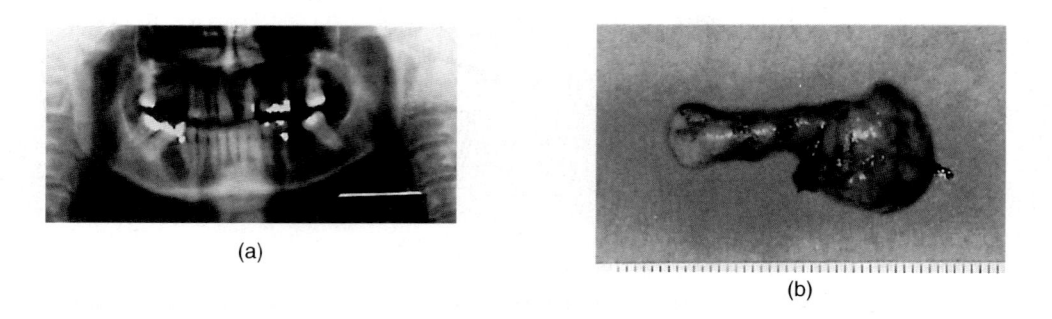

Figura 13.5 Cisto dentário ou radicular: (a) Aparência radiográfica (b) Após a remoção; notar associação com o ápice do pré-molar.

(a) (b)

(c)

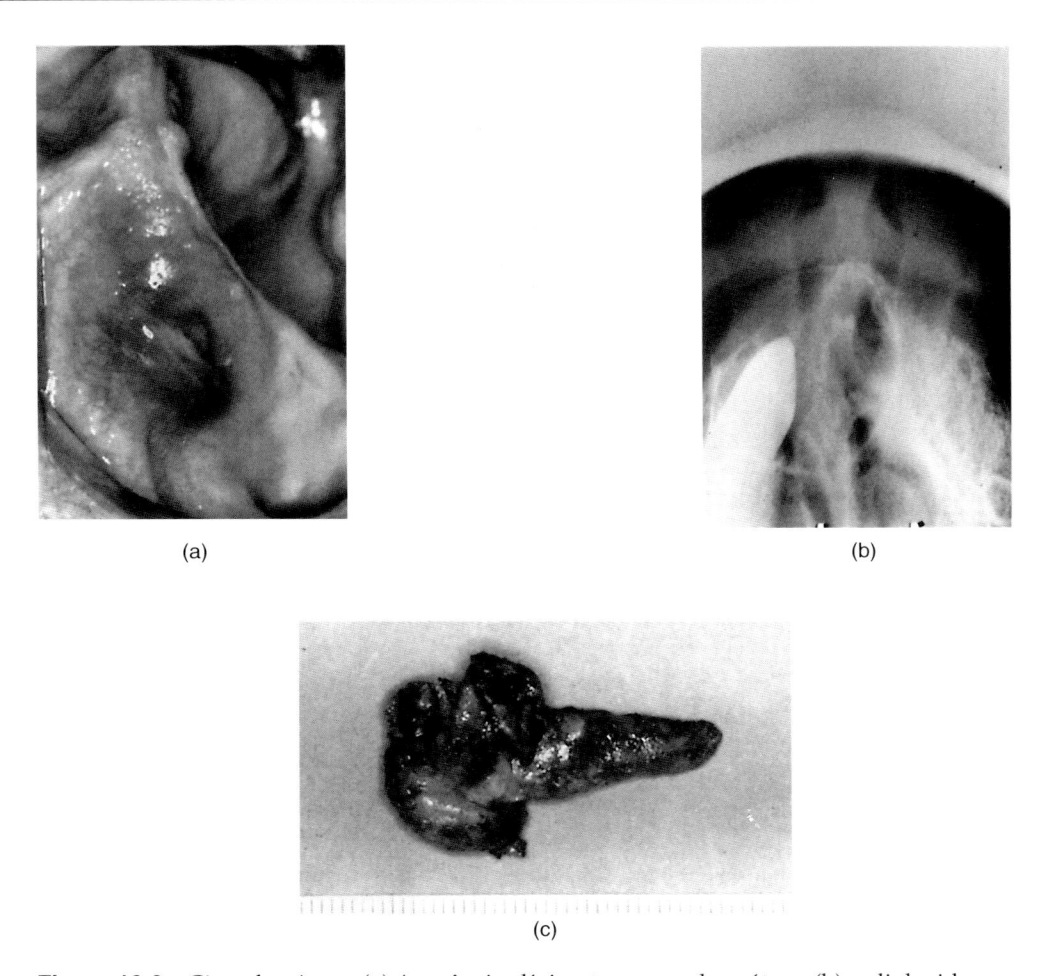

Figura 13.6 Cisto dentígero: (a) Aparência clínica; trauma pela prótese; (b) radiolucidez ampla associada à coroa do canino não-erupcionado; (c) após remoção.

pode ser extenso de forma que a crista alveolar seja preservada para que haja um rebordo satisfatório para próteses e que estruturas vitais não sejam lesadas. Anteriormente, o suporte ósseo referente à asa do nariz não deve ser removido para que não ocorra uma deformidade importante.

Fechamento

O fechamento precisa ser realizado com cuidado para eliminar o máximo de espaço morto possível. Adicionalmente, deve haver um bom vedamento em torno da margem da cavidade cística. O sangramento pós-operatório causará um inchaço do retalho e pode contribuir para uma ruptura da ferida. Para prevenir essa condição pode ser empregada uma pequena quantidade de agente hemostático como celulose oxidada. O retalho deve ser reposicionado em contato próximo à cavidade cística e suturas em colchoeiro podem auxiliar. Um suporte adicional pode ser dado por meio de um curativo compressivo externo, particularmente na região anterior inferior, que pode ser removido após 48 horas ou quando a hemorragia pós-operatória tiver cessado. Alternativamente, o coágulo pode ser reduzido através de uma drenagem adequada. Para cistos na mandíbula um dreno pode ser colocado na cavidade através da parede lingual abaixo do assoalho da cavidade bucal direcionado para a pele; na região do pescoço, o dreno é removido após 48 horas.

Várias substâncias têm sido utilizadas para tamponamento da cavidade cística para obliterar o espaço morto. A esponja de fibrina e a de gelatina somente formam uma matriz para um coágulo amplo, o qual ainda pode se tornar infectado. O emprego de osso é mais racional e partículas têm sido empregadas com sucesso, mas também apresentam risco de infecção. Raramente, em cistos muito extensos na mandíbula, o osso pode se tornar tão frágil durante a cirurgia que pode ser necessária a colocação imediata de enxerto ósseo na cavidade.

Ruptura da ferida

Se acontecer ruptura da ferida, a cavidade se tornará contaminada com saliva e restos alimentares. Nessa situação a cavidade deve ser tamponada com cuidado com meia tira de gaze umedecida em verniz de Whitehead, um preparado de iodofórmio, para manter uma oclusão anti-séptica do espaço por até 3 semanas. Após esse período o tampão deve ser trocado em intervalos até que a epitelização da ferida tenha ocorrido. O paciente pode então ser orientado a manter a cavidade limpa com uma seringa mas a cicatrização mesmo sob essas circunstâncias é bastante rápida.

Marsupialização

É realizada uma abertura no interior do cisto para que o seu conteúdo possa ser drenado e o epitélio de revestimento seja exposto à cavidade bucal. As vantagens da marsupialização são a simplicidade, a rapidez da cirurgia, o trauma mínimo e o fato de nenhum osso ser exposto à contaminação da cavidade bucal. Esses fatores a tornam ideal para pacientes doentes impossibilitados de submeter-se a procedimentos longos ou à anestesia geral. A marsupialização diminui o risco de lesar estruturas vitais, o rebordo alveolar é preservado e, de fato, se adequadamente planejada, a cirurgia pode melhorar a profundidade do sulco vestibular e a retenção de próteses, particularmente na mandíbula. Contudo, a marsupialização apresenta duas desvantagens importantes: deixar tecidos patológicos e a lentidão da cicatrização. Deve ser o tratamento de escolha somente para cistos de erupção e cistos dentígeros quando se quer preservar o dente, pode ser empregada como primeiro procedimento em cistos maiores onde a mandíbula pode vir a ser fraturada ou pode haver lesão de estruturas vitais, particularmente dos dentes, se forem tratados através da enucleação. Uma vez que o osso tenha sido neoformado o revestimento remanescente é enucleado em um segundo procedimento, técnica que também tem sido bem-sucedida para ceratocistos amplos na região do ramo ascendente onde a dissecção é difícil devido ao revestimento estar em contato com o periósteo em uma ampla área, existindo risco de infiltração para os tecidos moles. Mesmo nesse grupo de cistos o osso neoformado aparece e torna a enucleação posterior um procedimento mais seguro.

Cirurgia

É realizada uma incisão vestibular ao longo da margem oclusal do cisto que é então curvada em cada extremidade para seguir o seu contorno sobre o osso. O retalho deve ser amplo. Alguns cirurgiões fazem um pequeno orifício que tende a fechar e requer tamponamento por um longo período porque um obturador satisfatório não pode ser adaptado; deve ser consenso que onde houver muitos dentes deve ser realizada somente uma pequena abertura.

O retalho é então refletido e o osso é removido o mais amplamente possível sobre o cisto. Após, é realizada uma janela com tesoura, no revestimento, que segue com fidelidade as margens ósseas, tecido que deve ser enviado para exame histológico. O retalho mucoso é agora excisado para que o revestimento cístico e a mucosa possam ser suturados juntamente ao longo das margens da janela (Figura 13.7). A cavidade é irrigada e revestida temporariamente com o verniz de Whitehead ou pasta de parafina com bismuto e iodofórmio (BIPP[1]) em uma tira de gaze. Com uma janela ampla em uma área edêntula, o tampão e as suturas podem ser removidos após 10 dias e é confeccionado um obturador sobre a prótese. É dada uma seringa ao paciente para que mantenha a cavidade limpa (à medida que a cavidade diminuir, o obturador necessitará redução). Nos casos em que a abertura for pequena e o obturador não puder ser utilizado, o tamponamento deve ser mantido até que a cicatrização seja completa. Nos cistos dentígeros que apresentam um dente a entrar em erupção o mesmo procedimento é seguido, tomando-se as precauções para não afetar o dente (Figura 13.8).

(a)

(b)

(c)

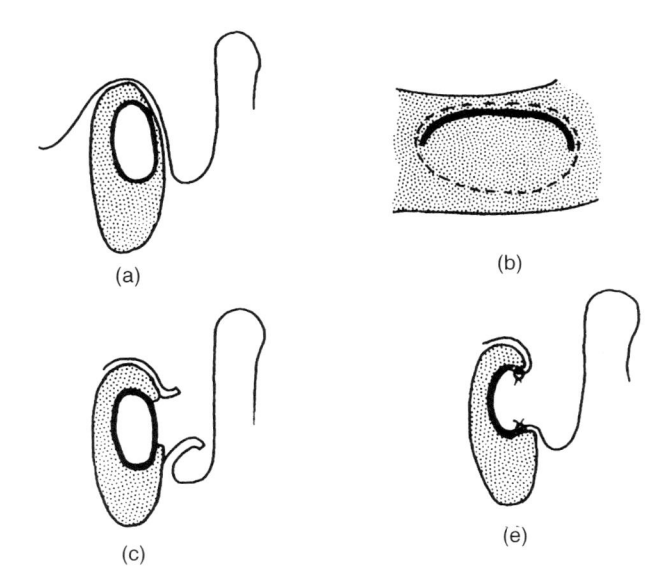

(e)

Figura 13.7 Marsupialização. (a) O contorno pré-operatório do cisto na mandíbula. (b) A linha preta mostra a linha de incisão no mucoperiósteo vestibular seguindo o contorno do cisto (linha pontilhada). (c) Remoção do osso vestibular para expor o cisto, mas preservação da crista alveolar. (d) Cisto aberto, drenado e sutura da cápsula à membrana mucosa.

---

[1] N. de T. BIPP: *Bismut iodoform paraffin paste*.

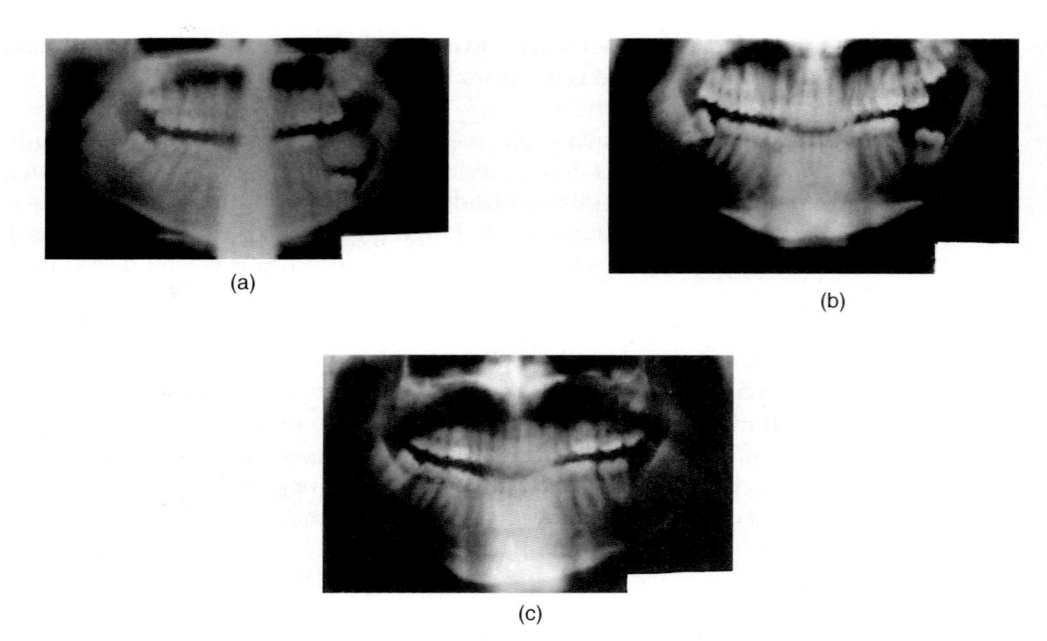

Figura 13.8 Cisto dentígero: (a) obstrução da erupção do segundo molar inferior; (b) movimento do dente após a marsupialização; (c) erupção do dente atingindo sua função.

Marsupialização no interior do seio

Os cistos amplos que invadem o seio maxilar podem ser marsupializados, o que evita grande deformidade no sulco vestibular a qual pode levar muito tempo para cicatrizar. O cisto é exposto como para a enucleação e é realizada uma janela no revestimento cístico. Por meio desse se realiza uma abertura direta em direção ao seio aonde o revestimento cístico e do seio encontram-se justapostos. Deve ser o mais amplo possível e nunca menor do que 2,5 cm, técnica que pode ser combinada com a enucleação de cistos que estejam aderidos somente ao revestimento do seio. A cirurgia pode ser realizada também através do acesso de Caldwell-Luc ao interior do seio quando é realizado um orifício do seio até o cisto.

Enucleação combinada ao tamponamento aberto.

Os cistos maiores podem ser enucleados, mas ao invés de um fechamento imediato o retalho mucoso é girado para o interior da cavidade para cobrir parte do osso exposto e é colocado um tampão para proteção da área remanescente, técnica que evita o risco de desorganização do coágulo sanguíneo presente no fechamento primário. Como o revestimento patológico foi inteiramente removido, a cicatrização é muito mais rápida do que quando a cavidade é marsupializada.

Acompanhamento

É aconselhável um acompanhamento de todos os cistos por um longo período para que os fragmentos epiteliais não causem uma recidiva. Uma cicatrização satisfatória pode ser avaliada pelo exame clínico e pela lâmina radiopaca formada na periferia do cisto e pelo preenchimento de osso neoformado na área radiolúcida.

Os ceratocistos podem recidivar muito tempo após a cirurgia; o acompanhamento dessas lesões deve continuar por um longo período de anos.

Cistos de desenvolvimento de origem não-odontogênica

Cistos de inclusão ou fissurais dos maxilares

Desenvolvem-se a partir da inclusão de remanescentes de epitélio no local da fusão dos vários processos que formam a cavidade bucal e a face e são revestidos por epitélio e geralmente contêm fluido mucóide. Como eles não se formam a partir de dentes, o teste de vitalidade é essencial para o diagnóstico diferencial.

Cistos nasolabiais

Ocorrem na junção dos processos globular, nasal lateral e médio, sob a asa do nariz e são diagnosticados pela sua posição pois se localizam em uma depressão da maxila, e não no interior do osso.

Cistos medianos

Cistos muito raros encontrados na linha média aonde ocorre a fusão das duas metades do palato e da mandíbula.

Cistos do canal incisivo

Desenvolvem-se a partir de remanescentes epiteliais no canal incisivo. Eles se apresentam como um aumento de volume sob a papila incisiva que em uma radiografia oclusal anterior, mostra uma expansão do forame incisivo. O último é normalmente menor do que 7 mm de diâmetro. Ocasionalmente o sintoma presente é a queixa de um sabor salgado.

Cistos globulomaxilares

Ocorrem na junção entre os processos globular e maxilar. Desenvolvem-se entre o incisivo lateral e o canino, separando as raízes desses dentes de maneira característica, não apresentando relação com a formação desses cistos e devendo apresentar vitalidade.

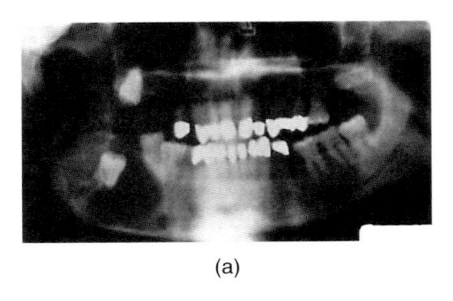

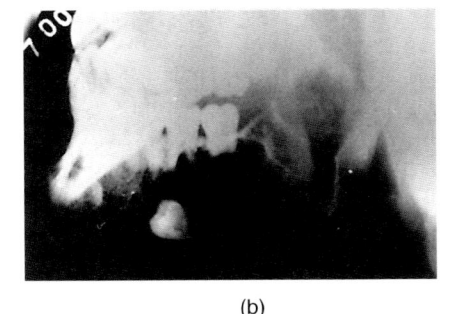

Figura 13.9 Dificuldades diagnósticas: (a) Histologicamente essa lesão era um cisto dentário; (b) Essa lesão era um ameloblastoma.

Diagnóstico e avaliação

É realizado da mesma forma que para os cistos de origem dentária e o diagnóstico diferencial é feito pelas suas características especiais, que são sua localização, o conteúdo fluídico, e o fato dos dentes adjacentes apresentarem-se vitais, pois os cistos são não-odontogênicos.

Tratamento

São tratados como os outros cistos dos maxilares pela enucleação, ou pela marsupialização seguida da enucleação onde houver risco de lesão dos dentes adjacentes.

Cistos não-epiteliais

Cisto ósseo solitário

Esses cistos comumente chamados de cistos ósseos traumáticos ocorrem nos maxilares, geralmente na área adjacente aos dentes. Entretanto, não estão associados com patologia dentária e são descobertos unicamente em radiografias de rotina. Na exposição da cavidade cística, é encontrado pouco ou nenhum conteúdo ou revestimento. Qualquer revestimento que estiver presente é tecido conjuntivo e não epitélio. Eles cicatrizam espontaneamente após uma leve curetagem (Figura 13.10).

Cistos de tecidos moles

Cistos dermóides

Originam-se da inclusão de ectoderma em linhas de fusão em qualquer região do corpo. Na cavidade bucal podem ser encontrados no assoalho da boca, no palato ou na língua, são teratomas revestidos por epitélio escamoso estratificado e podem conter pelos, unhas, dentes, etc.

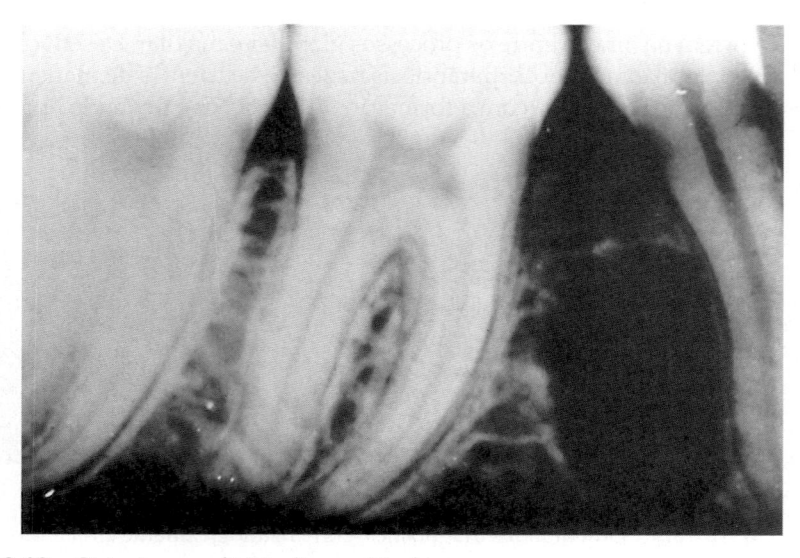

Figura 13.10 Cisto ósseo solitário (traumático).

Diagnóstico

Aqueles localizados no assoalho da cavidade bucal podem ocorrer na região de linha média ou lateralmente e não se tornam perceptíveis até a adolescência ou após esse período. O paciente se queixa de um aumento de volume lento abaixo da língua, ocasionalmente afetando a fala, e é visível no pescoço. O exame revela uma expansão flutuante ou mole no assoalho da boca acima ou abaixo do milo-hióideo, que não se desloca para cima ou para baixo durante a deglutição, o que é importante para distingui-lo de um cisto tireoglosso. A aspiração resulta em um material espesso sebáceo e os cistos dermóides em outros locais são similarmente diagnosticados.

Tratamento

Os dermóides sublinguais podem ser enucleados através de um acesso externo abaixo da mandíbula ou de uma incisão intrabucal no assoalho da cavidade bucal, logo na reflexão da mucosa lingual junto da mandíbula. Esse retalho é descolado no sentido lingual e conterá os ductos das glândulas submandibulares que não devem ser lesados. O cisto é então exposto mas pode necessitar ser esvaziado para a sua remoção pois de outra maneira, pode ser muito amplo para ser removido através da incisão. Seu revestimento espesso o torna de fácil enucleação. Deve-se proporcionar uma drenagem adequada por alguns dias para o amplo espaço sublingual deficiente.

Cistos salivares (mucocele)

São discutidos nas doenças das glândulas salivares (Capítulo 16).

Leitura Complementar

Cawson, R.A., Langdon, J.D. & Eveson, J.W. (1996) *Surgical Pathology of the Mouth and Jaws.* Wright, Oxford.

Moore, J.R. (1986) *Surgery of the Mouth and Jaws.* Blackwell Scientific Publications, Oxford.

Soames, J.V. & Southam, J.C. (1993) *Oral Pathology,* 2nd edn. Oxford University Press, Oxford.

CAPÍTULO 14
Tratamento do Trauma Maxilofacial

- Avaliação inicial
- Anatomia aplicada
- Diagnóstico
- Plano de tratamento
- Princípios de tratamento
- Tratamento definitivo
- Complicações das fraturas

As causas mais comuns de fraturas dos maxilares são brigas, acidentes de trânsito, quedas e esporte. As fraturas ocorrem com mais freqüência em homens na faixa etária entre 15 e 35 anos de idade, são duas vezes mais freqüentes na mandíbula do que na maxila e podem ser diretas, devido a um golpe no local onde a fratura ocorre, ou pode ser indireta resultando de um golpe no osso a alguma distância de onde ocorre a lesão. As fraturas podem ser isoladas, lineares ou cominutivas, as quais são fragmentadas em dois ou mais pequenos fragmentos, e são conhecidas como compostas quando se comunicam com a pele ou a membrana mucosa bucal, nasal ou os seios maxilares através de um ferimento. Quando há um dente na linha de fratura ela é quase certamente uma fratura composta com a boca através do ligamento periodontal. Em jovens, podem ocorrer fraturas incompletas ou em galho verde. As doenças ósseas predispõem a fraturas patológicas espontâneas. Todos os pacientes que sofreram traumatismo necessitam de avaliação completa.

Avaliação inicial

O Colégio Americano de Cirurgiões estabeleceu um protocolo de atendimento do paciente traumatizado que foi adotado como padrão em muitos países no mundo e disseminado através dos cursos de suporte avançado de vida no trauma (ATLS). O primeiro atendimento não deve se concentrar na injúria mais visível mas envolver um levantamento rápido das funções vitais para se estabelecer uma ordem de prioridades de tratamento. A inspeção inicial envolve:

- A – Manutenção de vias aéreas com controle da coluna cervical
- B – Respiração e ventilação

- C – Circulação com controle de hemorragias
- D – Deficiência: *status* neurológico
- E – Exposição: exame completo do paciente

Durante a inspeção inicial, é realizada a reanimação do paciente e após o início do tratamento do choque com a reposição de fluidos, os sinais vitais são monitorados para avaliar qualquer piora do quadro do paciente.

Uma vez que o paciente esteja estabilizado, uma segunda inspeção é realizada para assegurar a avaliação de todas as lesões traumáticas, após o que o tratamento definitivo poderá ser priorizado.

Vias aéreas e coluna cervical

Em pacientes inconscientes a obstrução respiratória pode ser causada pela presença de coágulo sangüíneo ou de corpo estranho na orofaringe ou laringe. Nas fraturas bilaterais da mandíbula, na região de canino, a língua pode deslocar-se para trás e provocar a oclusão das vias aéreas. Nas lesões da maxila o palato pode ser deslocado para baixo e para trás e ocluir a faringe. Pode-se suspeitar de lesões da coluna cervical em qualquer trauma direto acima da clavícula sendo excluídas através de radiografias apropriadas; até esse momento o colar cervical rígido deve ser utilizado.

O controle de vias aéreas é uma prioridade absoluta. A língua ou o palato são puxados para a frente e a boca e a faringe são aspiradas ou mantidas limpas de fragmentos para estabelecimento das vias aéreas. Uma sutura pode ser passada através da língua para mantê-la para a frente, ou o paciente deve ser virado de lado, com controle da coluna cervical, para permitir que a saliva e o sangue possam ser drenados para fora da boca. Quando essas medidas são ineficazes a entubação pode ser necessária. Antes de administrar o agente anestésico no paciente inconsciente logo após o acidente, o estômago deve ser esvaziado para remoção de sangue deglutido utilizando uma sonda orogástrica.

Hemorragia

O sangramento agudo, embora raramente seja de longa duração, é controlado com o descrito no Capítulo 7. A redução e a fixação deterão a hemorragia porque o movimento perturba o estancamento natural. O pulso e a pressão sangüínea devem ser monitorados para assegurar que o paciente não entre em choque e a reposição de fluidos adequada deve ser iniciada quando necessário.

Traumatismo na cabeça

Muitos pacientes que apresentam injúrias faciais podem também ter perdido a consciência. Todos esses pacientes, mesmo que o período de perda da consciência seja pequeno, devem ser avaliados detidamente utilizando a Escala de Coma de Glasgow (GCS[1]) e indicados a um neurocirurgião. Essa escala consiste na representação numérica das reações comportamentais (Tabela 14.1). As reações motoras, verbais e de abertura dos olhos são verificadas independentemente e recebem uma pontuação numérica até o total de 15. A condição do paciente deve ser observada com cuidado e anotada com relação às mudanças de pulso, pressão sangüínea e reação pupilar à luz, pois refletem mudanças na pressão intracraniana. Um aumento da pressão intracraniana é representado como uma lenta reação à luz do lado afetado e ao passo que

---

[1] N. de T. GCS: *Glasgow coma scale*.

Tabela 14.1 Escala de Coma de Glasgow (GCS). Somar a maior contagem de cada categoria para dar a contagem total do coma

Abertura dos olhos		Motora		Verbal	
Espontânea	4	move sob comando	6	conversa	5
À fala	3	localiza a dor	5	confuso	4
À dor	2	retira com a dor	4	linguagem incoerente	3
Nenhuma	1	flexão	3	ruídos	2
		extensão	2	nenhuma	1
		nenhuma	1		

a pressão aumenta a pupila se torna fixa e dilatada. Quando há piora da condição do paciente a pupila oposta também dilata. Nos estágios iniciais de avaliação e ressuscitação após o trauma agudo, a monitoração pode ser praticamente contínua e deve ser mantida mesmo nos pacientes aparentemente estáveis em intervalos de até uma hora por 24 horas após o trauma inicial.

Prevenção da infecção

Os ferimentos externos são mantidos recobertos com curativos e são administrados antibióticos profilaticamente. As feridas devem ser fechadas o mais precocemente possível, sob anestesia local se necessário.

Dor

A dor pode ser severa particularmente nas fraturas cominutivas ou com grandes deslocamentos, mas podem ser menores do que o esperado. A morfina ou os seus derivados não devem ser administrados porque podem mascarar os sinais de pressão intracraniana crescente, ou deprimir o paciente com um comprometimento das vias aéreas. As drogas antiinflamatórias não esteroidais podem ser prescritas.

Imobilização temporária

Está em desuso pois a redução e a fixação precoces são preferidas. Entretanto, o uso de uma atadura para contenção para apoiar a mandíbula cominuída pode ser empregada. Uma consideração cuidadosa deve ser dada para esse procedimento pois uma atadura mal colocada pode aumentar o deslocamento dos fragmentos.

Tratamento de suporte

Foi discutido nos Capítulos 2 e 4.
O tratamento das lesões bucomaxilofaciais será agora apresentado.

Anatomia aplicada

Para descrever as lesões a face é dividida em três partes. O terço inferior são representados pela mandíbula e os tecidos moles que a recobrem; o terço médio é demarcado inferiormente pelo plano oclusal dos dentes superiores e acima pela linha pupilar; o terço superior se localiza acima dessa.

A mandíbula

Os locais de fraturas da mandíbula mais comuns são o pescoço do côndilo, o ângulo e a região canina. O côndilo pode fraturar na região afilada do seu pescoço tanto no interior da cápsula ou abaixo dela e pode ser bilateral como resultado de impactos no mento, particularmente se a boca estiver aberta, ou unilateral após impactos no corpo da mandíbula do lado oposto. As fraturas do processo coronóide são incomuns.

O ângulo da mandíbula é um ponto fraco pois há alteração na direção da estrutura do osso que ocorre no ponto de encontro entre o ramo ascendente e o corpo horizontal. Além disso, a forma da mandíbula em corte transversal muda de uma borda inferior do corpo espessa para afilada na região de ângulo, de modo que o terceiro molar inferior se situa em um osso com pouco suporte basal por lingual. Enfim, o terceiro molar, particularmente se estiver não-erupcionado, pode ocupar até dois terços da profundidade do osso.

O corpo é a parte mais robusta da mandíbula mas é enfraquecido pela presença dos alvéolos dentários. O canino tem uma raiz longa e robusta e seu alvéolo é uma área comum de fratura. A sínfise pode estar envolvida também como resultado de impactos sobre o mento, as fraturas alveolares ocorrem comumente na região de incisivos.

Deslocamento

O deslocamento depende de três fatores: a força do golpe, a gravidade e a tração dos músculos inseridos no osso. Os músculos referidos são do grupo dos supra-hióideos aderidos à borda lingual da parte anterior da mandíbula os quais são depressores da mandíbula, e os músculos da mastigação (masseter, temporal e pterigóideo medial) inseridos no ramo ascendente os quais elevam a mandíbula e a movem lateralmente. O músculo pterigóideo lateral inserido no côndilo e no disco da articulação temporomandibular puxa o côndilo para a frente e assim auxilia a abertura bucal.

Fraturas condilares

Nesses casos o músculo pterigóideo lateral produz um deslocamento da fratura puxando a cabeça fraturada para frente medialmente e, em alguns casos, sobre a eminência articular e fora da fossa glenóide. Os outros músculos da mastigação elevam o ramo do lado afetado para produzir uma mordida aberta anterior entre os incisivos e os caninos do lado oposto. Durante a abertura bucal o corpo da mandíbula é deslocado em direção ao lado afetado com visível desvio da linha média. Nas fraturas condilares bilaterais ambos os ramos ascendentes são puxados para cima e para trás igualmente, sendo que ocorre o travamento dos dentes posteriores causando a mordida aberta anterior em ambos os lados.

Fraturas do ângulo e corpo

Nessas fraturas o grupo dos músculos supra-hióideos abaixa a parte anterior da mandíbula. Posteriormente, o tracionamento dos músculos da mastigação aderidos puxa o ramo ascendente para cima. O fragmento posterior é também puxado para medial devido ao tracionamento do músculo pterigóideo medial ser mais forte do que o masseter (Figura 14.1). O deslocamento sofre resistência do periósteo, se esse estiver intacto, pela oclusão dentária e pela impacção dos fragmentos fraturados, um sobre o outro. Esse último depende do ângulo da linha de fratura que é chamado de *desfavorável* se permite que o fragmento posterior se desloque e *favorável* se impede que isso aconteça.

Como o deslocamento pode acontecer em dois planos, para cima e para medial, as fraturas são descritas como favoráveis ou desfavoráveis quando observadas de lado ou de forma horizontal e de cima ou vertical. Assim uma fratura horizontalmente desfavorável desloca para cima e a fratura verticalmente desfavorável para medial (Figura 14.1).

Quando ocorre uma fratura bilateral na região anterior através dos alvéolos dos caninos é possível que os músculos genio-hióideo, genioglosso e milo-hióideo desloquem o fragmento anterior solto para baixo e para trás, com a perda do controle da língua que poderá se deslocar passivamente de encontro à faringe e causar obstrução de vias aéreas.

Fraturas da linha média

Nas fraturas oblíquas através da sínfise mandibular, uma metade pode se deslocar para lingual pelo músculo milo-hióideo e causar uma sobreposição na região de linha média.

Idade

Nas crianças a mandíbula é mais fraca devido às numerosas criptas dos dentes em desenvolvimento, mas a maior elasticidade do osso compensa isso. Nos pacientes mais velhos os ossos se tornam mais quebradiços e tendem a fraturar mais facilmente e a mandíbula é enfraquecida pela reabsorção do osso alveolar após a perda dos dentes. O periósteo entretanto forma um envelope completo em torno da mandíbula edêntula o qual, se não for rompido durante o acidente, mantém os cotos ósseos fraturados em aposição. Com o avanço dos anos a mandíbula se torna mais dependente do suprimento sangüíneo proveniente do periósteo do que da artéria alveolar inferior e, por essa razão, os métodos de redução ou fixação que envolvem o descolamento do periósteo devem ser evitados no idoso.

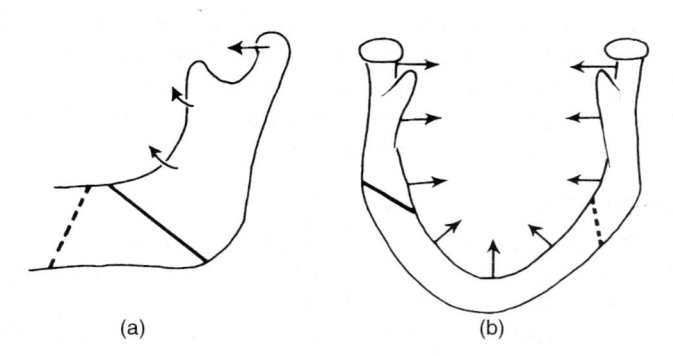

(a)   (b)

Figura 14.1 Efeitos do tracionamento muscular sobre as fraturas mandibulares. As setas indicam a direção da tração muscular. (a) Vista horizontal da mandíbula mostrando uma fratura horizontalmente favorável (linha pontilhada) e uma fratura horizontalmente desfavorável (linha contínua), (b) Vista vertical mostrando fraturas verticalmente favoráveis (linha pontilhada) e desfavoráveis (linha contínua).

Terço médio da face

As fraturas do terço médio da face envolvem um complexo de ossos que incluem os ossos pares, a maxila, o palatino, o zigomático, o nasal, o lacrimal e a concha inferior, em conjunto aos ossos vômer e etmóide que são ímpares. A estrutura do complexo maxilar consiste de um sistema de pilares em grade (Figura 14.2).

Os fortes pilares verticais são formados pelo processo frontal da maxila, pelo processo zigomático da maxila e osso zigomático, e pelas placas pterigóides do esfenóide com a tuberosidade da maxila. Os pilares horizontais são formados pela borda supra-orbitária, a borda infra-orbitária e os ossos palatinos em continuidade com o processo alveolar. Os espaços entre esses pilares são fechados com placas ósseas finas que contornam várias cavidades grandes, os seios maxilares, a cavidade nasal e as órbitas. Os pilares verticais são mais desafiados do ponto de vista funcional através das forças mastigatórias, particularmente nas regiões dos primeiros molares e caninos permanentes, portanto o terço médio é mais resistente às forças ínfero-superiores, mas menos resistente à força de tensão por um impacto horizontal.

As fraturas do terço médio da face apresentam-se em seis categorias (Figura 14.3):

- Alveolar
- Guerin / Le Fort I
- Piramidal/ Le Fort II

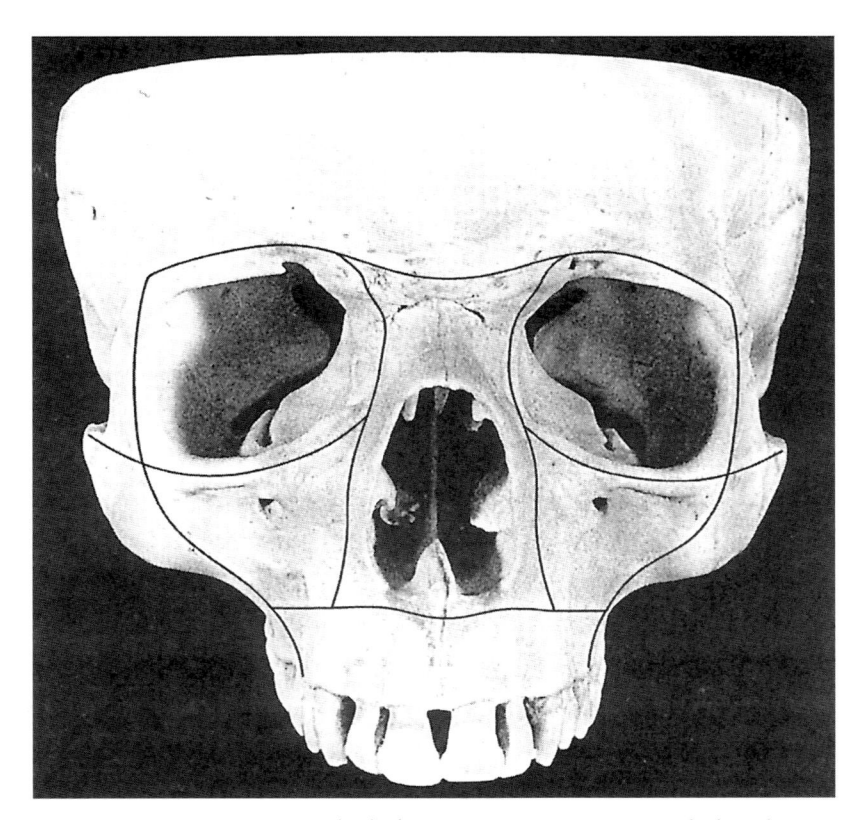

Figura 14.2 Estrutura em grade da face: essas são as principais linhas de reconstrução.

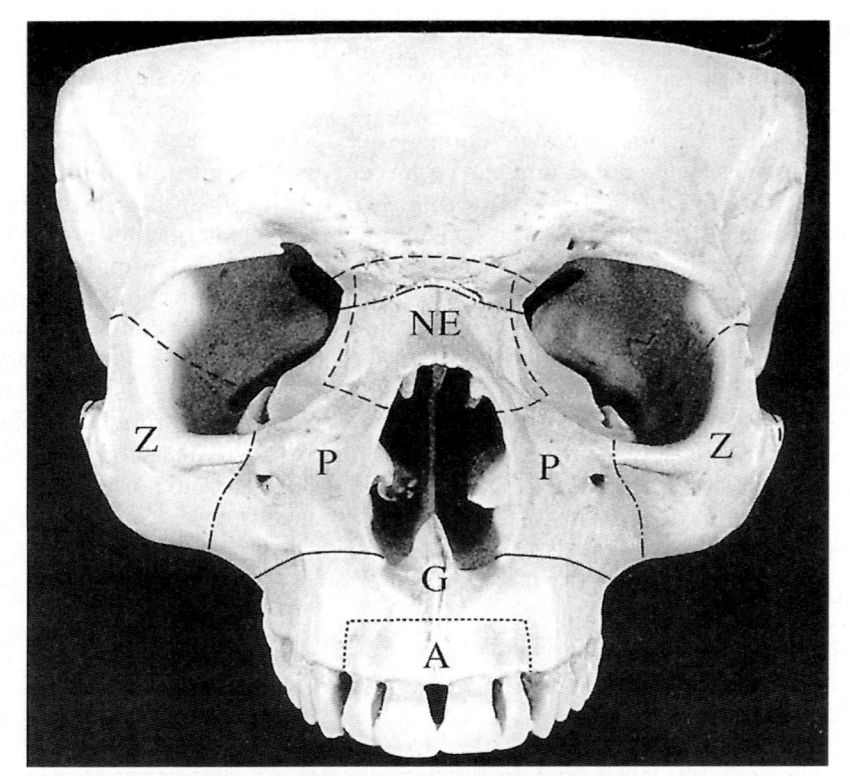

Figura 14.3 Fraturas do terço médio da face: A – Alveolar; G – Guerin (Le Fort I); P – Piramidal (Le Fort II); Z – Zigomática (Malar); NE – Naso-Etmoidal; a fratura Le Fort III é demonstrada pela linha pontilhada superior.

- Transversa Alta/Le Fort III
- Complexo Naso-Etmoidal
- Malar/Zigomática

Fraturas alveolares

As fraturas alveolares ocorrem nas áreas adjacentes ao dente nos maxilares.

Fraturas Guerin ou Le Fort I

Ocorrem quando o palato e o osso alveolar são separados do complexo maxilar por uma fratura transversa e acima do assoalho nasal e do seio maxilar.

Fratura piramidal ou Le Fort II

A linha de fratura passa através das paredes lateral e anterior dos seios maxilares e continua superiormente até as margens infra-orbitárias para unirem-se sobre a ponte nasal.

Fratura transversal alta ou Le Fort III

O complexo maxilar é praticamente separado do crânio por uma fratura na qual as paredes laterais de ambas as órbitas e assoalhos orbitários são atravessados cruzando a linha média na raiz nasal envolvendo a lâmina crivosa do etmóide.

Fratura dos ossos nasais e complexo naso-etmoidal

Pode ser envolvida separadamente ou combinada a outras fraturas.

Fratura do osso malar (zigomático)

Pode ser fraturado por um impacto direto o qual pode ser dirigido na proeminência da face (maçãs do rosto). A linha de fratura segue através da margem infra-orbitária, a parede anterior do seio, os pilares zigomáticos, o arco zigomático e o processo frontal do zigoma.

A importância clínica dessa classificação é que a fratura Le Fort I envolve somente o palato e o seio maxilar. A fratura Le Fort II envolve o seio, o assoalho orbital e o nariz. A fratura Le Fort III inclui as estruturas afetadas pela Le Fort II e também a fossa craniana anterior. Deve ser enfatizado que todas as fraturas Le Fort III são lesões cranianas e devem ser monitoradas como tais. Além disso, como a fossa craniana anterior se comunica com o nariz através da lâmina crivosa fraturada há o risco grave de uma infecção ascendente. O paciente deve ser protegido de uma infecção das meninges com a prescrição de antibióticos apropriados. O vazamento de líquido cerebrospinal pode requerer o reparo intracraniano da dura-máter por neurocirurgiões que pode ser realizado no mesmo momento da fixação das fraturas e, assim o tratamento dessas lesões requer uma equipe.

Deslocamento

O deslocamento nas fraturas maxilares é causado pela força do impacto e não pela tração muscular pois nenhum dos músculos que são inseridos na maxila são fortes o bastante para movimentar os fragmentos. O deslocamento mais comum é para trás e para baixo, causando uma concavidade típica na face (*dish-face* – face em prato) com mordida aberta anterior devido ao toque prematuro nos dentes posteriores. Essa mordida aberta é especialmente visível na fratura tipo Guerin.

Diagnóstico

O cirurgião bucomaxilofacial deve proceder e fazer o diagnóstico da maneira usual a menos que alguma condição urgente identificada como necessidade básica requeira atenção imediata.

História

O momento do acidente é importante na avaliação da urgência do tratamento e na avaliação do grau de infecção nas fraturas compostas. A dificuldade de redução de fraturas mal posicionadas aumenta com o progresso da cicatrização. Uma história de qualquer lesão na face prévia é importante, pois lesões antigas podem causar ocasionalmente confusão no diagnóstico. A condição geral do paciente e qualquer dor ou hematoma na cabeça, tórax ou abdômen são observados. O choque não é comum nas lesões faciais e, a menos que a perda sanguínea tenha sido excessiva, a causa deve ser procurada em outra área.

O paciente deve ser questionado se foi agredido. Nos pacientes confusos ou inconscientes outras causas além da concussão como o álcool, as drogas recreacionais, coma insulínico ou diabético, ou alguma complicação cardiovascular devem ser considerados.

Qualquer droga administrada previamente, em especial sedativos, analgésicos ou antimicrobianos devem ser anotados.

Exame

O cirurgião deve considerar todos os tecidos que podem estar envolvidos no trauma – pele, tecido conjuntivo, vasos sangüíneos, nervos (sensitivos e motores), músculos, ossos subjacentes – juntamente a estruturas especiais como olhos e glândulas salivares. Os seguintes sinais de fraturas devem ser procurados: o edema e o hematoma, que são freqüentes no local onde o paciente foi ferido, mas podem não coincidir com o local de uma fratura indireta. A deformidade do contorno ósseo pode estar mascarada pelo edema, mas o exame pode revelar um rompimento na continuidade do osso ou o seu deslocamento. No exame intrabucal, o transtorno da oclusão pode localizar a fratura. O movimento anormal no osso é diagnóstico e quando ocorre pode ser acompanhado de dor e por crepitação ou estalo quando as superfícies ósseas fraturadas entram em contato entre si. A perda de função dos maxilares é comum como resultado do trismo e dor.

Os ossos da face podem ser convenientemente examinados na cadeira odontológica, mas se o paciente estiver debilitado que não possa levantar da cama, a cabeceira dessa pode ser removida para permitir que o paciente possa ser avaliado de cima e de trás.

Extrabucal

O paciente é observado primeiramente em toda a face para identificação dos sinais óbvios de lesão. As lacerações não devem ser sondadas ou tocadas mas devem ser imediatamente cobertas com um curativo. Os coágulos presentes no nariz e nas orelhas não devem ser removidos mas a secreção de líquido cerebrospinal (LCE) a partir desses orifícios é um achado importante indicativo de fratura da base do crânio. Para distingui-lo de secreção nasal deve-se testar a glicose, um constituinte do LCE. O LCE distintamente do sangue não coagula e esse fator pode ajudar a diferenciá-los.

O cirurgião deve-se mover para trás do paciente olhando de cima para baixo e utilizando as pontas dos dedos para palpar e comparar os lados direito e esquerdo determinando os pontos de sensibilidade ou fraturas na continuidade dos ossos da face. O exame começa nas margens orbitárias superior, lateral e inferior e então prossegue para a ponte nasal, qualquer desvio da linha média ou depressão deve ser anotado. As proeminências zigomáticas são comparadas para detectar perda do contorno e, aonde houver um edema expressivo pode ser muito difícil fazer esse estudo com precisão, mas uma pressão firme e constante sobre o edema por poucos momentos irá afastá-lo e permitirá que o osso seja percebido.

Os dedos então se movem sobre o arco zigomático, para a articulação temporomandibular. Solicita-se ao paciente que abra e feche a boca e faça movimentos laterais. A amplitude de abertura e de movimento lateral é avaliada. As fraturas do arco zigomático podem impedir a abertura pois o processo coronóide pode travar no processo zigomático deslocado. Nas fraturas do côndilo ou do ramo ascendente há pouco movimento da cabeça do côndilo do lado afetado ou da mandíbula em relação ao lado oposto. Quando é difícil palpar a articulação deve-se colocar o dedo mínimo no meato acústico externo e sentir o côndilo através da parede anterior. A palpação é então continuada para comparar o ramo ascendente, os ângulos e o bordo inferior do corpo da mandíbula.

O cirurgião então olha para o paciente e o examina, verificando se há algum dano aos olhos, particularmente depressão, proptose ou uma diferença no nível. A distância intercantal deve ser mensurada a partir da linha média e qualquer diferença nos valores de ambos os lados ou um aumento claro da média normal sugere perda da inserção traumática dos ligamentos cantais mediais. A hemorragia subconjuntival sem limite posterior na metade superior do olho sugere sangramento a partir da fratura no teto da órbita e quando ocorre na metade inferior da conjuntiva sugere fratura do assoalho da órbita, mas em lesões graves toda a conjuntiva pode estar envolvida. Cada olho é avaliado individualmente em relação à acuidade visual e depois ambos em conjunto para verificação dos movimentos verticais e horizontais e para visão dupla (diplopia) em todas as direções. Isso pode ser feito movimentando o dedo para cima, para baixo e para os lados até onde for claramente visualizado pelos dois olhos ao mesmo tempo. As anormalidades de movimento e a diplopia podem ocorrer devido à paralisia dos músculos extrínsecos do olho como resultado de uma injúria craniana. A diplopia isolada pode ser causada por desinserção do ligamento suspensório em fraturas do malar ou da maxila, por herniamento da gordura orbitária através dos defeitos no assoalho da órbita, ou pelo edema, pois todos podem alterar a posição do globo ocular. O edema pode também mascarar a diplopia compensando uma queda do nível do globo ocular que pode se tornar aparente quando o inchaço ceder. A acuidade visual deve ser testada também no paciente consciente. O exame conclui com testes para perda da sensação dos ramos do nervo trigêmeo, particularmente o infra-orbitário, o qual é afetado nas fraturas do malar e da maxila e o nervo mentoniano envolvido nas injúrias mandibulares. A função do nervo facial é checada solicitando ao paciente que movimente a testa, as pálpebras e os lábios.

Intrabucal

Os lábios são cuidadosamente afastados e a mucosa, o assoalho da boca e a língua são examinados para possíveis lacerações e hematomas. Um hematoma do assoalho da boca é um sinal de fratura da mandíbula. Os dentes são verificados e aqueles que estiverem perdidos, com cáries extensas ou fraturados são anotados juntamente com qualquer distúrbio da oclusão. Quando os dentes (ou fragmentos de próteses) estiverem faltando e não puderem ser encontrados, particularmente se o paciente perdeu a consciência, deve-se radiografar o tórax. A percussão dos dentes pode dar um som de "xícara rachada" sugestiva de dente fraturado ou de fratura do maxilar, particularmente na maxila. O sulco vestibular superior é palpado para verificação de pontas agudas de osso ou hematoma sugestivo de fratura do pilar zigomático.

As fraturas do processo alveolar da maxila ou a separação na linha média do palato são detectados segurando os segmentos alveolares e tentando com gentileza no início movê-los segurando-os juntamente aos dentes com uma mão e tentando movimentá-los; a outra mão palpa extrabucalmente para determinar o nível em que ocorreu a fratura. Os dedos são colocados seqüencialmente sobre a raiz do nariz, nas margens infra-orbitárias e na fossa canina.

De maneira semelhante a mandíbula é segura com ambas as mãos, com os dedos sobre a superfície oclusal e os polegares sobre o bordo inferior, testa-se a mobilidade nos segmentos da mandíbula. Os achados clínicos devem ser descritos e um diagnóstico provisório realizado antes de solicitar as radiografias.

Um resumo dos achados diagnósticos das várias fraturas é mostrado na Tabela 14.2.

Radiografias

As radiografias são realizadas para estabelecer a presença das fraturas, as suas direções e a quantidade de deslocamento e identificar corpos estranhos radiopacos como vidro nos tecidos moles. Do ponto de vista médico-legal elas podem ser consideradas formas de diagnóstico de primeira importância e também fornece um registro visual do progresso do paciente.

As radiografias de todas as fraturas devem ser realizadas em dois planos: as seguintes tomadas geralmente fornecem um levantamento satisfatório dos ossos faciais e, sempre que houver dúvida sobre a extensão das lesões, todas devem ser rea-

Tabela 14.2 Achados diagnósticos das fraturas (esses sinais e sintomas não são encontrados em todos os casos): as radiografias mostrarão uma falta de continuidade no osso no local da fratura

Local	Sinais e sintomas	
Côndilo unilateral	Lado afetado:	dor na articulação, piora ao movimentar
		Dor e edema
		Ausência (ou anormalidade) de movimentos da cabeça do côndilo
		Desvio da mandíbula para esse lado
		Contato prematuro nos molares
	Lado oposto: mordida aberta	
	Limitação de excursão lateral para esse lado	
Côndilo bilateral	Dor, sensibilidade e edema sobre ambas as articulações	
	Contato prematuro sobre os dentes posteriores e mordida aberta anterior	
	Movimentos laterais restritos	
	Ausência de movimento das cabeças condilares	
Corpo da mandíbula	Dor ao mover a mandíbula	
	Trismo	
	Movimento e crepitação no local da fratura	
	Degrau no bordo inferior da mandíbula	
	Maloclusão	
	Anestesia no mento	
	Hematoma no assoalho da boca e na mucosa bucal	
Malar	Depressão da proeminência da bochecha	
	Degrau no rebordo infra-orbitário	
	Hemorragia subconjuntival e diplopia	
	Anestesia do nervo infra-orbitário	
	Hematoma intra-oral sobre o pilar malar	
	Sangue no seio maxilar	

(continua)

Tabela 14.2 Achados diagnósticos das fraturas (esses sinais e sintomas não são encontrados em todos os casos): as radiografias mostrarão uma falta de continuidade no osso no local da fratura (continuação)

Guerin (Le Fort I)	Trismo devido à impacção do processo coronóide sobre o zigomático ou o arco zigomático deslocado
	Palato com mobilidade
	Sangue no seio maxilar
	Hematoma bilateral no sulco vestibular
	Maloclusão com mordida aberta anterior
Piramidal baixa (Le Fort II)	
	Edema intenso e após a remissão do edema, deformidade de "face em prato"
	Hemorragia subconjuntival e diplopia
	Anestesia bilateral do nervo infra-orbitário
	Hematoma bilateral intrabucal sobre os pilares malares
	Retroposição da arcada superior com mordida aberta anterior
Transversal alta (Le Fort III)	
	Edema intenso e, após a remissão do edema, deformidade de "face em prato"
	Hemorragia subconjuntival e, às vezes, diplopia
	Retroposição da arcada superior com mordida aberta anterior
	Saída de líquido cerebrospinal pelo nariz
	Sinais de lesão craniana

Tabela 14.3 Radiografias da face no trauma maxilofacial

Local da lesão	Tomadas radiográficas	Área visualizada
Mandíbula	DPT ou OPT[1]	Todas as áreas exceto anterior inferior
	Oblíqua lateral	Boa para ângulo, corpo e côndilo
	PA da mandíbula	Mostra deslocamento horizontal no ângulo e côndilos
	Oclusal inferior	Região anterior
Zigomático	Occipitomentoniana (OM) $10°-30°$	Margens orbitárias, pilares malares, seio maxilar
	Submento-vertex	Arco zigomático, margem supra-orbitária
	Tomografia computadorizada	"*Blowout*" da órbita

(continua)

Tabela 14.3 Radiografias da face no trauma maxilofacial (continuação)

Maxila	Mesma do zigomático Lateral de face	Como acima Mostra o deslocamento posterior, as placas pterigóides, mordida aberta anterior
	Tomografia computadorizada	Contorno da órbita, nervo óptico, complexo naso-etmoidal
Complexo naso-etmoidal	Tomografia computadorizada	Bom detalhe, pode-se fazer reconstruções a partir da tomografia computadorizada

[1] N. de T. DPT ou OPT: *dental panoramic tomograph* (radiografia panorâmica).

lizadas. Elas são a radiografia panorâmica (DPT ou OPT), ou se o paciente não é ambulatorial podem ser empregadas as tomadas laterais oblíquas da mandíbula, uma tomada póstero-anterior da mandíbula, a tomada occipitomentoniana para os seios da face (10, 15 ou 20°), a submento-vertex e a tomada lateral dos ossos da face propriamente dita. Observar que a linha média da mandíbula é difícil de ser vista exceto com filme oclusal. As fraturas envolvendo o complexo naso-etmoidal devem ser sempre visualizadas utilizando a tomografia computadorizada axial.

O exame das radiografias é realizado primeiramente para identificar todas as estruturas normais e as margens ósseas dos ossos da face. Ambos os lados dos maxilares são comparados para verificação de diferenças no seu contorno. É importante reconhecer as sombras que apareçam nessas estruturas normais como o espaço das vias aéreas orofaríngeas, o osso hióideo ou os espaços intervertebrais, os quais podem simular fraturas em determinadas projeções.

A radiografia panorâmica dental (DPT)

Essa radiografia tomográfica dos maxilares substitui amplamente as tomadas laterais oblíquas. Entretanto, não é adequada para qualquer paciente que esteja impossibilitado de permanecer em pé ou sentado enquanto a radiografia está sendo realizada, e nesse caso as radiografias laterais oblíquas devem ser consideradas. A mandíbula é vista de côndilo a côndilo mas devido à sobreposição da espinha cervical as regiões de canino e incisivos podem não ser bem visualizadas. Como a rotação do tubo de raios-X modifica a direção na região de pré-molares deve-se ter cuidado ao interpretar essa área. A principal indicação dessa tomada é no diagnóstico de fraturas mandibulares mas alguma informação sobre a parte inferior do terço médio pode ser também colhida (Figura 14.4).

Radiografia póstero-anterior da mandíbula

Mostra toda a mandíbula desde o pescoço condilar até a linha média em ambos os lados. Como os raios passam através do ângulo da mandíbula desde o bordo inferior à superfície oclusal oferecem uma visão vertical dessa área e permitem que fraturas verticais favoráveis e desfavoráveis sejam observadas (Figura 14.5).

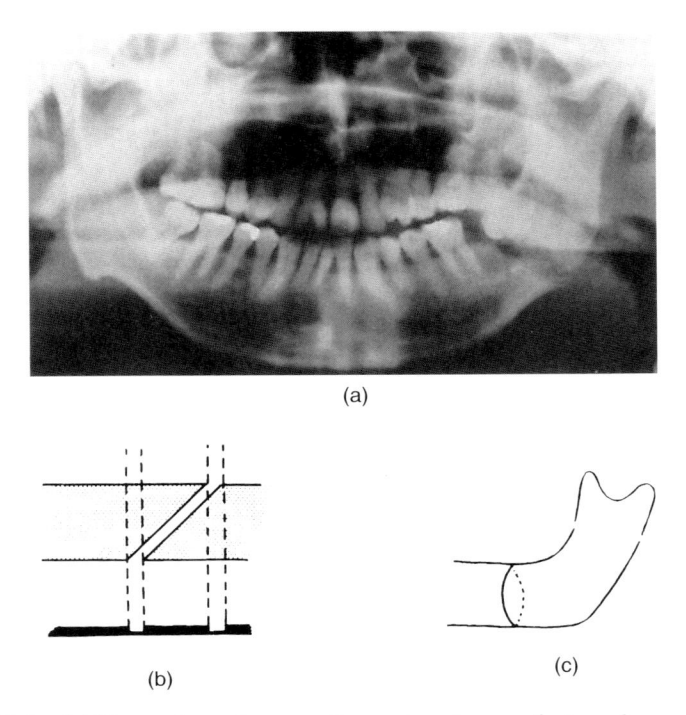

Figura 14.4 (a) Uma ortopantomografia mostrando uma fratura de mandíbula com deslocamento. O desenho (b) mostra como uma fratura oblíqua passando através das corticais interna e externa pode dar uma falsa aparência de dupla fratura na radiografia. (c) Em casos como esse as linhas da fratura estão sempre unidas no bordo inferior e superior do osso.

Radiografia occiptomentoniana

É avaliada em uma série de varreduras transversais que seguem os contornos ósseos ao nível das margens supra-orbitárias e infra-orbitárias, do arco zigomático, da parede do seio maxilar, da parede nasal e vômer e finalmente o nível da oclusão mandibular / maxilar e o bordo inferior da mandíbula; tomada que demonstra fraturas do complexo maxilar, e a radiopacidade no seio maxilar a qual pode ser resultante de sangramento no seu interior decorrente de uma fratura em uma de suas paredes (Figura 14.6). As tomadas occipito-mentonianas de quinze e trinta graus e as tomadas occipito-mentonianas estereoscópicas auxiliam na detecção de deslocamento não mostrado nas tomadas padrão. A fraturas do arco zigomático são melhor vistas na tomada submento-vertex.

Lateral propriamente dita dos ossos da face

Demonstra a separação da maxila a partir da base craniana, ou do palato a partir da maxila, bem como qualquer descontinuidade das placas pterigóides.

Outras radiografias de importância são as oclusais e as tomadas intrabucais apicais dos dentes mostrando a relação de suas raízes com a linha de fratura.

Tomadas especiais das articulações temporomandibulares podem ser necessárias para mostrar os côndilos e o pescoço condilar.

Figura 14.5 A tomada póstero-anterior da mandíbula mostra uma fratura verticalmente favorável através do ângulo no lado esquerdo. Uma fratura verticalmente desfavorável (VU[1]) pode não ser vista nessa tomada pois uma falta de continuidade nas corticais ósseas pode não ser projetada na radiografia. Uma fratura verticalmente favorável (VF[2]) é geralmente vista com clareza.

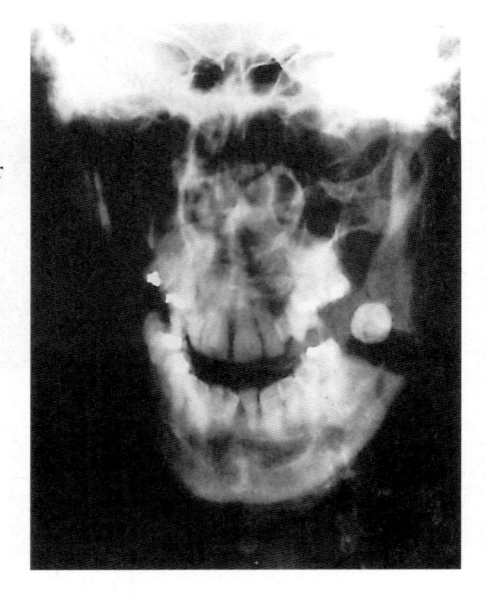

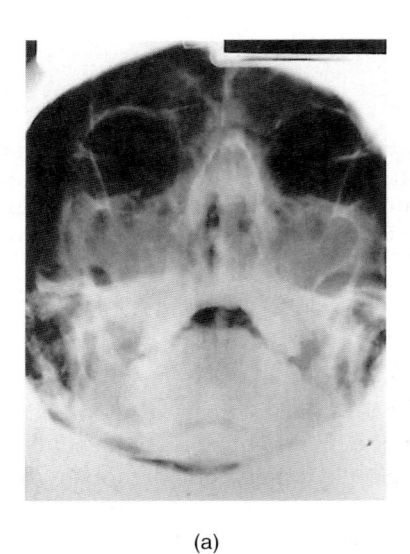

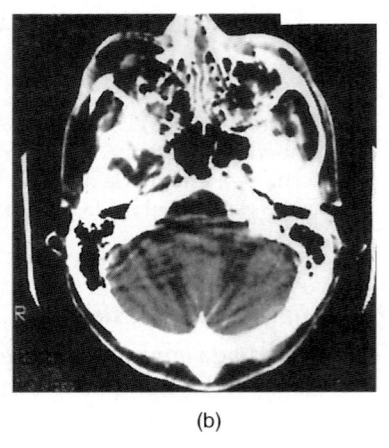

Figura 14.6 (a) Tomada occipito-mentoniana de um trauma de terço médio mostrando fraturas panfaciais; (b) tomografia computadorizada do mesmo paciente – notar a aparência dos tecidos moles. Esse paciente é visto na Figura 14.13.

Tomografia computadorizada axial (TCA)

Está disponível atualmente na maioria dos centros e pode dar valiosas informações quando os filmes planos não podem ser realizados. O paciente com lesão craniana é freqüentemente submetido à tomografia no momento do atendimento inicial e se há

---

[1] N. de T. VU: *vertically unfavourable* (verticalmente desfavorável).
[2] N. de T. VF: *vertically favourable* (verticalmente favorável).

suspeita de que existam lesões faciais contínuas, particularmente no terço médio da face, a inclusão dessa área na tomografia abrevia o diagnóstico. A TCA é praticamente essencial na avaliação de lesões naso-etmoidais e traumas do assoalho da órbita. As reconstruções computadorizadas dessas áreas a partir da tomografia coronal podem ser especialmente úteis.

Modelos de estudo

Em geral, o paciente está incapaz de ocluir os dentes ou as fraturas estão tão gravemente cominutivas que a relação normal dos dentes somente pode ser vista nos modelos de estudo.

Plano de tratamento

Os objetivos do tratamento são restaurar a função e alcançar um bom resultado estético, mas o tratamento deve ser modificado de acordo com a condição geral do paciente. As únicas medidas locais imediatas requeridas são a atenção às vias aéreas, a contenção da hemorragia e o controle da infecção. Quando houver múltiplas fraturas o cirurgião é responsável por esclarecer o grau de urgência para o tratamento dos maxilares para alcançar um resultado satisfatório. Após, o planejamento é feito conjuntamente a outros especialistas envolvidos. É de consenso que as lesões ósseas cicatrizam melhor o quanto antes forem tratadas mas, na presença de um edema extenso ou de amplos hematomas, pode-se aguardar alguns dias para que ocorra a sua regressão.

Reparo natural do osso

A cicatrização das fraturas ocorre inteiramente por um processo natural de reparo ósseo. O tratamento é dirigido no sentido de fornecer as condições ideais para que isso ocorra.

Entre os cotos ósseos fraturados se forma um coágulo sanguíneo. Dentro de quatro dias os capilares, os fibroblastos e as células inflamatórias o invadem e começam a substituí-lo por tecido de granulação. Ao longo das margens ósseas da fratura os osteoclastos aparecem para reabsorver o osso, o que pode ser observado em radiografias como uma ampliação da linha de fratura. Os osteoblastos do periósteo e do osso medular invadem a granulação e depositam a matriz colagenosa chamada de osteóide. A acidez dos tecidos causada pela reação inflamatória inicial cessa após 10 dias permitindo a calcificação. A união óssea ocorre em 4-6 semanas.

O padrão do osso novo ou calo é primeiramente irregular mas após, em um período de aproximadamente seis meses na mandíbula, ocorre a reorganização da estrutura normal do osso.

Nos ossos longos é formado um excesso de calo ao redor dos cotos ósseos e a sua presença nas radiografias é aceita como um sinal de que a união satisfatória esteja ocorrendo, o que não ocorre na mandíbula, aonde a formação do calo é geralmente limitada ao espaço entre os cotos ósseos e dessa forma é pouco visível nas radiografias. As fraturas maxilares podem cicatrizar somente por união fibrosa.

Princípios de tratamento

Controle da infecção

O reparo, especialmente a formação de novo osso, não pode ocorrer na presença de infecção. Para evitar que a infecção ocorra são removidos da ferida todos os corpos estranhos, o osso e os tecidos necróticos para então fechá-la e recobrir o osso exposto. Qualquer movimento dos ossos fraturados pode predispor à infecção e o tratamento da fratura deve objetivar sua eliminação. As drogas antimicrobianas são administradas profilaticamente até que a reação inflamatória tenha resolvido e as feridas nos tecidos moles tenham cicatrizado satisfatoriamente. A drenagem deve ser realizada se houver supuração e as causas da infecção devem ser pesquisadas e tratadas apropriadamente.

Dente na linha de fratura

Nos maxilares a linha de fratura freqüentemente passa através de um alvéolo dentário deixando um lado da raiz exposta na ferida. A fratura é então considerada composta da boca, pois um rompimento na inserção gengival fornece um portal de entrada para os organismos bucais. O cemento exposto na superfície da raiz rapidamente morre e o reparo pode não ocorrer entre esse cemento inerte e o osso novo, assim a cicatrização é retardada. Como um resultado do acidente a polpa pode se tornar não-vital e um foco de infecção. É prudente, portanto, extrair os dentes na linha de fratura quando há grande deslocamento a menos que eles devam permanecer temporariamente para estabilizar a oclusão. Quando houver um pequeno deslocamento da fratura os dentes podem ser mantidos a não ser que retardem sua consolidação. A vitalidade deve ser avaliada e os dentes não-vitais tratados apropriadamente; os dentes com vitalidade na maxila podem ser mantidos, pois a experiência tem demonstrado que os dentes na linha de fratura raramente afetam a união nesse local.

Redução das fraturas

Quando da redução das fraturas o objetivo é reposicionar os cotos ósseos o mais precisamente possível. Embora o cirurgião deva procurar realizar uma redução perfeita o objetivo é tratar não uma radiografia, mas o paciente, e onde o deslocamento for aceitável e a função não for prejudicada o paciente não deve ser submetido à cirurgia desnecessária.

A perfeita redução pode ser impossível quando houver grande cominução ou perda tecidual, e a cicatrização entre os cotos ósseos não ocorrerá se a fenda for muito ampla (maior do que 6 mm). Nas fraturas cominutivas todos os fragmentos aderidos ao periósteo devem ser mantidos.

A melhor guia para uma redução exata é a oclusão dentária, devido à forma precisa na qual os dentes se interdigitam. Além disso, se a oclusão é restaurada, a função mastigatória deve ser satisfatória. Nos pacientes edêntulos as próteses são o único guia seguro. Quando tiverem sido perdidas o local do acidente deve ser checado ou uma prótese provisória deve ser disponibilizada. O maxilar fraturado é fixado ao maxilar sadio, mas quando muitos dentes estiverem faltantes ou ambos os maxilares estiverem extensamente cominutivos o problema se torna mais difícil. O cirurgião deve então confiar mais em uma redução anatômica das margens ósseas, aparência do paciente e nos resultados mostrados nas radiografias pós-operatórias.

A redução deve ser realizada o mais rápido possível, mas quando a demora é inevitável deve ser lembrado que uma grande dificuldade será encontrada na redução das fraturas maxilares após 10 dias e nas fraturas mandibulares após 3 semanas.

Imobilização dos fragmentos

Qualquer movimento na linha de fratura após a redução pode perturbar ou romper as granulações ou o tecido osteóide. Pode também resultar em uma cicatrização óssea com deformidade. A imobilização deve portanto ser completa, e continuada até que a consolidação tenha ocorrido, a qual na mandíbula é de aproximadamente 4-6 semanas e na maxila a união fibrosa é aceita como 3-4 semanas.

Redução aberta e fixação interna rígida (ORIF[1])

Essa técnica se baseia na redução aberta e na fixação rígida do osso para eliminação de movimento dos fragmentos e assim pode tornar a imobilização posterior desnecessária, tratamento que permite uma cicatrização óssea bem sucedida mesmo sob função.

Anestesia

As fraturas com deslocamento apreciável são geralmente reduzidas sob anestesia geral. Nas fraturas mandibulares um tubo nasotraqueal com balonete (*cuff*) pode ser passado com facilidade apesar de algum trismo pré-operatório, mas nas fraturas maxilares envolvendo a base craniana existe sempre algum grau de dificuldade e perigo ao passar o tubo através do nariz, pois ele pode passar para o interior da fossa craniana anterior com conseqüências desastrosas. Nessa situação um tubo oral pode ser suficiente se não interferir com a oclusão. No paciente totalmente dentado uma incisão submental permite a colocação de um tubo oral ao assoalho da cavidade bucal e assim para a laringe. Se for antecipado que será preciso mais de uma intervenção cirúrgica deve ser considerada a necessidade de uma traqueostomia para fornecer uma anestesia segura e eficiente, que pode ser a escolha em um paciente politraumatizado de forma a manter a função respiratória naqueles que irão recuperar lentamente a consciência.

Quando os maxilares tiverem de ser fixados entre si sob anestesia, uma sutura da língua pode ser empregada, a qual é realizada bem atrás para permitir que a língua seja tracionada para longe da faringe durante o período de recuperação e pode ser removida assim que o paciente adquira total controle de suas vias aéreas. O tamponamento na garganta deve ser removido antes que os maxilares sejam fixados entre si, fixação que pode ser melhor realizada com elásticos os quais são facilmente cortados com tesouras em uma emergência, mas se os fios de aços forem utilizados então as suas extremidades devem ser deixadas longas para permitir que sejam facilmente identificados.

---

[1] N. de T. ORIF: *open reduction and rigid internal fixation* (redução aberta e fixação interna rígida).

Tratamento definitivo

Reparo dos tecidos moles

Todas as feridas são primeiramente exploradas com cuidado e os corpos estranhos e terra são removidos. O vidro não é fácil de ser encontrado e a poeira da estrada ou de carvão são de difícil remoção mas se mantido gera uma cicatriz com tatuagem. Para limpeza das feridas ou abrasões da pele deve-se escovar gentilmente com água, sabão e uma escova suave e irrigar abundantemente.

Todos os tecidos sobre a face são preciosos e, felizmente, devido a seu rico suprimento sangüíneo, são muito viáveis. A excisão não é realizada exceto em pontas soltas de tecidos necróticos cutâneos ou de mucosa ou ao redor das bordas de feridas que já se apresentem há vários dias e que iniciaram a sua reepitelização. As lacerações são então fechadas em camadas por uma sutura primária, com colocação de drenos quando necessário.

Quando houver grande perda de pele, as extremidades não devem ser unidas sob tensão, pois isso acarreta deformidade e formação de cicatriz. A perda de espessura total da bochecha ou lábio pode ser temporariamente reparada através da sutura da pele à membrana mucosa, o que evita a cicatriz, protege os tecidos mais profundos e fornece uma base satisfatória para a reconstrução.

Os cortes na mucosa devem ser fechados para cobrir o osso exposto. A membrana mucosa é mais fácil de ser manipulada do que a pele, assim as deficiências na liberação das margens e nas rotações de retalhos podem ser improvisadas normalmente.

Quando a cirurgia óssea e dos tecidos moles está sendo realizada no mesmo momento, o reparo de tecidos moles é completado após as fraturas terem sido reduzidas e fixadas.

Fraturas mandibulares

Fixação intermaxilar (IMF[1])

A mandíbula é imobilizada por meio de sua fixação à maxila, o que estabelece uma oclusão e pode ser uma parte do tratamento de fraturas da mandíbula e da maxila. A IMF pode ser alcançada por uma série de maneiras.

Temporária

Parafusos monocorticais ósseos colocados entre as raízes dos caninos e pré-molares em cada quadrante pode permitir que se realize a IMF durante o procedimento cirúrgico mas não suportará longos períodos de imobilização.

Métodos utilizando dentes para fixação

Amarria em ilhós

Esse método é rápido, não requer um técnico ou laboratório e deixa os dentes descobertos sendo que podem ser levados precisamente à oclusão. Suas desvantagens são que devem estar presentes vários pares de dentes saudáveis com boa condição periodontal em cada maxilar e devem ocluir com os pares similares no maxilar oposto. As amarrias em ilhós são inofensivas por curtos períodos (6 semanas) mas com o tempo

---

[1] N. de T. IMF: *Intermaxillary fixation* (fixação intermaxilar).

tendem a mobilizar os dentes. Essa imobilização é menos satisfatória do as que apresentam barra, pois os fios tendem a estirar-se e a afrouxar.

A amarria é passada da face vestibular entre dois dentes adjacentes abaixo do seu ponto de contato e para fora vestibularmente. A extremidade posterior do fio é passada através do ilhós (Figura 14.7) e as duas extremidades são então firmemente torcidas. É importante que o fio seja torcido bem apertado ao longo da cervical dos dentes, abaixo da linha do esmalte, e a primeira volta é feita o mais perto do dente quanto possível (Figura 14.7). Os fios de aço são sempre torcidos no sentido horário para evitar confusão mais tarde na hora de apertá-los. As amarrias são colocadas em três ou quatro pares de dentes como necessário e nos pares opostos de dentes no maxilar oposto. A fixação intermaxilar é levada a termo com um pedaço de fio de aço passado através dos ilhós correspondentes sendo torcido e apertado (Figura 14.7). Todas as extremidades dos fios são giradas de encontro à gengiva ou entre os dentes para evitar irritação da mucosa.

Barras

Podem ser mais adequadas quando há espaços inconvenientes na arcada dentária, as quais tornam a amarria com laçada impossível. Barras bem ajustadas podem ser confeccionadas a partir de modelos de estudo se o tempo permitir, mas as barras pré-fabricadas também estão disponíveis para uso imediato (Figura 14.8). Elas são dobradas para serem fixadas próximas aos dentes nas arcadas superior e inferior enquanto as fraturas são mantidas em sua posição correta. Os fios de aço são passados em torno dos dentes para segurar a barra no lugar. Uma vez que a barra esteja fixa cruzando a linha de fratura um ajuste adicional para a redução dessa fratura se torna difícil.

Redução aberta e fixação interna rígida (ORIF[1])

Esse conceito tem sido aceito como o tratamento padrão para a vasta maioria das fraturas faciais. A técnica se baseia na exposição das fraturas através de incisões intra ou extrabucais e a redução precisa dos fragmentos ósseos fraturados os quais são mantidos em posição rigidamente com o emprego de placas metálicas maleáveis, método que foi originalmente desenvolvido para o uso na mandíbula mas agora é rotineiramente utilizado para tratar todas as fraturas faciais. A aplicação da fixação rígida permite que a cicatrização óssea ocorra sem imobilização do osso. Os longos períodos de imobilização intermaxilar (IMF) não são assim necessários, e o retorno à função é muito mais rápido. Um kit de placas bem desenhado composto de uma seleção de tamanhos de placas classificado pelo diâmetro do parafuso (de 2 mm para 1 mm) proporciona um sistema flexível de fixação para todos os ossos faciais (Figura 14.9).

ORIF das fraturas mandibulares

A colocação de placas na mandíbula tem a vantagem de tornar dispensável a fixação intermaxilar pós-operatória, mas pode ser aplicada enquanto a placa está sendo colocada.

Miniplacas monocorticais

As miniplacas de titânio são colocadas através da linha de fratura por um acesso intrabucal. A incisão é feita através do mucoperiósteo abaixo da gen-

---

[1] N. de T. ORIF: *Open reduction and rigid internal fixation* (redução aberta e fixação interna rígida).

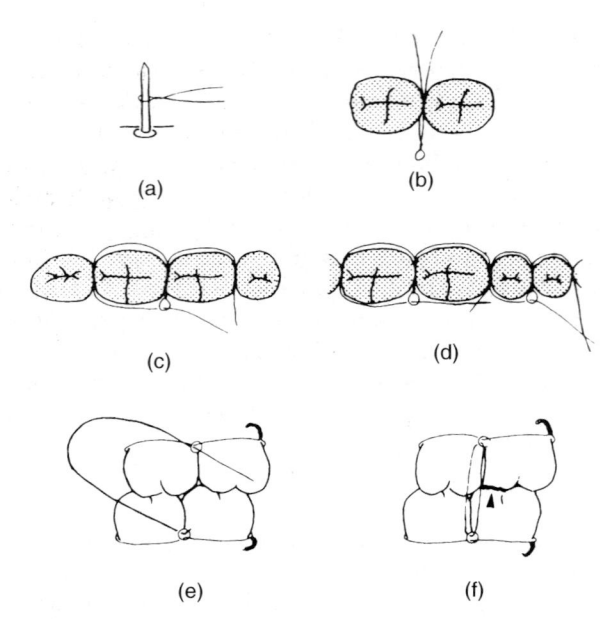

Figura 14.7 Amarria em ilhós. (a) fazendo o ilhós com somente duas voltas da extremidade do fio. (b) as extremidades do fio são passadas entre os dentes pela face vestibular. (c) o fio distal passa através da laçada. (d) *Esquerda*, mostra a correta relação do fio, ajustado ao dente, para torção. Direita, relação incorreta. (e) Fio intermaxilar passado pela distal dos ilhós. (f) Fios intermaxilares apertados.

giva inserida com a devida consideração às estruturas vitais como o nervo mentoniano. A incisão para expor a região de sínfise deve ser realizada sobre o lábio para reduzir a chance de deiscência.

A fratura é identificada e reduzida precisamente. Para isso deve-se remover qualquer fragmento na linha de fratura e realizar irrigação para permitir uma boa visualização. A oclusão é estabelecida e pode ser mantida por um assistente ou pela aplicação temporária da IMF.

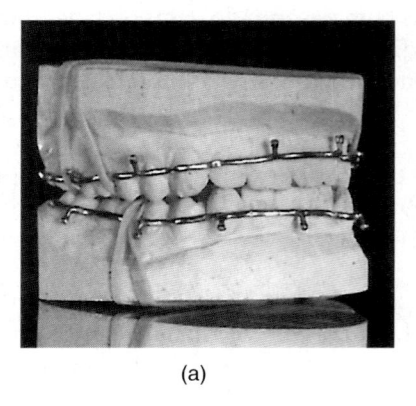

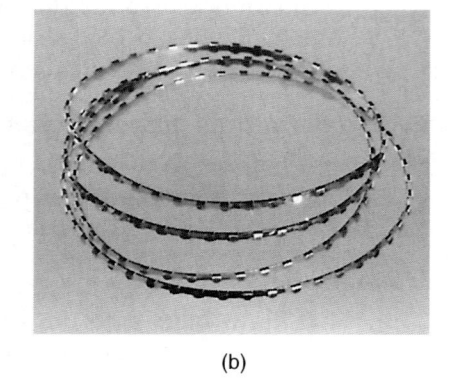

Figura 14.8 Barras: (a) barras individualizadas; (b) barras pré-fabricadas podem ser cortadas no comprimento, a partir de um rolo.

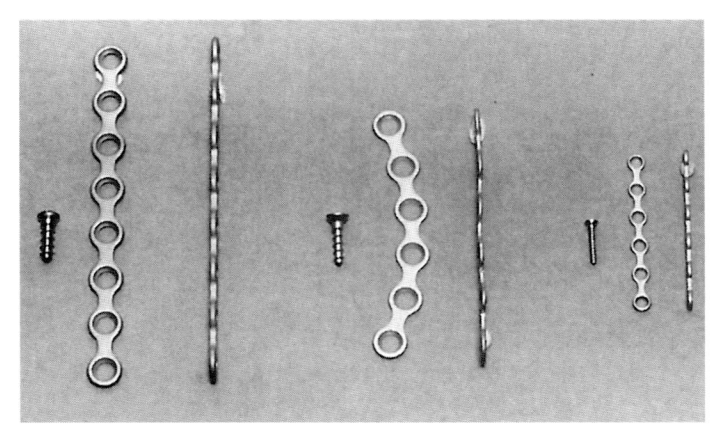

Figura 14.9 placas de titânio para fraturas faciais a partir da esquerda: 2.0mm usadas em fraturas mandibulares, 1,7mm (perfil baixo) e 1.0mm usadas em fraturas do terço médio.

Utiliza-se as miniplacas de titânio padronizadas de 2 mm na fixação das fraturas mandibulares. É crucial que a placa seja precisamente adaptada ao contorno do osso e o cirurgião deve esforçar-se para isso. As perfurações são realizadas através da cortical óssea externa para permitir a colocação de parafusos de titânio auto-rosqueáveis monocorticais. As perfurações são feitas com brocas pouco menores do que o diâmetro do parafuso para assegurar a firme fixação do mesmo. O parafuso deve ser inserido no mesmo ângulo da broca e avançado vagarosamente através do osso. Após cada volta para a frente uma girada reversa deve ser feita até que a perfuração auto-rosqueada seja estabelecida. O parafuso é então apertado mas com cuidado para não remover as roscas no osso; os parafusos de emergência têm diâmetro maior e estão disponíveis se isso ocorrer. Deve-se tomar cuidado para evitar dano aos dentes e parafusos de comprimento adequado devem ser escolhidos; os de 7 mm de comprimento são usados como padrão na mandíbula. A placa deve ser selecionada para permitir que pelo menos dois parafusos sejam colocados de cada lado da fratura. Nas fraturas cominutivas placas maiores devem ser utilizadas para que esse objetivo seja alcançado mas placas de quatro furos são suficientes na maioria das situações. Na região anterior da mandíbula duas placas são utilizadas através da fratura para se contrapor às forças de torção aumentadas, ao passo que na região de corpo e ângulo somente uma pode ser necessária (Figura 14.10). O titânio é um material biologicamente inerte portanto as placas não precisam ser removidas a menos que se tornem expostas ou o paciente refira que as sente. Se a fixação rígida é alcançada a cicatrização óssea ocorrerá mesmo na presença de infecção.

Placas bicorticais

Estão disponíveis placas mais rígidas com parafusos que são travados em ambas as corticais ósseas; devem ser colocadas no bordo inferior da mandíbula a fim de evitar traumatismo aos dentes. Como isso requer um acesso extrabucal essas placas são mais freqüentemente utilizadas quando ocorrer perda de osso no local da fratura.

Fraturas condilares

A cabeça condilar fraturada está comumente deslocada para frente e medialmente devido ao músculo pterigóideo lateral, enquanto os músculos da mastigação tendem

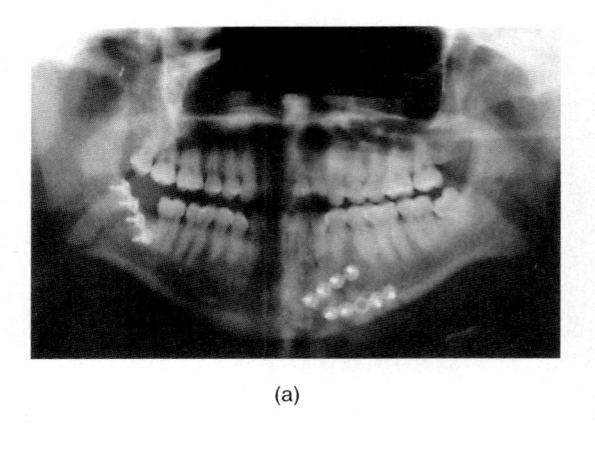

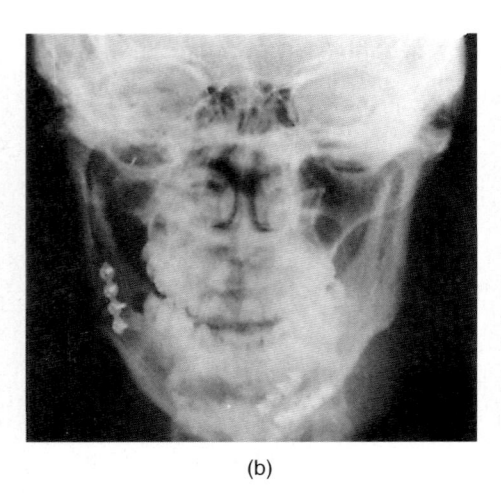

Figura 14.10 Placas em fraturas mandibulares – notar duas placas na parassínfise e uma no ângulo: (a) ortopantomografia; (b) Tomada póstero-anterior do mesmo paciente.

a trazer o ramo ascendente para cima e para trás para provocar uma mordida aberta, com rotação da sínfise na direção ao lado afetado. A redução é somente direcionada para a correção do deslocamento da mandíbula, o que pode ser ensinado a muitos pacientes utilizando suas próprias mãos primeiramente para auxiliar na reeducação dos músculos da mastigação. O paciente deve ser avisado a permanecer sob dieta pastosa e devem ser prescritos analgésicos. Quando o edema e a dor dificultarem esse procedimento, a IMF pode ser realizada por 1-2 semanas utilizando barras e elásticos para encorajar o restabelecimento da oclusão. Nas fraturas com deslocamento o mesmo tratamento é adequado, pois como tem sido demonstrado embora a união ocorra em uma posição anormal, a cabeça do côndilo se remodela para fazer uma articulação funcional. Quando houver outras fraturas mandibulares estas devem ser tratadas como indicado e a necessidade da realização da IMF deve ser avaliada posteriormente.

Fraturas condilares bilaterais

O tratamento das fraturas condilares bilaterais é complicado devido à maior incidência de mordida aberta anterior e isso não resolve normalmente com o período de IMF. Pode ser indicada a redução aberta e a fixação interna de pelo menos uma das fraturas condilares se essas fraturas ocorrerem fora da cápsula articular, situação que se aplica particularmente nas fraturas panfaciais onde a geometria espacial da face pode ser difícil de reconstruir sem essa dimensão importante A grande proximidade do nervo facial ao pescoço condilar torna o acesso cirúrgico desgastante e atualmente a utilização da IMF por 1-2 semanas é ainda indicada.

Fraturas do terço médio

O advento dos sistemas miniaturizados de placas tem permitido que a técnica de redução aberta e a fixação interna sejam utilizadas nessas áreas. As mesmas regras gerais da ORIF se aplicam mas como poucas forças de deslocamento são aplicadas no terço médio da face, placas de tamanhos menores (1.7 – 1 mm) podem ser empregadas permitindo a reconstrução de áreas delicadas como as margens infra-orbitárias (Figura 14.11). O conceito de reconstrução dos pilares principais da face é crucial para restabelecer a geometria facial. Os modelos de estudo e barras fundidas podem ser de grande valor no estabelecimento da oclusão pré e transoperatoriamente e o uso da IMF no transoperatório é indicado.

Redução dos ossos malares e arco zigomático

É realizado um acesso externo criado por Gillies através da incisão cutânea acima da linha dos cabelos e sobre a fossa temporal. É feita em ângulo para evitar os ramos terminais da artéria temporal superficial. A fáscia temporal é exposta e dividida para dar acesso ao elevador (Figura 14.12). Ele é passado profundamente à fáscia e arco zigomático e é empregado para elevar o malar afundado para a frente, para cima e para fora (Figura 14.12). Freqüentemente se requer uma força considerável e o fulcro nunca deve ser o osso temporal, ou a parede lateral do crânio pode ser fraturada. O assistente mantém a cabeça estabilizada enquanto o cirurgião aplica a força e verifica para assegurar que a redução esteja satisfatória. O malar freqüentemente estala ao ir para o lugar permanecendo estável sem fixação, caso contrário pode ser seguro por uma placa óssea na sutura fronto-zigomática, na margem infra-orbitária, ou por intrabucal no pilar zigomático. De forma alternativa um pino intra-ósseo no corpo do malar pode ser empregado, unido por uma barra vertical a um pino colocado na margem supra-orbitária. O zigoma pode ser reduzido também utilizando um gancho de malar inserido através de uma incisão pontiaguda em uma linha com o canto lateral do olho ao nível da asa do nariz, embora isso não seja apropriado se o arco zigomático estiver também afundado. Como alternativa um elevador pode ser passado sob o zigoma através de uma incisão no fundo de sulco vestibular que pode ser combinada a um acesso para uma placa de fixação no pilar zigomático.

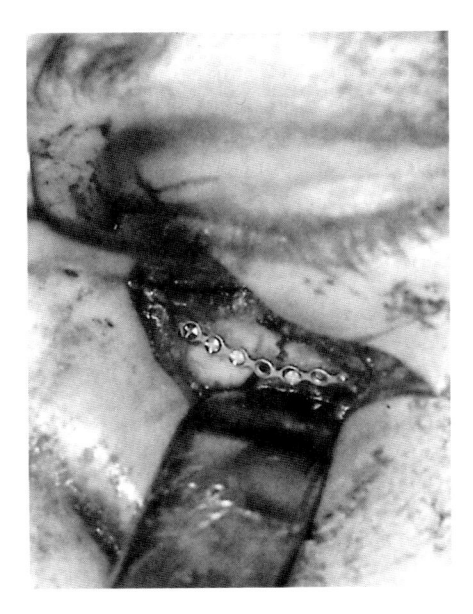

Figura 14.11 Placa em fratura da margem infra-orbitária.

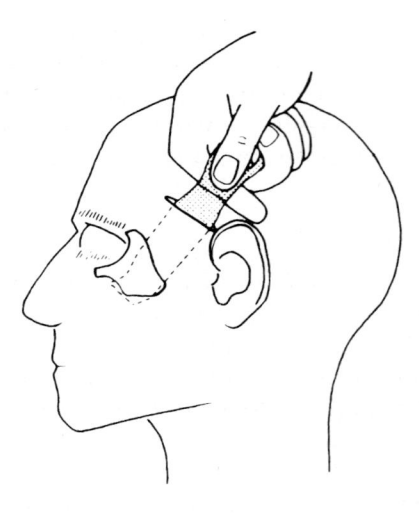

Figura 14.12 Elevação do malar esquerdo mostrando a incisão e um elevador no plano profundo do malar e arco zigomático. Notar o dedo indicador utilizado como fulcro para proteção do osso temporal.

Nas fraturas faciais múltiplas o malar somente deve ser fixado após o restante do complexo maxilar tenha sido reduzido e imobilizado.

Exploração da órbita

O assoalho orbitário pode requerer exploração se houver evidência clínica ou radiográfica de um defeito com perda do conteúdo orbitário no seio maxilar (*Blowout* da órbita). O enoftalmo pode ser mascarado inicialmente pelo edema. A exploração pode ser combinada à reconstrução da margem infra-orbitária. A exposição é alcançada por incisões infra-orbitárias, para blefaroplastia e transconjuntival. Os defeitos podem ser reparados com enxertos ósseos, lâminas de silastic ou tela de titânio. O teto da órbita e ambas as paredes podem também exigir exploração.

Hemorragia retrobulbar

Esse é um risco severo mas raro após a redução de fraturas zigomáticas ou qualquer intervenção envolvendo a órbita. O sangramento atrás do globo durante ou após a cirurgia pode causar proptose, dor e diminuição da acuidade visual, a qual se não for realizada a diminuição da pressão pode resultar em cegueira. O sangue pode ser drenado via incisões infra-orbitária ou cantal lateral; entretanto o tratamento clínico com esteróides, acetazolamida e manitol pode ser também bem sucedido na redução da pressão sobre o nervo óptico (Tabela 14.4). As observações pós-operatórias do olho a cada 15 minutos por 2 horas, então a cada 30 minutos por 2 horas auxiliarão no diagnóstico precoce e no tratamento dessa doença.

Fraturas Le Fort I e II

Podem ser expostas através de uma incisão intrabucal em forma de "ferradura de cavalo" e o sistema de pilares verticais reduzidos e fixados de forma precisa nas regiões de pilar zigomático e de fossa canina. As margens infra-orbitárias podem necessitar de exposição a partir de um acesso extrabucal permitindo a exploração do assoalho orbitário se esse estiver envolvido no trauma.

Tabela 14.4 Hemorragia retrobulbar

Sinais e sintomas	Momento do inicio	Tratamento	
		Cirúrgico	Clínico
Diminuição da acuidade visual Visão em túnel Dor ocular Proptose	Após trauma no terço médio, durante o tratamento de fraturas do zigomático ou Le Fort II, III, após tratamento (até 4 horas)	Drenagem do sangue atrás do olho por incisões infra-orbitária ou cantal lateral	Dexametasona 20 mg, acetazolamida 1 g, manitol 10%, intravenosos no início dos sintomas, podem ser repetidos
Observações do olho A cada quarto de hora durante 2 horas A cada meia hora por 2 horas A cada hora por 2 horas		Observar a Acuidade visual Reação à luz Dor	

Fraturas Le Fort III

Podem requerer fixação nas mesmas áreas dependendo do grau de cominução e necessitará de exposição adicional para permitir a fixação em osso sadio na área fronto-zigomática e na ponte nasal. O uso do retalho bicoronal em escalpo fornece excelente exposição para a redução das fraturas nessa área. Sendo que o objetivo é reconstruir o sistema de pilares verticais e horizontais para restabelecer a geometria facial o mais precisamente possível.

Fraturas do complexo naso-etmoidal

Essas fraturas, nas quais a distância intercantal tenha aumentado pelo trauma, requerem um diagnóstico e tratamento cuidadosos; um retalho bicoronal é essencial para inserir os ligamentos cantais mediais apropriadamente e deve ser realizado o mais rápido possível pois o reparo tardio é muito difícil (Figura 14.13).

Maxilares edêntulos

Embora os maxilares edêntulos devam ser reduzidos e fixados para obtenção da união satisfatória, em muitos casos o deslocamento será evitado pelo periósteo e a pequena deformidade pode ser compensada pela confecção de novas próteses. A ORIF é ainda o tratamento de escolha, mas o corte do periósteo deve ser evitado pois o suprimento sangüíneo ao osso pode ser severamente comprometido.

Próteses

A prótese do paciente pode ser útil como um guia para a oclusão. Estão freqüentemente disponíveis e tem a vantagem de reproduzir a crista alveolar e a mordida do paciente com precisão.

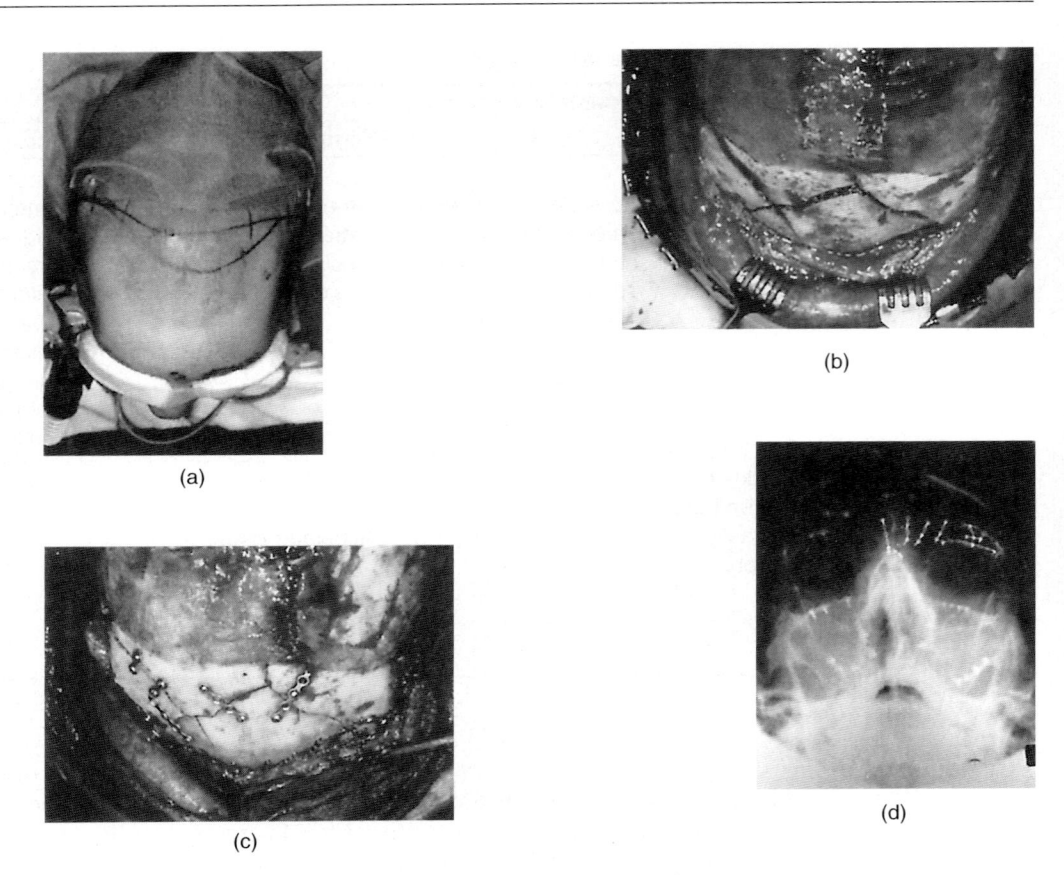

Figura 14.13 Fraturas craniofaciais: (a) acesso por retalho bicoronal; (b) exposição das fraturas do osso frontal; (c) reconstrução do osso frontal e da margem supra-orbitária; (d) radiografia occipito-mentoniana mostrando a reconstrução do terço médio da face.

Goteiras tipo Gunning

Essas são as goteiras padrão para imobilização de maxilares edêntulos. Consistem em blocos de mordida de acrílico superior e inferior. Elas apresentam a periferia rasa, um orifício anterior para alimentação e ganchos para a fixação intermaxilar. São confeccionadas a partir de modelos das próteses do paciente, as quais são utilizadas também para registro da mordida, ou são feitas a partir de impressões diretas dos maxilares do paciente quando a mordida é registrada empregando blocos de mordida convencionais (Figura 14.14).

Quando houver deslocamento e não for possível fazer a impressão satisfatória nem o registro da mordida a superfície de adaptação da goteira é revestida com guta percha e moldada aos maxilares *após* a redução dos fragmentos. A mordida pode ser corrigida também através da inserção da guta percha em moldes previamente preparados da superfície oclusal.

As goteiras tipo *Gunning* ou as próteses podem ser adaptadas aos maxilares com fios de aço para a redução dos fragmentos ósseos, após isso se faz a IMF.

Tabela 14.5 Acessos cirúrgicos aos ossos faciais

	Intrabucal		Extrabucal	
	Área	Acesso	Área	Acesso
Mandíbula	Ângulo Corpo Parassínfise Sínfise	Incisão abaixo da gengiva inserida	Côndilo Bordo inferior	Retromandibular, pré-auricular Submandibular
Zigomático	Pilar zigomático	Incisão abaixo da gengiva inserida	Sutura fronto- zigomática Margem infra- orbitária Arco zigomático	Sobrancelha Blefaroplastia Infra-orbitária Pré-auricular Bicoronal
Maxila	Pilar Zigomático Fossa canina	Incisão abaixo da gengiva inserida esten- dendo em forma de "ferradura de cavalo"	Como para zigomático + supra-orbitária	Como acima Bicoronal
Naso-etmoidal			Ponte nasal Canto medial	Bicoronal

Amarria circunferencial e transalveolar

Na mandíbula são empregados três fios de aço, um de cada lado na região de primeiro molar e um anteriormente. O fio de aço é colocado em posição com uma agulha curva de *Kelsey Fry* (Figura 14.15) através de uma incisão extrabucal pontiaguda em direção à cavidade bucal no lado lingual e em seguida passando o fio sob a mandí-

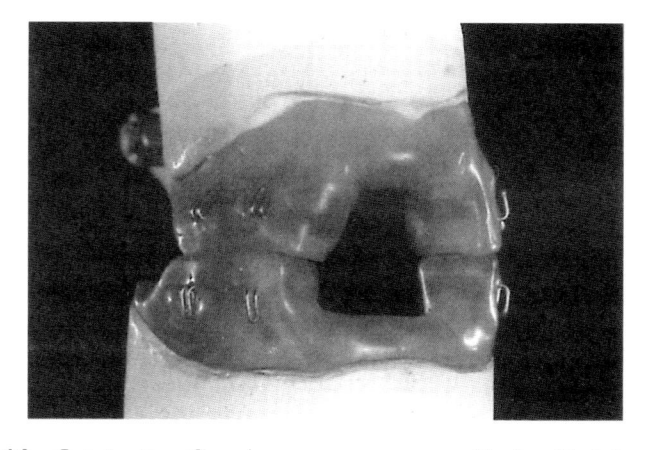

Figura 14.14 Goteira tipo *Gunning* para uso em mandíbula edêntula.

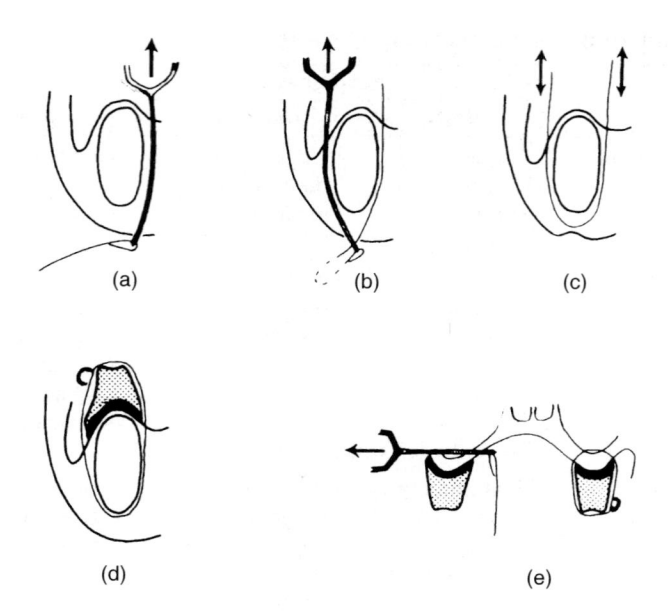

Figura 14.15 Amarria circunferencial. (a) Agulha de Kelsey Fry inserida por lingual da mandíbula. (b) Fio de aço ao longo da face lingual da mandíbula e a agulha inserida por vestibular para encontrar a extremidade extrabucal do fio de aço. (c) Movimentação através dos tecidos moles para assegurar uma aposição próxima do fio ao osso. (d) Goteira inferior preenchida com guta percha amarrada no lugar. (e) *Esquerda*, agulha reta passando através do alvéolo maxilar e assoalho do seio maxilar para direcionar o fio transalveolar para o palato. *Direita*, fio transalveolar em posição para afixar a goteira de *Gunning* superior.

bula em direção ao lado vestibular, mantendo o fio o mais próximo possível do osso para evitar as artérias lingual e facial. A goteira superior pode ser afixada ao osso subjacente com miniparafusos de titânio ou mantida na posição por fios de aço transalveolares, um de cada lado na região de molares e um anteriormente (Figura 14.15).

Os seguintes métodos são empregados com pouca freqüência nas fraturas maxilares em pacientes que não irão tolerar o tempo cirúrgico extenso requerido para a ORIF.

Fixação craniomaxilar

A maxila pode ser fixada ao crânio para ser segura firmemente em posição. Isto é feito unindo-se hastes de metal a placas em barras ou em goteiras tipo Gunning. Estas hastes saem da boca e são conectadas por juntas universais (juntas de Clouston-Walker) e hastes a uma faixa de metal ou pinos intra-ósseos supra-orbitais unidos por uma barra de conexão (armação de Levant) (Figura 14.16).

Armação metálica craniana

Esta é parafusada ao crânio através de pinos que penetram na pele e se fixam na cortical óssea externa do crânio. São colocados dois pares de pinos opostos nas regiões occipital e frontal acima da linha do cabelo para evitar cicatrizes visíveis. Os vasos temporais devem ser identificados para evitar danos quando da colocação dos pinos frontais. Uma vez em posição as hastes das barras irão proporcionar uma fixação rígida da maxila.

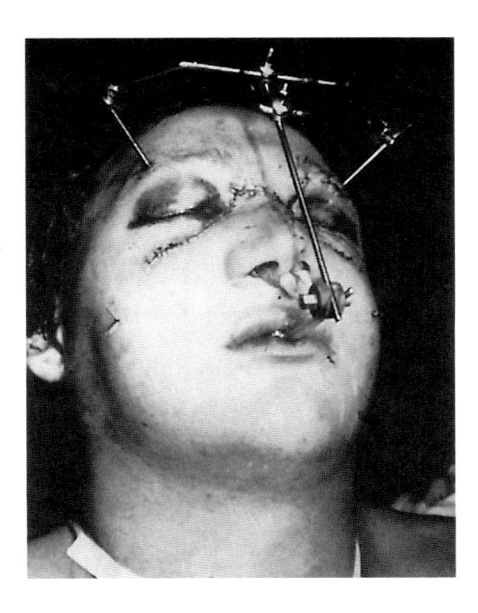

Figura 14.16 Armação de Levant afixado a um arco superior de metal fixo por barras e juntas universais. Notar a laceração facial estendida para a redução aberta.

Armação e pinos supra-orbitários

Os pinos são colocados por uma incisão na sobrancelha. São feitos orifícios no osso supra-orbital utilizando um suporte e broca e o pino auto-rosqueável é inserido para se adaptar a ambas as corticais ósseas sem penetrar na interna. Os pinos são então unidos entre si utilizando uma armação de Levant e essa é conectada aos dentes através de hastes (Figura 14.16).

Suspensão interna

Nas fraturas Le Fort I um fio de aço de 0,5 mm é passado ao redor dos arcos zigomáticos utilizando um passador de fio inserido por uma incisão cutânea até a mucosa abaixo do arco, no fundo de sulco vestibular superior. O fio de aço é inserido no orifício do passador e direcionado para cima e sobre o arco zigomático, então novamente para baixo lateralmente a este, para o interior da boca. Esse fio de aço é unido aos ganchos da barra ou às laçadas das amarrias.

Complicações das fraturas

Remoção das placas ósseas

Pouco freqüentemente as placas ósseas de titânio têm de ser removidas, o que pode ser devido à solicitação do paciente, à exposição da placa ou, raramente, ao envolvimento da placa na infecção. A área em que com freqüência as placas são removidas na mandíbula é a região de parassínfise e, na maxila, a região de sutura fronto-zigomática. As placas devem permanecer idealmente até que a cicatrização óssea esteja completa, a menos que não ocorra a fixação rígida devido à perda dos parafusos ou à fratura da placa.

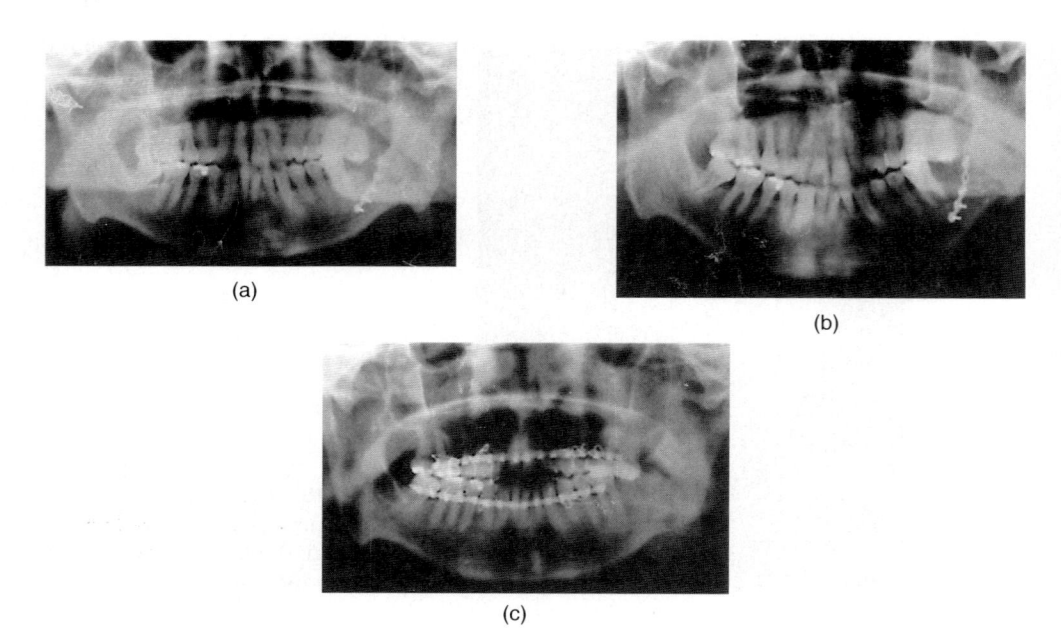

Figura 14.17 Perda da fixação: (a) boa redução da fratura no ângulo esquerdo (b) três semanas de pós-operatório – notar a perda dos parafusos e movimento da fratura (c) aplicação da IMF com barras após a remoção da fixação. O paciente pode ter se envolvido em outro trauma.

Retardo da união

As fraturas consolidam normalmente em 4-8 semanas, mas esse período pode ser mais longo em pacientes idosos, tempo que pode ser muito aumentado nas fraturas cominutivas, compostas ou infectadas. A fixação interna rígida permitirá que essas fraturas cicatrizem mas poderão ser necessários vários meses durante os quais deve-se observá-las com cuidado. As radiografias podem ser realizadas periodicamente se o movimento da fratura for evidente clinicamente, para determinar se não ocorreu a união óssea (Figura 14.17).

União deficiente

Representa a união em que os cotos ósseos permanecem mal posicionados ou mal reduzidos, podendo ser discreta e causar pequena disfunção ao paciente ou ser tão extensa que interfira com a função e a aparência. A deformidade discreta da oclusão pode ser tratada através do desgaste ou exodontia e com a colocação de próteses. As deformidades mais graves podem requerer uma refratura e reposição dos cotos ósseos através de osteotomias.

Não-união

Esse termo se refere à falha em obter a união óssea, onde a cicatrização ocorreu somente por união fibrosa e no trauma facial é significativa somente na mandíbula. Um movimento é clinicamente observado na linha de fratura; nas radiografias é encontrado um esfumaçamento sobre os cotos ósseos o qual é seguido posteriormente pela deposição de osso cortical (eburnação). As causas principais da não-união são falha em alcançar uma aposição satisfatória, perda óssea e movimento ou infecção na linha de fratura. O tratamento da não-união é necessário no corpo da mandíbula mas pode ser aceitável no ramo ascendente e no côndilo, se a função não tiver sido afetada.

Perda óssea

Nas lesões severas particularmente em ferimentos por arma de fogo, pode haver perda óssea. Na mandíbula, se for pequena, um resultado satisfatório pode ser alcançado com a aproximação dos cotos ósseos. Caso contrário, um espaço é aceitável e os fragmentos são reduzidos na sua posição normal e mantidos com goteiras, placas ósseas longas ou pinos externos de fixação. Quando a cicatrização dos tecidos moles ocorrer e a reação inflamatória ceder, o defeito pode ser reparado com enxertos ósseos, o que pode ser adiado por várias semanas ou mesmo meses.

Infecção

Pode alcançar a fratura a partir dos ferimentos na pele ou mais comumente a partir da boca. A mandíbula é mais susceptível à infecção do que a maxila. Na última, a drenagem ocorre para baixo no interior da cavidade bucal e as lâminas ósseas finas com um bom suprimento sanguíneo a tornam mais resistente à infecção. A infecção decorrente da boca pode entrar em contato com a fratura através de um rompimento na membrana mucosa, de um dente necrótico, particularmente aqueles na linha da fratura, ou por disseminação direta ou linfática de outros dentes infectados na mandíbula. Se a fixação rígida foi obtida com um material bioinerte como o titânio a cicatrização da fratura deve prosseguir se um tratamento eficiente for realizado com drogas antimicrobianas e drenagem associada à remoção dos dentes infectados. Em raras ocasiões pode ser preciso remover as fixações e se utilizar a IMF.

Trismo residual

Nas fraturas mandibulares o trismo residual pode ocorrer devido à cicatriz nos músculos traumatizados ou raramente devido à anquilose nas fraturas condilares intracapsulares. Nas fraturas mal reduzidas do arco zigomático pode ocorrer interferência óssea com o processo coronóide. A causa deve ser averiguada com cuidado e tratada cirurgicamente ou com exercícios e fisioterapia.

Leitura Complementar

Champy, M., Lodde, J.P., Jaegar, J.H., Wilk, A. & Gerber, J.C. (1978) Mandibular osteosynthesis by miniature screwed plates via a buccal approach. J. *Maxillofac. Surg.*, **6**,14.

Hawkesford, J. & Banks, J.G. (1994) *Maxillofacial and Dental Emergencies*. Oxford University Press, Oxford.

Williams, J.L. (ed.) (1994) *Rowe and Williams Maxillofacial Injuries*. Churchill Livingstone, Edinburgh.

Advanced Trauma *Life Support Student Manual* (1997) American College of Surgeons. Chicago, Illinois.

Symposium on management of the bilateral fractured condyle (1998) J. Oral Surgery, **27**, 244-67.

CAPÍTULO 15
Tumores da Boca e Câncer Bucal

P. J. Thomson

- Pré-câncer bucal
- Câncer bucal
- Etiologia e fatores de risco
- Apresentação clínica
- Disseminação do câncer bucal
- Princípios de tratamento
- Cirurgia
- Radioterapia
- Quimioterapia
- Avanços recentes e problemas atuais no controle do cancêr bucal

Um tumor é um aumento de volume ou massa causado por um crescimento celular continuado, excessivo no interior de um tecido; o crescimento é descoordenado em relação ao tecido normal e persiste da mesma maneira (excessiva) após a cessação do estimulo que o provocou, em distinção às anormalidades de desenvolvimentos como os hemangiomas que são chamados de hamartomas. Os tumores podem ser tanto benignos ou malignos (Tabela 15.1).

A oncologia é o estudo e a ciência de novos crescimentos, enquanto que um neoplasma se refere a qualquer nova forma doentia de crescimento tecidual. O câncer é o nome geral que se aplica aos crescimentos malignos, dos quais acima de 90% são derivados de tecidos epiteliais, e é essencialmente uma doença genética, causada por mutação somática. A teoria de múltiplos estágios da carcinogênese acredita que os cânceres individuais apareçam a partir de várias mutações seqüenciais no DNA celular. Há uma estreita correlação entre a incidência de câncer e a idade avançada, refletindo o tempo requerido para acumular o número crítico de anormalidades genéticas necessárias para a alteração maligna.

As duas características mais significantes dos crescimentos malignos são: a invasão local, nas quais as células malignas tanto individualmente, em cordões ou em lençóis se infiltram e destroem tecidos normais adjacentes, e metástases nos quais os tumores secundários, por disseminação de êmbolos tumorais através de canais linfáticos ou vasculares, são formados em locais descontínuos ao tumor primário. A morte por câncer geralmente resulta da deposição tumoral no interior de órgãos vitais como o fígado, pulmões ou cérebro, a partir de uma carcinomatose generalizada, ou a

Tabela 15.1 Tumores benignos da boca

Características patológicas	Aspectos clínicos	Tumores bucais comuns	Tratamento
Crescimento lento Expansivo Localizado Encapsulado Bem diferenciado	Aumento de volume mucoso ou submucoso Pressão local ou efeitos de deslocamento	Papiloma de células escamosas Adenoma Fibroma Neurofibroma Lipoma Osteoma	Excisão local

partir do descontrole da doença no sítio primário causando obstrução das vias aéreas ou hemorragia de grandes vasos sangüíneos.

Pré-câncer bucal

A habilidade em reconhecer o mais precocemente possível as alterações neoplásicas nos tecidos bucais é fundamental para se reduzir a morbidade e mortalidade do câncer. Os profissionais da odontologia têm uma oportunidade singular durante o exame bucal de rotina para detectar neoplasmas malignos, enquanto ainda são assintomáticos e pré-cancerígenos. Em 1978 a Organização Mundial de Saúde (OMS) dividiu o pré-câncer bucal em: lesões pré-cancerígenas, tecidos alterados nos quais o câncer bucal é mais provável de ocorrer, e condições pré-cancerígenas, que são estados generalizados associados com um risco significativamente aumentado de câncer (Tabela 15.2).

A displasia epitelial é definida como uma coleção de alterações epiteliais observadas pela microscopia ótica (principalmente uma maturação tecidual desordenada

Tabela 15.2 Pré-câncer bucal

Classificação	Definição (OMS 1978)	Exemplos Clínicos
Lesões pré-cancerígenas	Tecido com morfologia alterada no qual o câncer é mais provável de ocorrer do que na sua contraparte aparentemente normal	Leucoplasia Eritroplasia Leucoplasia salpicada
Condições pré-cancerígenas	Estados generalizados associados com um risco significativamente aumentado de câncer	Imunossupressão Fibrosa submucosa Disfagia sideropênica Lúpus eritematoso discóide Ceratose actínica Líquen plano Sífilis

e uma proliferação celular alterada) e é o mais importante determinante do risco de transformação maligna das lesões pré-cancerígenas. Os patologistas dividem qualitativamente a displasia em leve, moderada, severa ou carcinoma *in situ* dependendo da extensão das características displásicas e o risco resultante da alteração maligna.

Uma displasia epitelial não significa que a lesão evoluirá inevitavelmente para um câncer invasivo, mas que existe um risco aumentado que piora a medida que o epitélio se torna bastante displásico. As lesões eritroplásicas em geral apresentam um epitélio mais severamente displásico do que a leucoplasia e apresentam risco maior de alteração maligna, como as lesões salpicadas (vermelha e branca), enquanto as leucoplasias rugosas ou nodulares apresentam mais risco do que as leucoplasias lisas (homogêneas). As lesões que surgem no assoalho da boca e na superfície ventral da língua apresentam taxas maiores de transformação maligna do que as de outros sítios bucais.

A Tabela 15.3 apresenta um protocolo pragmático para pacientes com pré-câncer bucal. A técnica de cirurgia a *laser* que envolve a vaporização tecidual a altas temperaturas e necrose por coagulação permite uma dissecação apurada e excisão de lesões pré-malignas com morbidade reduzida; perda mínima de sangue, redução da dor pós-operatória, redução cicatricial e uma cicatrização rápida sem necessidade de enxerto de pele facilitam uma estratégia aceitável para os pacientes em que as lesões bucais múltiplas ou recorrentes não são incomuns.

Alteração de campo

Um fator complicador importante é que após a remoção cirúrgica de lesões individuais pré-cancerígenas o restante da mucosa do trato aerodigestivo superior do paciente pode mostrar uma alteração pré-cancerígena disseminada, tornando os pacientes suscetíveis a outros cânceres primários de laringe, esôfago e pulmões.

Câncer bucal

Enquanto que o termo câncer bucal envolve uma faixa de tumores malignos que aparecem no lábio, cavidade bucal e orofaringe (Tabela 15.4), acima de 90% de todos os cânceres são principalmente carcinomas de células escamosas que surgem da membrana mucosa bucal.

Mundialmente, a incidência de câncer bucal varia, tendo a Índia e partes da Ásia as maiores taxas (40% de todos os cânceres), enquanto que nos países ocidentais a incidência seja por volta de 3% de todos os novos cânceres. Contudo essa incidência es-

Tabela 15.3 Protocolo para o pré-câncer bucal

- Eliminar fatores de risco – álcool, tabaco
- Prontuário clínico fotográfico
- Hematologia padrão – contagem sangüínea completa, ferritina sérica, B_{12}, folato
- Esfregaço para cândida
- Biópsia incisional e caracterização da displasia
- Acompanhamento clínico cuidadoso e considerar a repetição da biópsia para displasias leves
- Excisão a *laser* para displasias moderadas e severas
- Acompanhamento clínico a longo prazo
- Monitorar a mucosa oral para alteração de campo

Tabela 15.4 Malignidades da cavidade bucal

Tumores primários	Carcinoma de células escamosas (>90%)
	Carcinoma de glândulas salivares menores
	Linfoma
	Melanoma maligno
	Sarcoma
Tumores secundários (Metástases)	Adenocarcinomas principalmente originados dos seios
	Trato renal e gastrintestinal

tá aumentando, particularmente em pacientes jovens e mulheres, e o câncer bucal é uma doença letal.

Aproximadamente 3400 novos casos de câncer bucal ocorrem a cada ano no Reino Unido com aproximadamente 1600 mortes.

No geral, a taxa de sobrevivência de 5 anos para os pacientes com câncer bucal é de somente 50%, embora pequena, as lesões de crescimento lento, os tumores detectados precocemente e aqueles que se apresentam na porção anterior da boca tendem a ter melhores taxas. Os tumores de crescimento rápido localizados posteriormente, os que invadem o osso e com metástases evidentes em linfonodos apresentam o pior prognóstico.

Etiologia e fatores de risco

Os principais fatores etiológicos envolvem o uso de tabaco e álcool, que são conhecidos por serem irritantes de mucosas e agentes mutagênicos. Há uma importante relação sinérgica entre os dois, que aumenta significativamente o risco de câncer para aqueles que bebem e também fumam.

Os pacientes que já apresentaram câncer bucal previamente, ou aqueles que já tiveram tumores de pulmão, garganta, ou esôfago, também apresentam alto risco de desenvolverem novos tumores bucais ou reincidência dos seus cânceres originais. Pacientes imunocomprometidos, como aqueles com AIDS, ou pacientes pós-transplantados em tratamento de longo prazo com agentes imunossupressores, também apresentam risco. Outros agentes etiológicos postulados incluem os vírus, as infecções crônicas por cândidas, as anemias, as deficiências nutricionais e vitamínicas, e, para o câncer de lábio, a exposição à radiação ultravioleta.

Apresentação clínica

A apresentação clínica mais freqüente é uma área ulcerada endurecida, freqüentemente circundada por placas leucoplásicas ou eritroplásicas, enquanto que os locais mais comumente envolvidos são o assoalho da boca, a porção ventro-lateral da língua e o complexo do palato mole (palato mole, trígono retromolar, e pilar tonsilar anterior).

O câncer bucal é geralmente assintomático nos seus estágios iniciais e a apresentação tardia é comum, embora os pacientes relatem sintomas não-específicos por vários meses antes de procurar por atendimento. (A Tabela 15.5 resume os evidentes sinais e sintomas suspeitos de malignidades bucais.)

Tabela 15.5 Apresentação clínica dos cânceres bucais

Sintomas	Lesões precoces	Assintomática
		Irritação
		Desconforto
	Lesões tardias	Dor e inchaço
		Parestesia
		Disartia
		Disfagia
Sinais	Úlceras que não cicatrizam	
	Tecidos endurecidos e fixos	
	Crescimento exofítico	
	Placas mucosas brancas/avermelhadas	
	Mobilidade dentária localizada sem explicação	
	Alvéolos dentários que não cicatrizam	

Disseminação do câncer bucal

A característica comportamental mais significante dos cânceres bucais é a sua capacidade de invadir e destruir estruturas locais e de se disseminar via linfáticos no pescoço (Tabela 15.6). Uma avaliação do padrão de disseminação é essencial para um tratamento efetivo de forma a controlar a doença na boca e no pescoço.

Invasão local

Os cânceres podem se infiltrar amplamente nos tecidos conjuntivos adjacentes, nos feixes musculares, nos espaços perineurais ou nos vasos sanguíneos locais. Uma extensão direta via membrana periodontal ou deficiências corticais nos rebordos edêntulos permitem a invasão do osso alveolar.

Metástases em linfonodos

A possibilidade de disseminação linfática aumenta com o tamanho do tumor primário. Enquanto o preciso grupo de linfonodos cervicais afetados depende da localização do tumor primário, os cânceres intrabucais tendem a se disseminar inicialmente

Tabela 15.6 Disseminação do câncer bucal

Invasão local	Tecidos moles e músculos
	Espaços perineurais
	Vasos sanguíneos
	Osso
Metástases em linfonodos regionais	
Disseminação a distância	Pulmões
	Fígado
	Ossos

para os nódulos submandibulares ipsilaterais, e para os nódulos cervicais profundos superiores, médios e inferiores (Níveis I a IV na Figura 15.1).

Os tumores da língua, do lábio e do assoalho da boca próximos à linha média podem dar metástases para os nódulos dos dois lados do pescoço, enquanto que os do triângulo posterior (Nível V na Figura 15.1) podem estar envolvidos com tumores agressivos de língua e bucais posteriores. Uma maior quantidade de linfonodos envolvidos, a presença de metástases nos linfonodos cervicais inferiores e a extensão do tumor além da cápsula do linfonodo (disseminação extra-capsular), todos esses prenunciam um prognóstico pior.

Disseminação a distância

A disseminação a distância tende a ser mais freqüente nos estágios tardios da doença e pode não estar clinicamente aparentes posto que depósitos metastáticos tenham sido encontrados nos pulmões, fígado e ossos em aproximadamente 50% de exames *post-mortem* realizados em pacientes que faleceram com câncer bucal.

Princípios de tratamento

O tratamento de pacientes com câncer bucal apresenta consideráveis desafios e é mandatório que uma equipe oncológica de cabeça e pescoço multidisciplinar especializada e experiente esteja envolvida em todos os estágios da avaliação, tratamento e acompanhamento (Tabela 15.7).

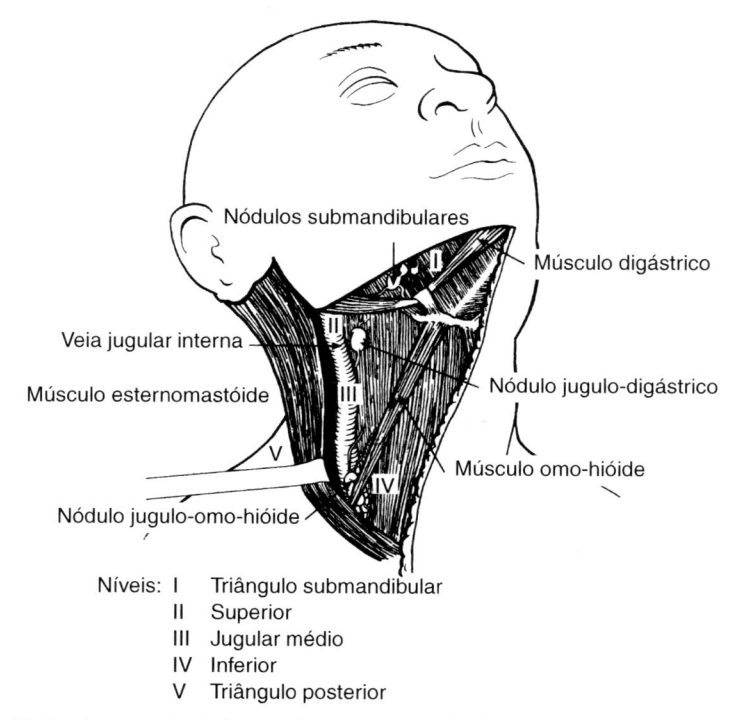

Figura 15.1 Anatomia cirúrgica dos grupos de linfonodos cervicais. Níveis I Triângulo submandibular; II Superior; III Jugular médio; IV Inferior; V Triângulo posterior.

Tabela 15.7 Equipe oncológica multidisciplinar de cabeça e pescoço

Equipe médica e odontológica
- Consultores cirurgiões de cabeça e pescoço (das especialidades de cirurgia bucomaxilofacial, otorrinolaringologia [ORL] e cirurgia plástica)
- Consultor em oncologia clínica (autoridades em radioterapia e quimioterapia)
- Consultor em odontologia restauradora
- Consultor em patologia bucal e de cabeça e pescoço
- Acessoria de consultores em radiologia e diagnóstico por imagem
- Acessoria de especialistas em medicina paliativa

Serviços especializados de enfermagem
- Enfermeiras clínicas especialistas em cirurgia de cabeça e pescoço
- Especialistas em atendimento paliativo de Macmillan

Serviços paramédicos de apoio
- Terapeutas da fala
- Dietistas
- Fisioterapeutas
- Laboratório e serviços protéticos de maxilofacial
- Acesso a serviços de atendimento psicológico

O objetivo geral do tratamento é eliminar o tumor primário e quaisquer metástases em nódulos no pescoço, enquanto se minimiza a morbidade do paciente. Os princípios básicos aplicados ao controle clínico do câncer bucal estão listados na Tabela 15.8.

Avaliação da doença

Uma avaliação meticulosa da extensão da doença é importante e inclui uma história clínica detalhada, uma revisão médica geral e exame físico, uma biópsia do tumor primário para confirmar o diagnóstico e a histologia, possivelmente um exame sob anestesia (ESA) para facilitar a inspeção, a palpação e a mensuração de lesões grandes e doloridas localizadas posteriormente, e uma avaliação do envolvimento dos linfonodos cervicais. Um exame endoscópico do trato aerodigestivo superior restante pode ser realizado para identificar outros tumores primários (síncronos)[1].

A Tabela 15.9 detalha outras investigações importantes realizadas durante a fase de avaliação.

Tabela 15.8 Princípios de tratamento do câncer bucal

(1) Avaliação completa do doente e da sua doença
(2) Diagnóstico do tumor, classificação e estágio da doença
(3) Plano de tratamento completo
(4) Coordenação de modalidades terapêuticas (por exemplo combinação de cirurgia e radioterapia)
(5) Reconstrução e reabilitação oral pós-tratamento
(6) Suporte psicológico e social

Tabela 15.9 Investigações utilizadas na avaliação do câncer bucal

Classificação	Tipos	Objetivos específicos
Exame histopatológico	Biópsia incisional de tecido	Confirmar o diagnóstico clínico Classificar a diferenciação do tumor
	Citologia por aspiração com agulha fina (FNA)	Confirmar a presença de carcinoma metastático em linfonodos aumentados
Diagnóstico por imagem	Radiografia padrão • Ortopantomografia	Determinar o envolvimento dos ossos da face ou dos dentes
	• Occiptomentoniana	Avaliar seios maxilares ou envolvimento de órbitas
	• Radiografia de tórax	Avaliar câncer de brônquios ou doença metastática pulmonar
	Tomografia computadorizada	Particularmente útil para mostrar o envolvimento ósseo e as regiões antral e pterigóide
	Ressonância magnética	Idealmente indicada para tumores de tecido mole e avaliação de nódulos cervicais
Investigações laboratoriais	Hematologia	Identificar anemias ou distúrbios de coagulação subjacentes
	Química do sangue	Identificar doença renal ou hepática (por exemplo cirrose, metástases)

Classificação e estadiamento

A avaliação permite a classificação dos cânceres de acordo com o tamanho do tumor primário (T), o envolvimento dos linfonodos regionais associados (N) e a presença de metástases distantes (M). Com o uso do sistema TNM é possível representar a doença individual do paciente, o que permite um plano de tratamento significativo e uma avaliação do prognóstico e ajuda a aconselhar aos pacientes e parentes, bem como prover referências significativas para análise de dados entre diferentes centros de tratamento (Tabela 15.10).

Plano de tratamento

A decisão fundamental, se é mais apropriado um tratamento curativo ou paliativo, é acompanhada de discussões com a equipe multidisciplinar e entre os paciente e seus parentes.

Enquanto que o objetivo do tratamento curativo seja claramente a eliminação da doença com um mínimo de morbidade, o tratamento paliativo tem como objetivo melhorar e prolongar a fase livre de sintomas da vida do paciente com o reconhecimento de que é improvável que a doença seja completamente erradicada.

Tabela 15.10 Classificação e estadiamento dos cânceres bucais

Classificação TNM:	Avaliação clínica da extensão anatômica da doença
Tumor	T_1 <2 cm
	T_2 <2-4 cm
	T_3 >4 cm
	T_4 infiltrando estruturas profundas
Nódulos	N_1 nódulos com mobilidade e palpáveis <3cm no mesmo lado
	N_2 nódulos com mobilidade contralateral ou bilateral 3-6 cm
	N_3 nódulos fixos >6 cm
Metástases	M_1 metástases distantes presentes
Estadiamento clínico resultante	Padrão de descrição da comunicação da doença do paciente
Estágio I	$T_1 N_0 M_0$
Estágio II	$T_2 N_0 M_0$
Estágio III	$T_3 N_0 M_0$
	ou
	$T_1 / T_2 / T_3 N_1 M_0$
Estágio IV	T_4
	Qualquer T N_2/N_3 M_0
	Qualquer T/ Qualquer N/M_1

A escolha é então se usar cirurgia ou radioterapia como tratamento primário. Se a cirurgia for escolhida, a radioterapia pode ser utilizada como um adjuvante pós-operatoriamente; se a radioterapia for usada como tratamento primário, a cirurgia está reservada para a terapêutica de salvamento para se lidar com qualquer doença residual. Entretanto, após a radioterapia os tecidos apresentam suprimento sangüíneo reduzido e exibem uma fibrose marcante acarretando cicatrização demorada e risco de decomposição da ferida e formação de fístula. A saúde geral, a idade, a expectativa de vida e desejos do paciente devem ser levados em consideração durante o plano de tratamento. Enquanto a cirurgia pode acarretar a perda de importantes unidades funcionais como lábios, língua ou mandíbula, a radioterapia pode produzir uma morbidade imediata (estomatite e xerostomia) ou problemas a longo prazo como a osteorradionecrose.

Cirurgia

Acesso cirúrgico

Um bom acesso cirúrgico é fundamental para uma exposição efetiva e remoção completa dos tumores bucais. A abordagem adotada deve ser fácil de reparar e produzir cicatriz e deformidades mínimas. Enquanto que a técnica intrabucal pode ser suficiente para pequenos tumores situados anteriormente, a separação (*splitting*) do lábio, a separação (*splitting*) da mandíbula (mandibulotomia) e a resultante mobilidade mandibular mostram completamente a língua posterior, as regiões retromolar e do palato mole e facilitam a excisão do tumor em três dimensões sob visão direta. Retalhos faciais na bochecha e osteotomias maxilares permitem acesso similar ao palato posterior e regiões retromaxilares.

Ressecção de tumores primários

O objetivo principal do tratamento cirúrgico é excisar totalmente o tumor primário com uma margem (idealmente cerca de 1 cm) de tecido normal adjacente em antecipação a uma disseminação microscópica, e remover canais potenciais de metástases como nervos, vasos e linfáticos.

Os cânceres de lábio inferior podem ser tratados somente por excisão em cunha ou combinado com um procedimento de raspagem do lábio (remoção total do vermelhão) onde exista um grande dano por ultravioleta. Os tumores da língua anterior podem requerer hemiglossectomia, glossectomia parcial ou subtotal dependendo do tamanho e da posição. Enquanto que cânceres bucais pequenos podem ser excisados intrabucalmente, lesões mais avançadas podem requerer excisão do músculo bucinador e da pele sobrejacente.

Os tumores do assoalho da boca, região retromolar e alvéolos inferiores usualmente envolvem a mandíbula subjacente e requerem ressecção mandibular. Como a invasão óssea usualmente ocorre a partir do aspecto superior, uma ressecção marginal pode ser possível preservando o bordo inferior da mandíbula. O canal do nervo alveolar inferior que se estende da língua ao forame mentoniano, deve ser incluído em ressecções do corpo mandibular devido a uma possibilidade de disseminação perineural.

A excisão mucosa, a ressecção alveolar, a fenestração palatina ou uma maxilectomia podem ser requeridas para tumores que surgem a partir da mucosa do palato e dos alvéolos maxilares dependendo do seu tamanho e posição.

Controle da região do pescoço

A dissecação dos linfonodos cervicais que apresentam doença metastática é essencial para um controle efetivo do câncer bucal, e está indicado quando o exame clínico ou as técnicas de imagem confirmarem linfonodos aumentados. A aspiração por agulha fina pode ser realizada para confirmar citologicamente a presença de depósitos carcinomatosos no interior desses linfonodos.

As cirurgias para dissecação do pescoço podem ser classificadas de acordo com os vários níveis nos quais os linfonodos são removidos e as estruturas anatômicas chaves que são preservadas ou excisadas (Tabela 15.11). No controle dos cânceres bucais os níveis I ao III ou IV são os mais freqüentemente dissecados, com recomendação de radioterapia pós-operatória se múltiplos nódulos se mostrarem positivos ou se houver disseminação tumoral extracapsular.

A dissecação do pescoço pode ser contra-indicada em doença extensa onde os linfonodos envolvidos podem estar fixos pela extensão tumoral em estruturas vitais como a artéria carótida ou a base do crânio. Uma excisão cirúrgica completa pode também não ser possível ou pode produzir morbidade significativa ou mesmo mortalidade.

Reconstrução

Após uma cirurgia ablativa de um tumor a reconstrução é essencial para prevenir deformidades faciais, manter a continuidade óssea e facilitar as funções mastigatória, de deglutição e da fala. A redução da morbidade psicológica e uma expectativa aceitável de qualidade de vida são objetivos igualmente importantes. A remoção extensa de tecidos moles orofaciais e de osso mandibular ou maxilar subjacente é freqüen-

Tabela 15.11   Cirurgias de dissecação do pescoço

Completa	(a) Radical (sem preservação de estruturas)
(nódulos excisados níveis I ao V)	(b) Radical modificada (preservação do músculo R esternocleidomastóide, veia jugular interna e nervo acessório)
Seletiva	por exemplo supra-omo-hióide (nódulos excisados dos níveis I ao III/IV somente)

temente necessária para uma ressecção efetiva do tumor e uma faixa de técnicas reconstrutivas estão disponíveis (Tabela 15.12).

A utilização da transferência de tecido livre e cirurgia microvascular, nos quais retalhos livres (freqüentemente de pele, músculo e osso) são transferidos de sítios distantes e têm suas respectivas artérias e veias conectadas a vasos do pescoço, permite a reconstrução de defeitos complexos com tecido vascularizado no momento da excisão do tumor. O retalho osseofasciocutâneo do antebraço radial, o retalho inguinal suprido pela artéria ilíaca circunflexa profunda (AICP), ou o retalho de fíbula, podem ser usados para reconstruir a mandíbula (Figura 15.2).

Os defeitos maxilares resultam em comunicações diretas entre as cavidades bucal e nasal ou seios paranasais, com a inevitável conseqüência de uma fala anasalada e dificuldades de deglutição.

Assim, o principal objetivo é restabelecer a continuidade palatina por meio de uma reconstrução por retalho ou por aparelho protético e obturador que preencherá o defeito. Inicialmente tais aparelhos podem ser fixados com parafusos intra-ósseos no osso palatino adjacente sustentando retalhos cutâneos em posição para repavimentar defeitos mucosos e mais tarde serão substituídos por aparelhos removíveis especialmente desenhados.

Tabela 15.12   Técnicas reconstrutivas

(1) Fechamento primário (defeitos em tecidos moles)
(2) Enxertos livres "simples"
    Pele   Espessura parcial (dividido)
                Espessura total
    Osso   Cortical
                Trabecular
(3) Reparo por retalho local
    Tecido intrabucal   retalho lingual
                                Coxim adiposo bucal
    Pele facial   por exemplo retalho nasolabial
    Músculo   por exemplo retalho temporal
(4) Retalhos pediculados regionais   por exemplo músculo peitoral maior e retalho cutâneo
(5) Retalhos livres (transferência de tecido microvascular)
    Retalho do antebraço radial
    Retalho de fíbula
    Retalho da região inguinal e da crista do ilíaco
(6) Técnicas aloplásticas
    Placas de reconstrução, malhas e implantes de titânio
    Próteses e obturadores dentofaciais de acrílico

PRINCÍPIOS DA CIRURGIA BUCOMAXILOFACIAL   235

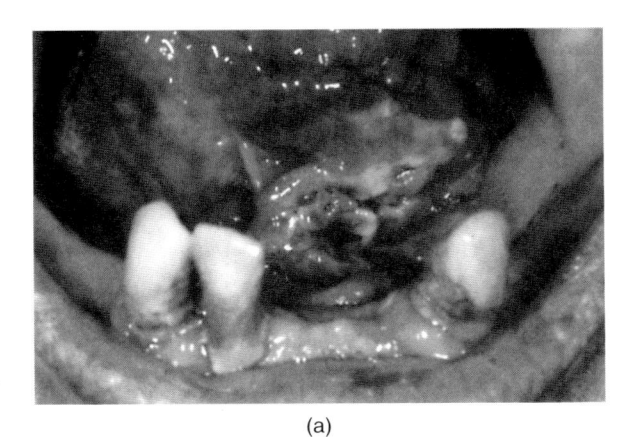

Figura 15.2 Estágios no controle cirúrgico do câncer do assoalho da boca: (a) aparência clínica típica de um carcinoma de células escamosas exofítico e infiltrativo do assoalho da boca.

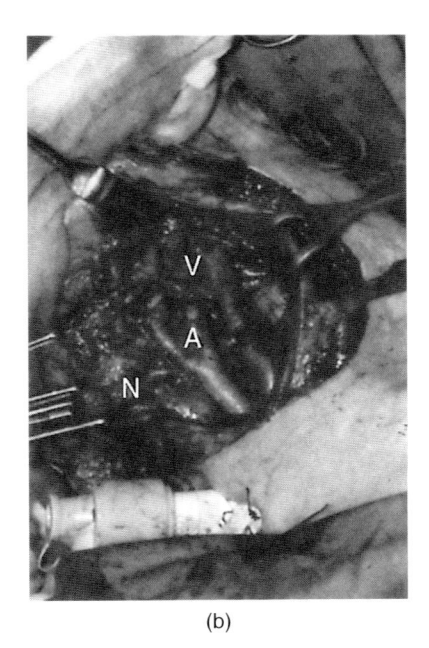

(a)

(b)

Figura 15.2 (b) Dissecação funcional do pescoço em progresso mostrando a veia jugular interna (V) e o sistema arterial da carótida comum (A). O músculo esternocleidomastóide está retraído posteriormente e o tecido adiposo que contém os linfonodos está sendo dissecado anteriormente (N).

(c)

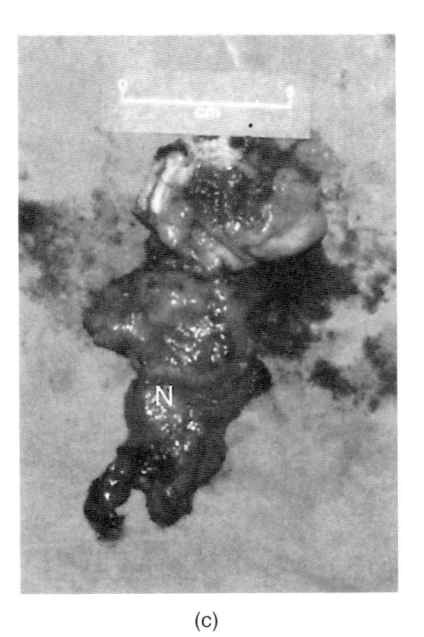

Figura 15.2 (c) Espécime com ressecção "em continuidade" incluindo a gengiva mandibular, o assoalho da boca e a língua anterior, juntos com os linfonodos cervicais (N).

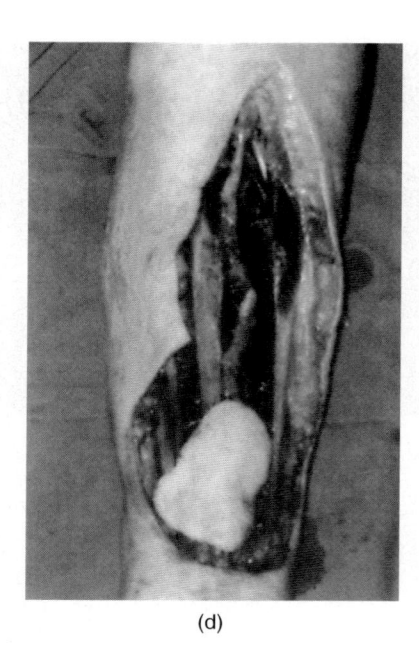

Figura 15.2 (d) Retalho fáscio-cutâneo do antebraço e pedículo vascular (artéria radial com veias respectivas) sendo elevado.

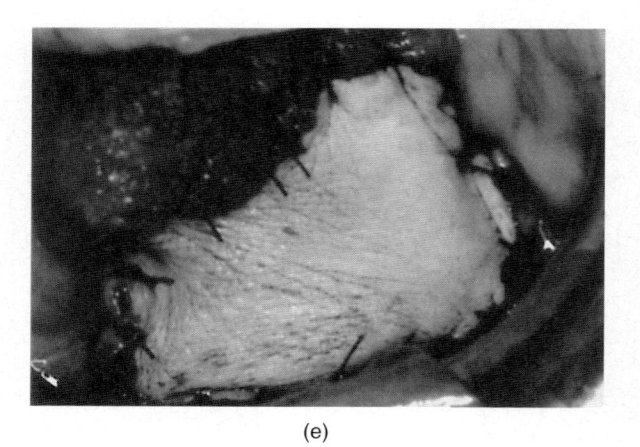

Figura 15.2 (e) Retalho do antebraço transferido para o defeito bucal e mantido em posição por múltiplas suturas interrompidas.

Radioterapia

A radioterapia é o tratamento de tumores com radiação ionizante e é potencialmente curativa no tratamento do câncer bucal (Tabela 15.13). Os raios-X, raios-gama e partículas radiativas menos comuns são aplicados por meio de feixes externos em direção ao paciente (teleterapia) ou materiais radioativos como fios de irídio podem ser implantados no interior ou em íntima proximidade ao tumor (braquiterapia).

Feixes externos com radiação de supervoltagem convergem para o tumor, de forma que esse receba uma dose muito mais alta do que os tecidos vizinhos. A dose terapêutica total da terapia com feixes externos, usualmente 60 Grays (Gy) é fracionada num número de doses menores por 4 a 6 semanas, o que aumenta o efeito diferencial nas células tumorais que são menos capazes de se reparar quando comparadas

Tabela 15.13 A função da radioterapia no tratamento do câncer bucal

Indicações para a radioterapia	Paciente não indicado para cirurgia maior
	Tumor inacessível ou tecnicamente não-ressecável por cirurgia
	Cirurgia capaz de produzir deformidade severa ou morbidade funcional
	Paciente não deseja se submeter à cirurgia
Contra-indicações à radioterapia	Irradiação local prévia
	Tumores grandes com invasão óssea e metástases em linfonodos cervicais
	Comparecimento e freqüência duvidosos do paciente externo a uma terapia ambulatorial

aos tecidos normais. A braquiterapia requere uma dose de radiação intensa no interior do tumor e nos tecidos vizinhos adjacentes, irradiando um total de 65 a 70 Gy por 8 dias.

A radiação pode ser dada paliativamente a pacientes incuráveis com pequena expectativa de vida para aliviar sintomas da doença como dor, sangramento ou inchaço. Não se tem como objetivo a cura e o risco de uma reação aguda é diminuído pelo uso de uma dose menor, 20 Gy por exemplo, por 5 dias.

Efeitos biológicos da radiação

Os radicais livres intracelulares são formados levando a danos ao DNA e em última instância a morte da célula quando da mitose. A morte mitótica ocorre dentro de poucos dias em tumores de proliferação rápida como o carcinoma de células escamosas. A eficiência da radioterapia está aumentada em tumores radiosensíveis, na presença de oxigenação aumentada e em tumores pequenos. Num tratamento bem sucedido o tumor regride e é substituído por tecido cicatricial. A morte mitótica das células normais produz os efeitos adversos da radioterapia.

Os tecidos de proliferação rápida como a mucosa oral e a pele afetada após 14 a 21 dias (reações agudas) levam à mucosite, à perda do gosto, eritema e à alopecia respectivamente.

Estes efeitos agudos usualmente cicatrizam completamente a medida que os tecidos normais proliferam e se recuperam. As reações tardias, que são inevitáveis, ocorrem devido à falta de vascularização dos tecidos irradiados como resultado da morte mitótica das células endoteliais vasculares de replicação lenta.

Xerostomia

A irradiação dos tecidos das glândulas salivares acarreta perda aguda permanente das células secretoras. O fluxo salivar se reduz durante os primeiros dias da radioterapia, mas dentro de 6 semanas termina por completo. A secura bucal resultante pode ser incômoda para os pacientes, aumenta o seu desconforto bucal e debilita o paladar, a mastigação e a deglutição.

A xerostomia acarreta um risco aumentado de cáries dentárias de destruição rápida (cáries de radiação) e de doença periodontal avançada. As preparações de saliva artificial podem ser úteis, enquanto que a administração oral de pilocarpina possa aumentar o fluxo em pacientes com alguma função glandular salivar residual.

Osteorradionecrose

A irradiação óssea prejudica letalmente os osteoblastos e osteoclastos de forma que quando estimulados a se dividirem, como resultado de um estímulo traumático como uma extração dentária ou uma infecção localizada, ocorre a morte mitótica precipitando a necrose. Existe também uma diminuição da vascularização do periósteo devido aos efeitos tardios nas células endoteliais de revestimento, envolvendo particularmente o osso denso e menos vascularizado da mandíbula.

Clinicamente o processo radionecrótico usualmente se inicia como uma ulceração na mucosa alveolar com um osso necrótico amarronzado exposto na base. A fratura patológica pode ocorrer num osso enfraquecido, mas o processo pode não ser doloroso até que decorra uma infecção secundária quando predomina um desconforto severo, trismo, mau hálito e mal-estar generalizado. Radiograficamente, as alterações iniciais apresentam um aspecto ósseo roído de traça seguido de seqüestração.

O tratamento é predominantemente conservador com terapia antibiótica de longo prazo e remoção cuidadosa de seqüestros quando necessário. Em casos intratáveis uma ressecção cirúrgica extensa e reconstrução com músculos compostos e retalhos ósseos podem ser necessários. O oxigênio hiperbárico e a terapia com ultra-som também têm sido recomendados.

Cuidados odontológicos para pacientes oncológicos

A avaliação do estado odontológico geral por um especialista em dentística restauradora é mandatório para todos os pacientes de câncer de cabeça e pescoço, especialmente para aqueles que provavelmente irão se submeter à radioterapia. As extrações são aconselhadas para dentes cariados, não-vitais, envolvidos periodontalmente ou para raízes retidas e a remoção deles deve ser realizada cuidadosamente antes da radioterapia para garantir uma cicatrização rápida.

Subseqüente à radioterapia é essencial uma higiene bucal meticulosa especialmente durante o tratamento quando a boca está inflamada e dolorida.

Colutórios de clorexidina diluída, aplicações de flúor tópico, substitutos de saliva e procedimentos restauradores diligentes podem ser todos necessários para preservar a dentição remanescente. Se um dente tiver de ser extraído é essencial que se use uma técnica cirúrgica atraumática, juntamente com uma cobertura antibiótica até que a cicatrização se complete.

Quimioterapia

A quimioterapia proporciona um avanço maior no controle de certas malignidades. Como forma primária de tratamento de linfomas e leucemias, por exemplo, os agentes quimioterapêuticos apresentam melhoria marcante na taxa de sobrevivência dos pacientes. Em geral, entretanto, a quimioterapia é menos efetiva no tratamento de tumores sólidos em adultos e é raramente de valor curativo no tratamento do câncer bucal, mas pode ter um papel na tentativa de prevenir tumores secundários que se desenvolvem a partir de depósitos metastáticos.

A quimioterapia para eliminar tumores atinge células que se dividem ativamente enquanto permite que células normais se recuperem e se reparem. As drogas são então administradas em doses altas de modo intermitente e freqüentemente em combinação para ter auxílio da sinergia e superar resistências potenciais. Muitos tipos de drogas estão agora disponíveis (Tabela 15.14), podendo ser aplicados um grande número de diferentes regimes terapêuticos (Tabela 15.15).

Os maiores efeitos adversos da quimioterapia são a náusea, o vômito, supressão da medula óssea, alopecia e mucosite bucal. Para reduzir a severidade da mucosite, é essencial alto padrão de higiene bucal e atenção cuidadosa aos cuidados preventivos e restauradores.

Avanços recentes e problemas atuais no controle do câncer bucal

Infelizmente, as taxas gerais de sobrevivência para o câncer bucal têm mudado pouco nos últimos 20 anos, embora um preciso estadiamento da doença e plano de tratamento efetivo (terapia combinada envolvendo cirurgia e radioterapia) tenham produzido um controle locorregional mais eficiente da doença.

Um grande número de pacientes morre hoje, entretanto, de metástases distantes ou da emergência de tumores secundários ou terciários.

Os futuros desenvolvimentos na terapia do câncer bucal irão requerer medidas de saúde pública efetivas para atingir os grupos populacionais de alto risco e uma introdução mais ampla de terapias preventivas ativas. É necessária uma avaliação clí-

Tabela 15.14 Drogas quimioterápicas

Classificação	Modo de ação	Drogas usadas no tratamento do câncer bucal
Agentes alcilantes	Formam ligações cruzadas entre filamentos de DNA	CIS- platinum (cisplatina) Bleomicina
Antimetabólitos	Debilita a síntese e o encadeamento das bases purina e pirimidina do DNA	Metotrexate 5- Fluoracil (fluoruracil)
Inibidores mitóticos	Ruptura dos microtúbulos essencial para a divisão celular	Vincristina

Tabela 15.15 Modalidades de tratamentos quimioterápicos

Tipo	Administração	Objetivo
Indução	Antes da cirurgia ou radioterapia	Reduzir o tamanho do tumor e matar células tumorais
Sanduíche	Entre a cirurgia e a radioterapia	Reduzir o risco de metástases
Adjuvante	Após cirurgia ou radioterapia	Proporcionar uma sobrevivência livre da doença
Simultâneo	Em conjunto com a radioterapia	Sensibilizar células tumorais e aumentar os efeitos destrutivos da radioterapia
Paliativo	Após todos os outros tratamentos	Reduzir massas tumorais persistentes Aliviar a dor

nico-patológica das lesões pré-cancerígenas e cancerígenas de forma precisa, reprodutível e previsível, bem como de pesquisa adicional orientada para o papel terapêutico potencial das novas terapias genéticas e imunológicas.

Leitura Complementar

Brown, A.E. & Langdon, J.D. (1995) Management of oral cancer. *Ann. R. Coll. Surg. Engl.*, **77**, 404-408.

Cawson, R.A., Langdon, J.D. & Eveson, J.W. (1996) *Surgical Pathology of the Mouth and Jaws.* Wright, Oxford.

Dimitroulis, G. & Avery, B.S. (1998) *Oral Cancer: A Synopsis of Pathology and Management.* Butterworth Heinemann, Oxford.

Langdon, J.D. & Henk, J.M. (1995) *Malignant Tumours of the Mouth, Jaws and Salivary Glands.* Edward Arnold, London.

Silverman, S. (1998) *Oral Cancer,* 4th edn, American Cancer Society. B.C. Decker Inc, Hamilton, Canada.

Speight, P. M. & Morgan, P. R. (1993) The Natural History and Pathology of Oral Cancer and Precancer. *Communit Dental Health* **10**(Suppl. 1), 31-41.

CAPÍTULO 16

Tratamento Cirúrgico das Glândulas Salivares

J.G. Cowpe

- Queixas apresentadas
- Glândulas salivares menores
- Glândulas salivares maiores
- Condições específicas

As doenças das glândulas salivares que podem ser tratadas por cirurgia incluem os cistos, os cálculos salivares, as infecções e os tumores.

Queixas apresentadas

As queixas podem incluir o aparecimento de uma massa cujo tamanho e taxa de crescimento devem ser registrados, juntamente com quanto tempo essa tem estado pre-

Tabela 16.1 Classificação dos distúrbios das glândulas salivares

Congênito	Aplasia
	Hipoplasia
Inflamatório	Sialoadenite – viral ou infecção bacteriana
	Auto-imune – Sjörgen's
	Idiopática – sialometaplasia necrosante
	Sarcoidose
Traumático	Mucocele, rânula
	Fístula salivar
	Sialoadenite pós-irradiação
Obstrutivo	Sialolitíase
	Atresia ou estenose ductal
Tumores	Benigno – adenoma pleomórfico
	Maligno – carcinoma mucoepidermóide, carcinoma de células acinares, adenocarcinoma, carcinoma adenóide cístico
Idiopático	Sialose

sente e a presença/ausência de sintomas. Além disso qualquer alteração na consistência da saliva ou na sensação de gosto deve ser anotada. Certificar-se do envolvimento de outros sistemas como os olhos, o fígado, os pulmões ou as articulações.

Havendo a presença de aumento de volume deve se investigar se esse é intermitente, com dor persistente relacionada à infecção ou se ocorre durante o horário das refeições devido provavelmente a uma obstrução; pode ser persistente, uni ou bilateral, sugestivo de um tumor, da síndrome de Sjörgen, da diabete ou do alcoolismo.

Glândulas salivares menores

Cistos

Diagnóstico e apresentação

Incluem-se entre os locais mais comuns os lábios, as bochechas, o assoalho da boca e o palato. A causa é usualmente trauma, especialmente mordedura do lábio ou bochecha que pode acarretar estenose ou ruptura do ducto e acumulação de saliva; são comuns em crianças e adolescentes jovens. Os tipos incluem os cistos de extravasamento mucoso e cisto de retenção mucoso. No primeiro, o muco se rompe pelo ducto e acumula no tecido conjuntivo adjacente, não há revestimento epitelial e a saliva está contida por um tecido conjuntivo distendido. No último, o muco ainda está contido pelo revestimento epitelial do ducto, que incha para formar um cisto de revestimento epitelial (Figura 16.1).

Sinais e sintomas

Estes cistos usualmente se apresentam como inchaços azulados, indolores e lisos contendo fluido. Periodicamente se rompem, extravasam seu conteúdo, e, se não tratados eles cicatrizam e se formam novamente. No assoalho da boca um cisto pode crescer atingindo um tamanho considerável e é chamado de rânula.

Tratamento dos cistos

Mucocele

O tratamento envolve uma enucleação delicada. Uma incisão é feita aplicando a lâmina do bisturi levemente sobre o edema e através da mucosa por uma pequena distância além da lesão em cada lado. Outra alternativa é fazer uma incisão elíptica para reduzir a chance de ruptura. O cisto é gentilmente liberado por dissecação romba e a glândula envolvida é também removida para prevenir a recorrência. Devido ao frágil revestimento a lesão pode romper durante a cirurgia e as glândulas observadas na ferida, que podem já ter sido traumatizadas, devem ser removidas para que seus ductos não se tornem bloqueados por tecido cicatricial originando novos cistos; um fechamento primário é obtido utilizando-se suturas superficiais da mucosa.

Rânula

A rânula, mais difícil de se tratar por enucleação, pode ser tratada com uma marsupialização adequada. Após o bloqueio do nervo lingual, a superfície da mucosa e o aspecto superior do cisto são excisados.

Cuidados devem ser tomados para se evitar danos ao ducto submandibular e ao nervo lingual. O defeito é preenchido com compressas de verniz de Whitehead para permitir a epitelização a partir da base. Os cistos maiores que estão localizados pos-

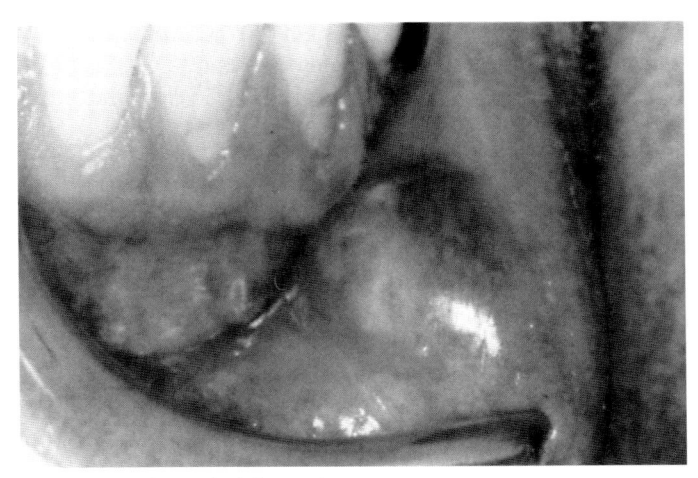

Figura 16.1 Mucocele salivar do lábio inferior.

teriormente (mergulhantes) envolvendo a glândula sublingual podem necessitar a remoção da mesma.

Tumores

(Veja o Capítulo 15). Os tumores mais comuns incluem o localmente invasivo adenoma pleomórfico e os carcinomas mucoepidermóide e o adenóide cístico maligno (Figura 16.2).

Diagnóstico

O adenoma pleomórfico é o que ocorre mais freqüentemente, sendo que 70% dos casos no palato e os restantes no lábio superior ou mucosa bucal, apresentando-se co-

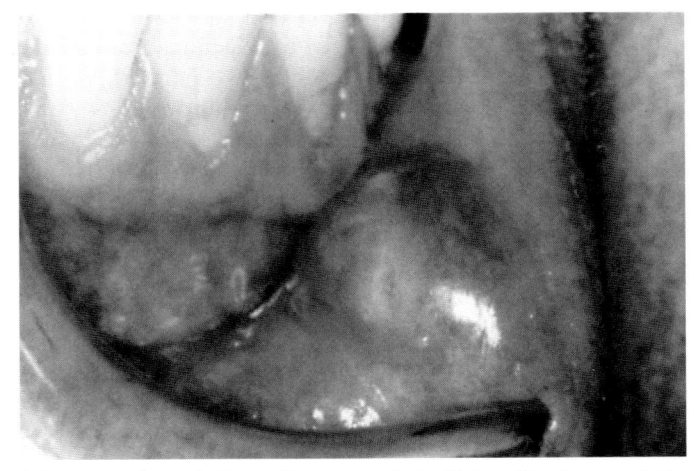

Figura 16.2 Adenoma pleomórfico salivar no palato. Foi realizada uma biópsia incisional no local.

mo um nódulo indolor de consistência borrachóide que pode estar fixo pela mucosa sobrejacente ou pelas estruturas mais profundas. É encontrado usualmente no palato a um lado da linha média próximo à junção do palato duro e mole e pode atingir um tamanho considerável.

Os carcinomas adenóide cístico e o mucoepidermóide podem se apresentar clinicamente como um adenoma pleomórfico, mas podem mostrar um crescimento mais rápido e ulceração da superfície mucosa.

Tratamento

O adenoma pleomórfico é tratado por excisão com uma ampla margem de tecido normal para remover células tumorais que estejam fora da cápsula. Os defeitos grandes podem requerer enxerto cutâneo ou mucoso, retalhos rotatórios ou compressas curativas.

Os carcinomas adenóides císticos podem se disseminar à distância ao longo dos linfáticos perineurais de forma que uma ressecção ampla se faz necessário mas a recidiva é comum. A radioterapia é freqüentemente utilizada pois um volume maior de tecido pode ser tratado sem mutilação. O carcinoma mucoepidermóide é usualmente tratado com sucesso por meio de cirurgia ou radioterapia.

Glândulas salivares maiores

As doenças das glândulas salivares maiores que requerem cirurgia incluem obstruções no fluxo salivar, infecções e neoplasias.

Investigação

Apresentação e diagnóstico

O clínico deve observar a presença de dor, o aumento de volume, o fluxo salivar alterado e o gosto ruim. A periodicidade e a duração do aumento de volume são freqüentemente de grande auxílio para o diagnóstico, devendo se fazer uma avaliação subjetiva de aumento ou diminuição do fluxo salivar. Entretanto isso é difícil de se confirmar exceto por meios fisiológicos de mensuração que nem sempre são fáceis de serem realizados.

A sondagem dos ductos pode ser realizada com cuidado para dilatar estenoses. Utiliza-se um aumento progressivo em relação ao tamanho das sondas. As taxas do fluxo salivar das glândulas submandibular e parótida podem ser registradas após a ordenha inicial dos ductos e das próprias glândulas.

Radiografia

São necessárias radiografias em mais de um plano. A glândula submandibular pode ser examinada usando uma projeção lateral oblíqua da mandíbula com projeções oclusais para se observar o ducto; a glândula parótida é observada em tomada ântero-posterior da mandíbula com direcionamento do raio central paralelo ao ramo da mandíbula ou numa radiografia lateral, realizada com a cabeça estendida para evitar superposição da coluna cervical; um ortopantomograma pode mostrar as duas glândulas. Além disso, pode se utilizar a tomografia computadorizada, a ressonância magnética e o ultra-som

Sialografia

As indicações para a sialografia incluem:

- Presença de cálculos, obstrução durante a alimentação.
- Aumento de volume progressivo – crônico, secundário à infecção.
- Aumento de volume palpável e visível, linfadenopatia, lesão cística, tumor.
- Sialoadenite recorrente.
- Síndrome de Sjörgen.
- Pós-trauma.
- Avaliação pré-cirúrgica para determinar a extensão da lesão e o local apropriado para a biópsia.
- Razões terapêuticas.

O procedimento consiste em passar uma cânula fina dentro do orifício do ducto. Um meio de contraste radiopaco é usado para determinar a arquitetura ductal. O meio é introduzido sob pressão igual a aproximadamente 70-90 mm de água. O procedimento não deve ser usado quando houver infecção aguda na glândula ou até que as radiografias tenham excluído a presença de cálculos. Os cálculos pobremente calcificados podem se mostrar como defeitos de preenchimento, as estenoses como estreitamentos dos ductos e os tumores como padrões irregulares de preenchimento com áreas de obliteração dos sistemas ductais maiores e menores. A técnica pode ser utilizada com radiografias convencionais e TC (Figura 16.3).

Cintilografia

Esta investigação tem a vantagem de examinar todas as glândulas salivares maiores juntas; uma injeção intravenosa de tecnécio é realizada e o isótopo é captado pelas glândulas salivares. A cabeça do escaner capta as emissões de radiação produzindo uma imagem das glândulas.

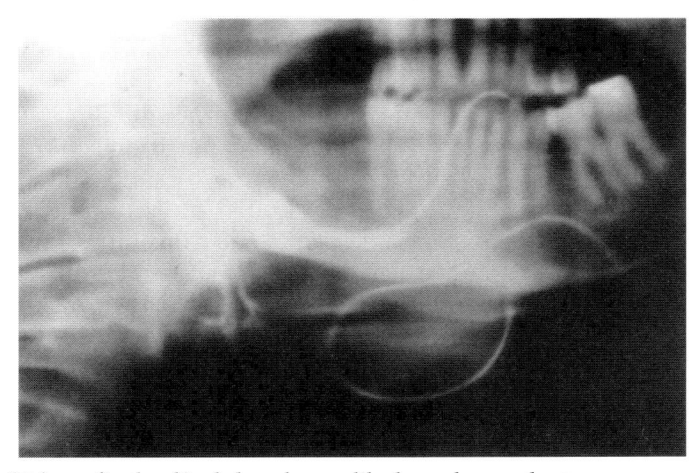

Figura 16.3 Sialografia da glândula submandibular e do seu ducto.

Biópsia

A biópsia de glândulas salivares menores é realizada quando se suspeita de síndrome de Sjörgen ou de outros distúrbios de tecido conjuntivo; pode se realizar biópsias de glândulas salivares maiores. A biópsia por agulha fina pode ser usada para proporcionar um diagnóstico definitivo.

É orientada para determinar se a lesão é benigna ou maligna. Devendo indicar o tecido de origem e orientar o modo de tratamento. A técnica envolve prover um campo asséptico. Uma agulha de amplo calibre,18-20, é inserida na glândula. A lesão-alvo é imobilizada entre o indicador e o polegar. A agulha é orientada na direção da menor distância que existe para a lesão, a qual é aspirada e o conteúdo celular é depositado numa lâmina de vidro e fixado imediatamente.

Obstruções ao fluxo salivar

Etiologia

A etiologia pode estar relacionada à estenose da papila do ducto, à sialoadenite, à estenose do ducto, à presença de cálculos salivares ou à pressão sobre o ducto a partir de uma lesão vizinha.

Apresentação

Um aumento de volume recorrente e dolorido da glândula pode estar relacionado com refeições ou a percepção de comida, que diminui quando o estímulo salivar está ausente, acontecendo novamente na próxima refeição. Os cálculos podem ser com freqüência palpados diretamente usando uma palpação bimanual.

Investigações especiais

Estas incluem radiografia, sialografia, e sondagem judiciosa usando dilatadores lacrimais.

Tratamento das obstruções

Estenoses papilares

Isto afeta mais freqüentemente a papila da parótida após trauma por próteses ou cúspides dos dentes adjacentes. O ducto submandibular pode ser afetado onde um cálculo salivar causa ulceração crônica próximo ao orifício. O tratamento é por meio de uma incisão ao longo do ducto a partir do seu orifício por uma pequena distância ao longo do seu comprimento e suturando cuidadosamente as margens à mucosa vizinha.

Uma estenose à distância da papila não é incomum, embora a causa se não estiver relacionada a trauma nem sempre é esclarecida. A estenose pode ser dilatada usando uma série de sondas uretrais ao longo do ducto, mas se isto falhar, a interrupção é desviada por meio de cirurgia (*by pass*) para que o ducto se abra na cavidade bucal numa localização proximal a obstrução. As estenoses da parótida podem requerer que parte do ducto seja reconstruída usando enxerto mucoso.

Sialolitíase

Os sialolitos, os cálculos ou as pedras são mais comuns no ducto submandibular, quase três vezes mais freqüente do que na parótida.

(a)

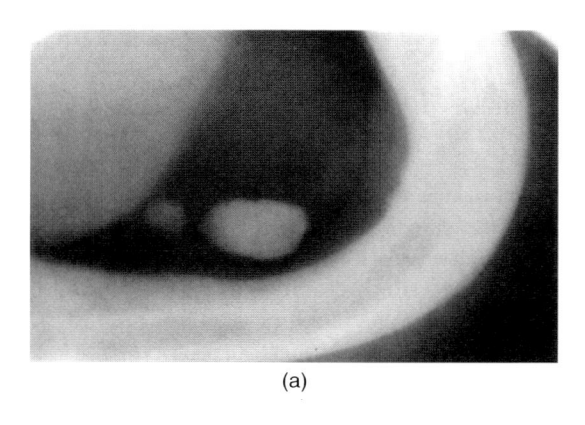

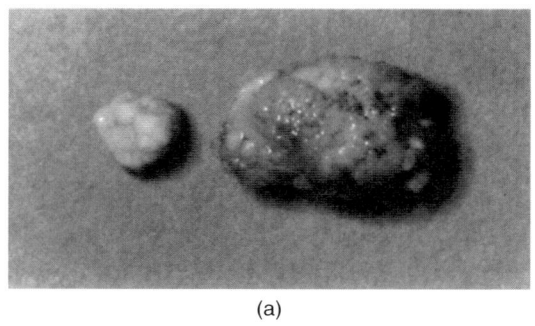

(a)

Figura 16.4 Acima: radiografia de cálculo salivar no ducto submandibular. Abaixo: cálculos após remoção.

Cálculo submandibular

Os locais mais comuns incluem os dois terços anteriores do ducto, o terço posterior no bordo distal do músculo milo-hióideo e no interior da própria glândula. Eles são freqüentemente obsevados como um aumento de volume amarelado e palpável, sensível quando inflamado ou infectado, que pode ser sentido por palpação bimanual intra e extrabucal. A sua presença deve ser confirmada por radiografia, usualmente uma radiografia oclusal inferior (Figura 16.4).

Quando uma infecção aguda estiver presente trate primeiramente com antibióticos. Os cálculos nos dois terços anteriores do ducto podem ser removidos sob anestesia local, por meio de uma incisão realizada paralela ao ducto no assoalho da boca. Primeiramente, o cálculo é precisamente localizado, por palpação. Passa-se então uma sutura profundamente ao ducto e posteriormente ao cálculo de modo razoavelmente apertado para prevenir que o sialolito se mova para trás em direção a glândula. A auxiliar deve empurrar o assoalho da boca por baixo para melhorar o acesso e se faz uma dissecação romba para localizar o cálculo. O ducto é incisado e a pedra removida, uma falsa abertura é necessária onde a incisão foi feita. As incisões pequenas geralmente são deixadas abertas, mas as maiores podem ser parcialmente fechadas e quando necessário usa-se um dreno para criar um novo orifício. A estimulação do fluxo salivar é importante para manter patente a nova abertura.

Os cálculos na parte posterior do ducto são mais difíceis de remover. Uma dissecação cuidadosa deve realizada para se evitar danos ao nervo lingual, que cruza o ducto nesta região. Os cálculos na glândula submandibular que causam sintomas são tratados de modo melhor pela excisão da glândula. As complicações da remoção da glândula incluem cicatriz, paralisia do nervo facial, ou parestesia lingual.

Cálculo parotídeo

Os cálculos parotídeos podem ocorrer em qualquer local do ducto ou da glândula, sendo com freqüência pobremente calcificados e dificilmente vistos em radiografias de rotina. Os cálculos nos ductos podem ser removidos por meio de abordagem intrabucal, mas o trajeto do ducto através do músculo bucinador torna a operação difícil. Os cálculos localizados na glândula usualmente produzem sintomas menores e é melhor deixá-los sem tratamento; outros podem ter de ser removidos por excisão de parte da glândula parótida onde se situam.

Litotripsia

A destruição de cálculos em outras partes do corpo (p. ex., renal) por ultra-som é agora uma prática de rotina e tem uso limitado para os cálculos salivares.

Infecção

Sialoadenite aguda

A parótida é mais comumente afetada do que a glândula submandibular e a sublingual raramente é afetada. A infecção atinge a glândula parótida através do ducto.

Os fatores predisponentes incluem a xerostomia, debilidade ou função prejudicada após cirurgia abdominal. O microrganismo causal é geralmente o estafilococos. A sialoadenite submandibular aguda está quase que invariavelmente associada a um cálculo salivar, ou a uma estenose do ducto.

A glândula está inchada, sensível ou dolorida à palpação e o paciente está febril. Na glândula submandibular pode-se observar pus drenando do ducto. O assoalho da boca do lado afetado está avermelhado e inchado. A glândula parótida raramente drena pus pelo ducto embora a papila esteja freqüentemente inflamada e deve-se excluir a possibilidade de caxumba.

Os pacientes com infecções glandulares severas devem ser admitidos no hospital. Inicialmente se institui uma terapia antibiótica vigorosa e quando indicado se realizam incisão e drenagem, sendo que uma das complicações é a fístula salivar. Uma incisão ligeiramente fora do local de entrada na glândula deve evitar isso. A higiene bucal deve ser supervisionada cuidadosamente. Quando não há uma causa óbvia, pode-se prescrever uma droga antibacteriana por tempo prolongado.

Sialoadenite crônica

A sialoadenite crônica geralmente acompanha um ataque agudo e pode resultar de uma obstrução prolongada do fluxo salivar. Na glândula parótida isso pode ser acompanhado de sialectasia vista na sialografia como dilatações dos ductos.

O tratamento consiste de remoção de qualquer causa suspeita subjacente. A dilatação de estenoses para estimular o fluxo salivar pode ser realizada utilizando-se de dilatadores lacrimais. Um uso cuidadoso de terapia antibiótica pode ser necessário e, se mal sucedida, se recomenda a excisão da glândula submandibular. A excisão da glândula parótida deve ser evitada quando possível devido ao risco de danos ao nervo facial.

Tumores

A neoplasia usualmente se apresenta como um aumento de volume indolor no interior da glândula. A glândula parótida é mais freqüentemente o local desses tumores, dos quais o mais comum é o adenoma pleomórfico, ocorrendo com uma freqüência 10 vezes maior do que na glândula submandibular. As lesões benignas são tratadas por excisão local. A ampla excisão de um adenoma pleomórfico deve incluir células filhas fora da cápsula, o que deve reduzir a possibilidade de recorrência. As lesões malignas requerem cirurgia radical com preservação do nervo facial quando possível. Entretanto esse pode precisar ser sacrificado se estiver envolvido com o tumor.

Apresentação e diagnóstico

A neoplasia é de modo predominante localmente invasiva ou de natureza maligna e o diagnóstico diferencial pode ser difícil.

O adenoma pleomórfico se apresenta como um aumento de volume indolor de crescimento lento. A sialografia da área mostra obliteração da estrutura normal do ducto.

Os tumores malignos crescem lentamente com o sintoma adicional da dor; o crescimento que envolve o nervo facial acarreta uma debilidade do mesmo. Uma biópsia de diagnóstico é contra-indicada pois pode levar à disseminação da doença.

Tratamento

O tratamento de escolha para lesões parotídeas é excisar o tumor com uma ampla margem de tecido normal, ou excisar toda a glândula no caso da glândula submandibular.

Excisão da glândula submandibular

Uma incisão curva de aproximadamente 7,5 cm é realizada numa ruga do pescoço 2,5 cm abaixo do bordo inferior da mandíbula para evitar o ramo mandibular do nervo facial (Figura 16.5). A fáscia e o platisma subjacente são divididos e os vasos faciais são detectados e ligados. Uma dissecação romba ou o uso cuidadoso do dedo separa a glândula do tecido conjuntivo. Em condições crônicas de longo prazo a dissecação po-

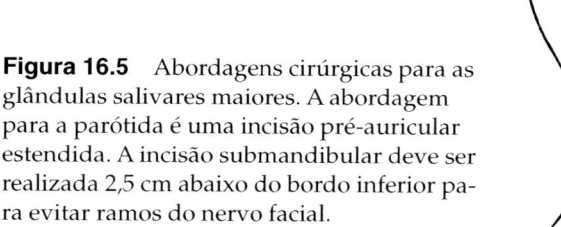

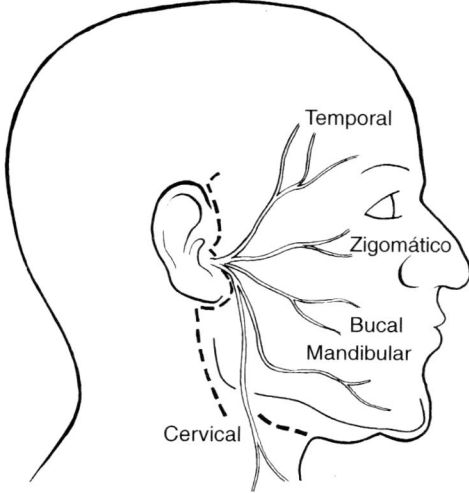

Figura 16.5 Abordagens cirúrgicas para as glândulas salivares maiores. A abordagem para a parótida é uma incisão pré-auricular estendida. A incisão submandibular deve ser realizada 2,5 cm abaixo do bordo inferior para evitar ramos do nervo facial.

de ser difícil devido a fibrose. A artéria facial tem de ser novamente ligada no aspecto posterior da glândula. Superiormente o nervo lingual que pode estar alojado na cápsula, é cuidadosamente dissecado do ducto; este é ligado o mais próximo possível da boca e seccionado. Se um cálculo estiver presente verificar que está na glândula excisada. Um dreno a vácuo é inserido para reduzir o edema pós-operatório.

Cirurgia da glândula parótida

A abordagem desta glândula é feita por uma incisão pré-auricular que se estende da região temporal ao ângulo da mandíbula (Figura 16.5). Um retalho facial é deslocado anteriormente para expor a glândula. O nervo facial que tem curso na substância da glândula deve ser identificado e dissecado da mesma, sendo feitos todos os cuidados para evitar a produção de uma debilidade do facial ou paralisia.

O nervo aurículo-temporal pode ser lesado causando a síndrome de Frey, que consiste de uma sudorese facial profusa e embaraçante que o paciente sofre quando está salivando.

Condições específicas

Caxumba

Uma paroditide viral aguda acarreta um aumento de volume da glândula salivar que afeta comumente crianças abaixo de 15 anos de idade. O tratamento é de suporte, envolvendo repouso na cama, analgésicos e estimulação à ingestão de fluidos.

Sialometaplasia necrosante

Essa condição se apresenta na junção do palato duro com o mole. Comumente é unilateral e pode se apresentar como uma úlcera extensa, profunda, de bordos imperfeitos, que é usualmente indolor. A condição é usualmente autolimitante por um período de 4-8 semanas. Os colutórios (Difflam) podem ser usados se necessários.

Actinomicose

Pode se apresentar na parótida na forma aguda ou crônica como uma massa assintomática. Uma avaliação microbacteriana pode ser necessária seguida de uma prescrição apropriada de antibióticos por longo prazo.

Tuberculose

Apresenta-se como um aumento de volume firme e indolor e afeta comumente a glândula parótida, mas pode envolver múltiplas glândulas.

Sarcoidose

Afeta a glândula parótida em 6% dos casos. Há uma associação de aumento glandular e xerostomia.

Leitura Complementar

Cawson, R.A., Langdon, J.D. & Eveson, J.W. (1996) *Surgical Pathology of the Mouth and Jaws*. Wright, Oxford.
Soames, J.V. & Southam, J.C. (1993) *Oral Pathology*, 2nd edn. Oxford University Press, Oxford.

Capítulo 17
Articulação Temporomandibular

- Diagnóstico
- Síndrome da disfunção dolorosa
- Osteoartrose
- Distúrbios internos
- Deslocamento do côndilo (luxação)
- Trismo
- Cirurgia
- Acesso à articulação

A cirurgia da articulação temporomandibular (ATM) é raramente o tratamento de escolha. Os distúrbios da articulação têm uma etiologia multifatorial e seu controle bem-sucedido se baseia numa avaliação cuidadosa da articulação, dos músculos que a movimentam e da relação entre a maxila e a mandíbula. O tratamento envolve a cooperação entre dentistas restauradores, ortodontistas e cirurgiões bucomaxilofaciais. A cirurgia só é considerada quando os tratamentos conservadores foram extensivamente tentados e falharam.

É muito útil se considerar a freqüência com a qual o distúrbio da articulação ocorre pois isso enfatiza a natureza do problema clínico. As condições mais comuns são trauma agudo incluindo deslocamento, osteoartrose (uma condição degenerativa), síndrome da disfunção dolorosa e distúrbios estruturais internos. Os menos comuns são as doenças sistêmicas que envolvem a articulação, principalmente a artrite reumatóide, sendo que a psoríase poliartrítica e a espondilite anquilosante envolvem as articulações algumas vezes, embora seja incomum desses sintomas locais serem as queixas principais ou razão para procurar tratamento. Raramente ocorrem anormalidades de desenvolvimento como a agenesia ou hiperplasia do côndilo, infecções supurativas e tumores.

Diagnóstico

O diagnóstico é feito a partir da história, do exame cuidadoso da articulação, dos músculos da mastigação e da oclusão, juntamente com as radiografias.

História

A história de trauma agudo, deslocamento, e anormalidades de desenvolvimento irão sugerir intensamente o diagnóstico. Os distúrbios internos podem resultar de trauma mas esses podem ser tão insignificantes (bocejar ou gritar) que o paciente não está consciente do evento.

O deslocamento anterior do disco resulta em cliques e em travamento da articulação afetada. Por manipulação da mandíbula o paciente pode atingir uma abertura normal mas, com trauma repetitivo o disco se torna mais deslocado e o paciente se queixa de uma abertura restrita persistente (travamento fechado). A dor devido a espasmo muscular secundário ocorre mais tarde no progresso do distúrbio.

Quando há uma carga aumentada na articulação devido ao bruxismo ou a uma oclusão deficiente pode ocorrer a síndrome da disfunção dolorosa. O paciente se queixa de clique, dor e trismo. O clique pode se resolver à medida que a condição progride pois a abertura bucal está limitada por dor muscular. A resolução dos sintomas ocorre quando a carga aumentada (p. ex., bruxismo) cessa mas retorna se os fatores causais reaparecerem. A síndrome da disfunção dolorosa é agora reconhecida como uma causa para dores de cabeça. A síndrome ocorre em pacientes de 15-30 anos de idade e o sexo feminino se apresenta mais comumente para tratamento do que o masculino, embora os sintomas estejam presentes e sejam encontrados igualmente em ambos os sexos. Um questionamento cuidadoso deve ser realizado em relação à possibilidade de hábitos traumáticos como bruxismo, apertamento, morder unhas ou abertura bucal excessiva que possam estar contribuindo para essa condição.

Persistindo uma carga aumentada na articulação, podem ocorrer alterações degenerativas, resultando em osteoartrose, usualmente observada em pacientes acima de 40 anos de idade. Os sintomas são dor e trismo que pioram com o uso aumentado da mandíbula. Normalmente ocorre próximo ao final do dia ou pela manhã, se houver uma tendência a bruxismo durante a noite. A dor está limitada à área da articulação e a crepitação está sempre presente. Sintomas agudos indicam erosão do côndilo ou da fossa condilar enquanto que durante o reparo ou remodelamento o paciente apresente pouco desconforto ou trismo embora a crepitação persista.

Exame

A articulação é examinada pela palpação dos côndilos anteriormente ao trago onde seus movimentos podem ser sentidos. Posicionando-se o dedo polegar no interior do meato auditivo externo permite-se a palpação do aspecto posterior da articulação. A extensão do movimento condilar é comparada às excursões da mandíbula em movimentos laterais e de abertura; sensibilidade à pressão é observada sobre a cabeça do côndilo e posteriormente a esse quando a boca está aberta. Os cliques e a crepitação são importantes e mais facilmente ouvidos com um estetoscópio. O músculo masseter é palpado na bochecha enquanto o corpo do temporal é examinado com os dentes cerrados, na região da têmpora. A palpação ao longo do bordo anterior do ramo ascendente em direção ao processo coronóide pode provocar sensibilidade no tendão do temporal. A abertura ou movimento lateral contra pressão da mão do cirurgião produz dor no músculo pterigóideo lateral. Tipicamente o masseter está dolorido naqueles que têm hábito de cerrar os dentes enquanto que o músculo temporal está dolorido em quem tem hábito de bruxismo.

A faixa de abertura da boca e os movimentos laterais realizados devem ser medidos para comparação de futuros progressos.

Considera-se a abertura mínima normal de 35 mm para as mulheres e 40 mm para os homens. As medidas podem ser tomadas com um dispositivo de medida de Willis ou Vernier. Os movimentos laterais são medidos comparando a linha central mandibular com a da maxila e se for menor do que 8 mm é considerado como restrito. Os dentes e a oclusão são cuidadosamente anotados na ficha clínica e as próteses avaliadas. Particularmente importante é se a relação cêntrica coincide com a oclusão cêntrica. Qualquer deslizamento da mandíbula da relação cêntrica para a oclusão cêntrica e interferências de cúspides nos dentes pré-molares ou molares são anotados. Os hábitos oclusais dos pacientes como apertamento dentário, movimentos protrusivos ou sinais de bruxismo como atrição de dentes, fratura de cúspides, sulcos na bochecha ou língua recortada são importantes.

Radiografia

As radiografias satisfatórias da articulação temporomandibular são difíceis de fazer. Várias tomadas são utilizadas das quais provavelmente a transfaringeana proporciona a melhor visão da cabeça do côndilo. A interpretação também requer mais experiência pois mudanças iniciais não são facilmente identificadas ou interpretadas. A artrografia, quando um meio radiopaco é injetado no interior do espaço articular, delineia o disco e mostra deslocamento ou perfuração. As técnicas de tomografia computadorizada e ressonância magnética podem auxiliar no diagnóstico, mas na condição mais comum observada, a síndrome da disfunção dolorosa, não são encontradas alterações por qualquer técnica de imagem.

Síndrome da disfunção dolorosa

Os cliques juntamente com dor e limitação de movimento constituem a síndrome da disfunção dolorosa da articulação temporomandibular, que está associada com um aumento de carga na articulação devido a bruxismo, apertamento dentário ou interferência oclusal. O início da dor e trismo em muitos pacientes estão relacionados com a sensibilidade muscular. Os episódios de bruxismo excessivo e apertamento, que pensava-se ser uma resposta emocional, irão acarretar uma dor muscular. O clique pode estar presente somente nos sinais iniciais da síndrome e, isoladamente, não requer tratamento a menos que isso cause desconforto para o paciente.

Tratamento

Um número de modalidades têm sido usados com sucesso. Os tratamentos mais simples que os pacientes acharão fácil seguir são possivelmente os que serão advogados. Uma explicação completa da etiologia e da patologia da condição pode renovar a confiança do paciente e permitir que esses modifiquem hábitos prejudiciais como morder unhas ou bruxismo. Os pacientes podem se tornar conscientes desses hábitos somente após se direcionar uma atenção para os mesmos e a utilização desses hábitos como atenuadores de estresse não deve ser subestimado. Aliviar a mandíbula pelo uso de uma dieta macia e o uso de drogas antiinflamatórias (Ibuprofeno), se não for contra-indicado, reduzirá a dor.

Os exercícios para normalizar o trajeto de abertura e eliminar movimentos protrusivos podem ajudar a reduzir sintomas e prevenir a recorrência. Para cessar o bruxismo uma placa macia sobre os dentes inferiores pode ajudar a quebrar o hábito (Figura 17.1). Se o estresse for parte integral do problema, deve-se considerar uma me-

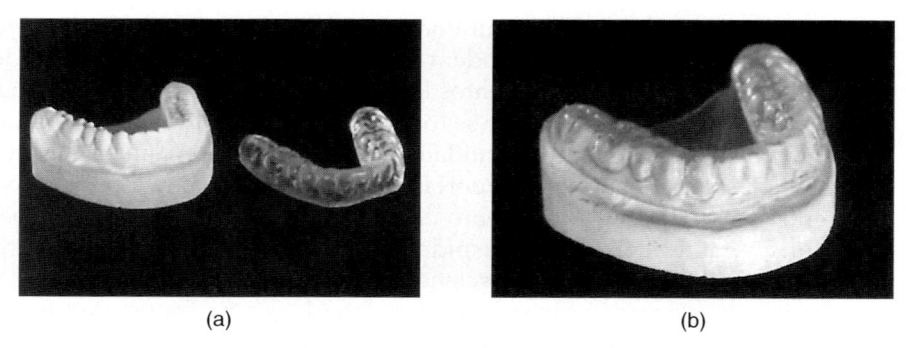

Figura 17.1 Placa de mordida (*splint*) inferior macia.

dicação antidepressiva como recurso, enquanto que uma sedação noturna com benzodiazepínicos também pode ser útil. O médico clínico geral do paciente deve ser avisado e solicitado a auxiliar no tratamento. Se houver a presença de uma interferência oclusal esta pode ser eliminada pelo uso de uma placa para proporcionar um contato de balanceio. Se isso se mostrar efetivo, um especialista restaurador deve ser consultado.

Osteoartrose

Esta é uma condição degenerativa das superfícies articulares da articulação. Considerando que em uma lesão inflamatória o processo patológico se inicia na sinóvia e depois disso afeta o osso, evidências atuais sugerem que na osteoartrose o distúrbio principal afeta o osso subcondilar que se torna mais duro que o normal, afetando assim a cartilagem sobrejacente, causando divisão, labiação (estrutura similar a um lábio) e osteófitos. O distúrbio que afeta a articulação temporomandibular é provavelmente secundário ao trauma causado por sobrecarga devido a defeitos oclusais ou ao bruxismo. Os estudos epidemiológicos têm mostrado que as lesões degenerativas são bem disseminadas entre a população normal mas os pacientes somente se apresentam para tratamento quando eles sentem dor, possivelmente a partir de um episódio inflamatório transitório.

Diagnóstico

Os sintomas são similares àqueles da síndrome da disfunção dolorosa, mas os pacientes são geralmente acima dos 40 anos de idade. A superfície articular lesada produz um som crepitante ao movimento que pode ser melhor ouvido com um estetoscópio. As erosões, quando presentes, podem ser detectadas radiograficamente algumas vezes na porção ântero-superior do côndilo e na sua área antagonista na eminência articular.

Tratamento

É direcionado para aliviar os sintomas e prevenção de outras degenerações. A diatermia de ondas curtas para a área da articulação e a prescrição de drogas antiinflamatórias ajudam em relação à dor e ao trismo. A redução da carga na articulação por meio de reabilitação oclusal deve ajudar a prevenir a progressão da doença. Quando as alterações patológicas são avançadas poderá se indicar a cirurgia para remover o osso condilar doente.

Distúrbios internos

O diagnóstico dos distúrbios internos pode ser difícil pois a história é muito similar à síndrome da disfunção dolorosa. Quando os sintomas do trismo falham em se acalmar após o tratamento descrito acima, deve-se considerar o deslocamento anterior do disco, o que impede o movimento do côndilo resultando em uma abertura limitada.

Tratamento

Se os sintomas de dor e trismo forem refratários ao tratamento e resultarem em disfunção significativa de atividades diárias, como de se alimentar e falar, deve-se considerar a possibilidade de cirurgia.

Deslocamento do côndilo (luxação)

O deslocamento do côndilo ocorre usualmente numa direção anterior sobre a eminência articular e é freqüentemente bilateral. A causa predisponente é o relaxamento da cápsula e dos ligamentos associados da articulação que permitem um movimento excessivo quando de uma abertura ampla da boca como ao bocejar. As articulações normais podem ser deslocadas por um golpe particularmente quando a boca está aberta. Sob anestesia geral o deslocamento pode ser causado pela abertura da boca por instrumento, ou por uma pressão para baixo quando da extração de dentes inferiores, se o suporte da mandíbula for inadequado.

Diagnóstico

O paciente reclama da incapacidade de colocar os dentes em contato. Num deslocamento unilateral a linha média da mandíbula está desviada para o lado não-afetado. O côndilo deslocado pode ser palpado na frente da eminência articular e as radiografias confirmam essa posição.

Tratamento

Se a redução for tentada imediatamente essa pode ser geralmente conseguida sem o auxílio de sedação ou anestésico local. Entretanto, passado algum tempo, um espasmo muscular pode tornar a redução difícil e o relaxamento dos músculos será necessário pela utilização de diazepan intravenoso ou de um anestésico geral.

O operador posiciona seus polegares (protegidos dos dentes por gaze) sobre a linha oblíqua externa ou fossa retromolar da mandíbula bilateralmente. Os dedos remanescentes são posicionados abaixo do mento. Enquanto os polegares pressionam para baixo, os dedos elevam o mento para deslizar a cabeça do côndilo para trás sobre a eminência.

Deslocamento crônico (luxação) recorrente

Se a cápsula estiver muito relaxada o côndilo pode se deslocar muitas vezes num dia. Muitos pacientes afetados podem reduzir suas próprias mandíbulas, mas outros requerem que isso seja feito para eles. A cirurgia pode ser usada para esses casos crônicos para restringir o movimento por meio da remoção da eminência, por enxerto ósseo sobre a eminência para agir como um obstáculo, ou por capsulorrafia, que significa inserir enxertos de fáscia ou fazer uma prega na cápsula de modo que essa fique menos relaxada. Uma alternativa é a excisão da cabeça do côndilo.

Fraturas do côndilo

Essas são discutidas no Capítulo 14.

Trismo

É a incapacidade de abrir a boca normalmente, e juntamente, com a dor e cliques (estalos) é um dos sintomas mais comuns associados com a articulação temporomandibular e pode ser encontrado em qualquer uma das condições que essa sofra. Como o trismo é um sintoma sua causa deve ser sempre cuidadosamente investigada, diagnosticada e tratada.

O trismo persistente pode ocorrer devido a uma fibrose intra-articular ou anquilose óssea após trauma, infecção ou certas doenças como a artrite reumatóide. Pode também ser secundário a uma fibrose extra-articular ou cicatriz.

A anquilose óssea intra-articular ou fibrosa deve ser tratada por cirurgia, por remoção do côndilo (condilectomia) ou por secção do pescoço do côndilo (condilotomia). O trismo devido à artrite reumatóide, espondilite anquilosante ou por cicatriz extra-capsular pode se beneficiar de tratamento com exercitadores mecânicos. As espátulas de madeira em quantidades crescentes podem ser inseridas entre os dentes a cada dia (Figura 17.2). Em condições mais severas os arcos são mantidos afastados por abridores de boca de Mason usados bilateralmente sob anestesia geral. As moldagens são realizadas e um apoio é colocado entre os dentes até que um aparelho possa ser adaptado. Uma vez que tenha se obtido uma abertura satisfatória (2,5 cm medidos entre os dentes incisivos), essa é mantida pelo uso de espátulas de madeira por aproximadamente 10 minutos, todo dia durante 6 meses.

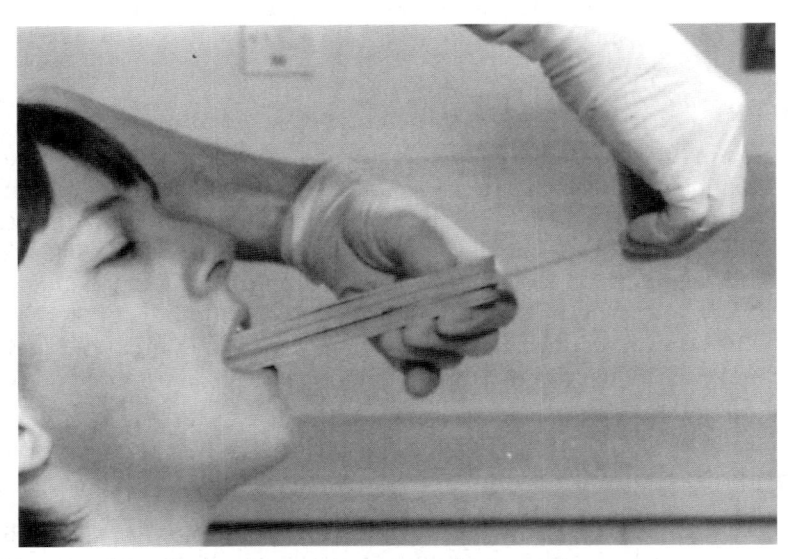

Figura 17.2 Uso de espátulas de madeira para melhorar o trismo.

Cirurgia

Os procedimentos cirúrgicos são utilizados raramente mas são indispensáveis no tratamento de anquiloses, distúrbios de crescimento, deslocamento recorrente e patologia significativa incluindo neoplasia. Esses distúrbios são incomuns, mas, nas lesões mais comuns, como distúrbios internos, as indicações para cirurgia da ATM são menos claras. A tarefa do cirurgião é interpretar precisamente os sintomas relatados pelo paciente, levando em conta o sucesso do tratamento não-cirúrgico, a incapacidade sofrida pelo paciente e a patologia subjacente à condição. A cirurgia da ATM pode ser indicada quando:

- Os sintomas são refratários ao tratamento não-cirúrgico apropriado.
- A dor está localizada na ATM.
- Existe uma deficiência significativa da função.
- Existe dor durante o movimento da ATM.
- Existe interferência mecânica na função da ATM.

Os procedimentos cirúrgicos na ATM incluem:

- Artrocentese.
- Artroscopia.
- Artrotomia (cirurgia aberta da articulação).
- Condilotomia.
- Substituição da articulação.

Artrocentese

Esse é o procedimento mais simples que envolve lavagem do espaço superior da articulação pela inserção de duas agulhas calibrosas, o que permite a lavagem da articulação com solução de Ringer e a ruptura de aderências. O seu sucesso no tratamento do deslocamento anterior de disco tem sugerido que isso pode ser devido a aderências reversíveis do disco na fossa glenóide.

Artroscopia

A miniaturização de instrumentais desenvolvidos para uso em grandes articulações tem permitido que procedimentos sejam realizados de uma maneira relativamente não-invasiva. A artroscopia apresenta vantagens sobre cirurgias abertas da articulação pois permite a inspeção em repouso e em função de uma articulação cirurgicamente não lesada. Entretanto esta só permite acesso ao espaço articular superior e está limitada aos procedimentos e patologias que a este podem ser aplicados. Os procedimentos que podem ser realizados são:

- Lavagem.
- Remoção de adesão.
- Remoção de tecido lesado.
- Biópsia.
- Plicatura para reposicionar o disco deslocado.

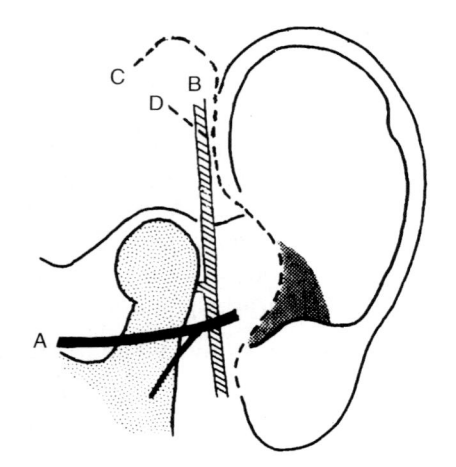

Figura 17.3 Abordagem cirúrgica para a articulação temporomandibular. Observar: A, o nervo facial, B, a artéria temporal superficial, C, linha da incisão pré-auricular, D, linha da incisão pré-auricular através do trago.

Artrotomia

A cirurgia articular aberta proporciona uma gama completa de opções cirúrgicas desde lavagem até plicatura de disco a uma remoção completa do mesmo. Além disso, tanto o espaço articular superior quanto o inferior podem ser abordados. Deve-se tomar cuidado durante a abordagem cirúrgica para se evitar lesões ao nervo facial (Figura 17.3).

Condilotomia

Esta é realizada a partir de uma abordagem intrabucal de maneira semelhante a uma osteotomia vertical subsigmóide (Capítulo 18). A osteotomia do côndilo permite que esse seja reposicionado anteriormente e inferiormente abaixo do disco para melhoria da função. Após o procedimento usualmente se utiliza um período prolongado de imobilização maxilo-mandibular para manter a oclusão.

Substituição completa da articulação

Somente está indicado quando houver uma destruição grande da arquitetura articular juntamente com uma redução marcante da função. A abordagem cirúrgica é via incisão pré-auricular (Figura 17.3) juntamente com a abordagem submandibular para permitir uma ampla exposição do ramo ascendente. São repostas as cabeças do côndilo e os componentes da fossa glenóide.

Acesso à articulação

A cavidade articular está limitada acima pelo arco zigomático e posteriormente pelo meato auditivo externo. A cirurgia se torna difícil devido ao nervo facial que passa através da glândula parótida (na qual está profundamente localizado) aproximadamente a 2 cm abaixo do arco zigomático, e pela artéria maxilar interna, profundamente a articulação. O côndilo está acessível somente por uma área de 2 cm^2 e pode ser abordado por uma incisão pré-auricular realizada na frente do trago e acima da inserção do lóbulo da orelha até o arco zigomático e então obliquamente acima e para frente por 2 cm, ou por uma incisão pós-auricular atrás da orelha que é então tracionada para frente para expor a articulação (Figura 17.3). As artérias transversas da face e temporal superficial podem requerer ligadura. A parte superior da glândula parótida é tracionada para baixo e o arco zigomático liberado do masseter. Todo o estiramento tecidual para ganhar acesso é evitado a fim de que não se cause uma debilidade do nervo facial.

Leitura Complementar

Dolwick, M.F. & Dimitroulis, G. (1994) Is there a role for temporomandibular joint surgery? *British Journal of Oral and Maxillofacial Surgery,* **32**, 307-13.

Jagger, R.G., Bates, J.F. & Kopp, S. (1994) *TMJ Dysfunction - the essentials.* Wright, Oxford.

Peterson, L.R., Ellis, E., Hupp, J.R. & Tucker, M.R. (1998) *Contemporary Oral and Maxillofacial Surgery,* 3rd edn. Mosby-Year Book, Missouri.

Capítulo 18
Deformidades Faciais

K.R. Postlethwaite

- Avaliação
- Deformidade facial simétrica
- O paciente com fissura
- Cirurgia ortognática
- Deformidade facial assimétrica

A deformidade facial pode ser o resultado de uma variedade de causas diferentes que incluem a doença congênita como a fenda palatina e labial, anormalidade de desenvolvimento, trauma e infecção. A deformidade também pode ocorrer tanto por resultado direto de uma doença neoplásica como por seu tratamento por cirurgia ou radioterapia.

Muito ocasionalmente a deformidade pode ocorrer com outras condições adquiridas que podem afetar o crescimento facial como a artrite reumatóide juvenil (doença de Still), ou também pode ocorrer após ter cessado o crescimento como na doença de Paget ou outros distúrbios do metabolismo ósseo como a displasia fibrosa.

Também é importante lembrar que a face se constitui de elementos de tecidos moles e duros, e que a deformidade pode se derivar de qualquer dos dois, mas freqüentemente um causará impacto no outro.

Existe uma variação óbvia na forma facial que nos dá individualidade e etinicidade. Os indivíduos que estão fora dessa faixa aceitável de variação podem ser rotulados como não-atraentes ou feios, o que pode causar dificuldades individuais nas suas relações sociais ou sexuais e negar certas oportunidades de emprego. Uma deformidade facial mais severa pode causar exclusão social e estar associada com problemas psicológicos.

Este capítulo tem como objetivo lidar com os tipos mais comuns de deformidade facial que resultam de desarmonia de crescimento dos arcos, que freqüentemente se apresenta como maloclusões. O termo deformidade "dentofacial" pode ser usado para descrever esse problema. Tais problemas geralmente resultam em deformidade facial simétrica, e são tratados conjuntamente pelo cirurgião bucomaxilofacial e o ortodontista.

As condições mais comuns que resultam de um processo de doença também são abordados, como a deformidade por fenda. A deformidade facial assimétrica pode resultar de condições como microssomia hemifacial e hiperplasia condilar. Novamente, é necessária a colaboração entre o cirurgião e o ortodontista.

Avaliação

História

O paciente pode identificar problemas como:

- Funcional – dificuldades associadas com a mordida, incapacidade de mastigar ou obter contato incisal.
- Estético – problemas com a própria aparência como percebido por eles, embora alguns pacientes possam se sentir embaraçados de discutir esse aspecto.

Os pacientes são freqüentemente indicados pelos ortodontistas que se sentem incapazes de tratar a desproporção esquelética dos arcos somente por métodos ortodônticos.

Exame

O paciente é examinado primeiramente pela avaliação da sua forma facial, tanto a partir do perfil como de toda a face. É útil dividir a face em terços (Capítulo 14). Um exame completo intrabucal deve incluir o estado da dentição bem como uma avaliação da oclusão; uma higiene e saúde dentária precária são geralmente contra-indicação para a cirurgia ortognática.

Radiografias

Inclui uma avaliação radiográfica completa da dentição incluindo dentes impactados e encobertos, patologias associadas e problemas periodontais. O cefalostato lateral proporciona informações valiosas para o cirurgião e ortodontista que auxilia a ambos no diagnóstico e plano de tratamento.

Modelos de estudo

Devem estar sempre disponíveis na consulta conjunta com o cirurgião e o ortodontista; modelos anatomicamente articulados são utilizados no planejamento cirúrgico.

Fotografias

Os dados fotográficos são extremamente úteis no plano de tratamento bem como em proporcionar uma documentação clínica. Devem incluir a face em perfil e vista de frente. Intrabucalmente, a oclusão deve ser mostrada de ambos os lados e de frente, e todas as fotografias devem ser padronizadas e de boa qualidade.

Investigações especiais

Em alguns pacientes informações adicionais podem ser necessárias tanto para o diagnóstico quanto para o plano de tratamento. Os pacientes com deformidade assimétrica podem requerer avaliações especiais; essas serão discutidas abaixo na seção correspondente.

Diagnóstico

A deformidade facial simétrica pode ser diagnosticada e classificada de acordo com os tipos faciais mostrados abaixo, classificação que é útil em prescrever a forma de correção cirúrgica adequada para maximizar o sucesso e resultados estáveis.

Deformidade facial simétrica

Classificação

- Tipo A. Maloclusão classe III devido a uma mandíbula grande ou a uma maxila pequena (ou ambos); a altura vertical da face não está aumentada. O tratamento pode envolver mover a mandíbula posteriormente e a maxila anteriormente (ou ambas) (Figura 18.1).
- Tipo B. Maloclusão classe III com mordida aberta anterior. Atribui-se isso a uma mandíbula larga ou a uma maxila pequena (ou ambas). A altura vertical da face está aumentada. O tratamento sempre envolverá o reposicionamento superior da maxila para reduzir a altura vertical facial, que está aumentada, juntamente com um reposicionamento posterior da mandíbula (Figura 18.2).

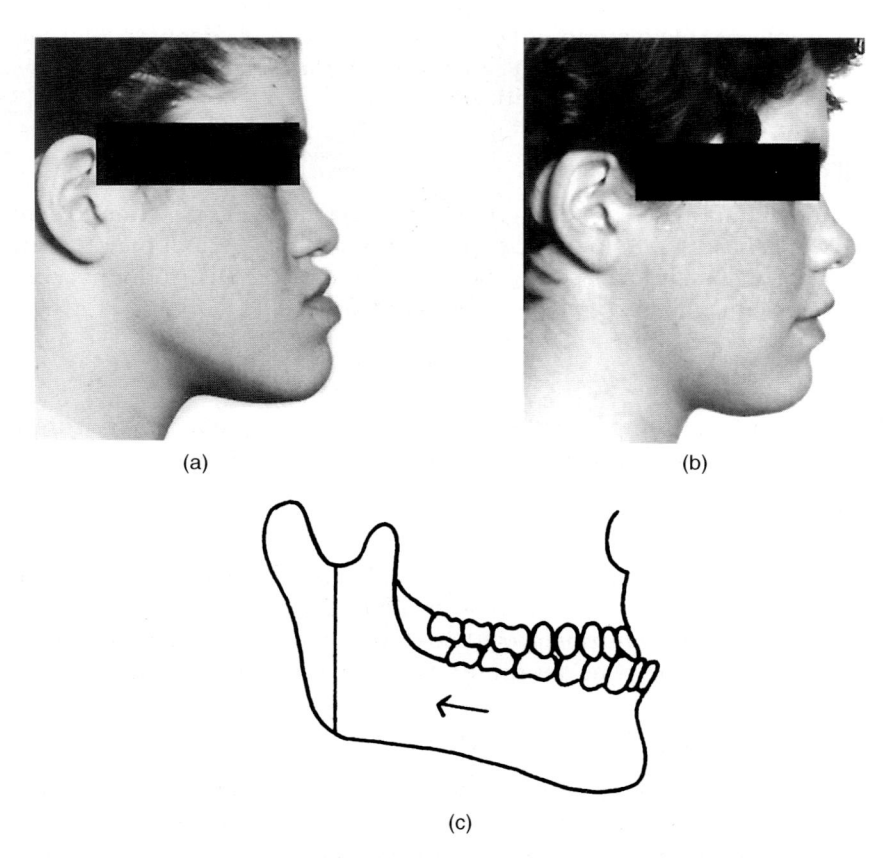

Figura 18.1 Tipo A. Maloclusão classe III. A mandíbula foi reposicionada cirurgicamente posteriormente e a maxila anteriormente: (a) aspecto pré-operatório (b) aspecto pós-operatório (c) plano operatório.

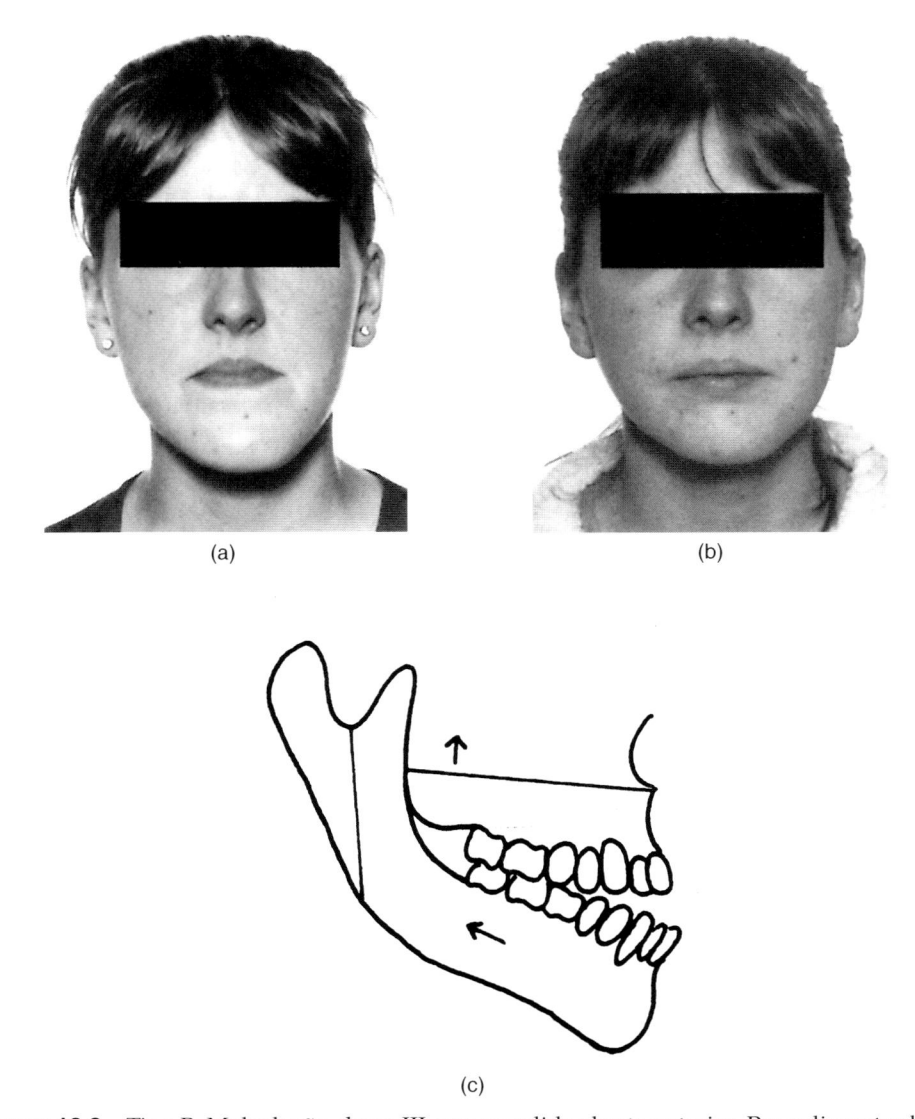

Figura 18.2 Tipo B. Maloclusão classe III com mordida aberta anterior. Procedimentos bimaxilares foram utilizados para reposicionar a maxila superiormente e mover a mandíbula posteriormente: (a) aspecto pré-operatório (b) aspecto pós-operatório (c) plano operatório.

- Tipo C. Maloclusão classe II com sobre-mordida profunda, devido a uma mandíbula pequena. A altura vertical da face inferior está diminuída. O tratamento envolve um avanço mandibular (Figura 18.3).
- Tipo D. Maloclusão classe II com mordida aberta anterior, causada por um crescimento vertical aumentado da maxila numa direção inferior. A mandíbula é de tamanho normal mas foi rotacionada para baixo e para trás no sentido horário devido ao excesso de crescimento para baixo da maxila. O tratamento envolve um reposicionamento superior da maxila após o qual a mandíbula se auto-rotaciona no sentido anti-horário para se posicionar normalmente em relação à face, e adquirir uma oclusão classe I normal (Figura 18.4).

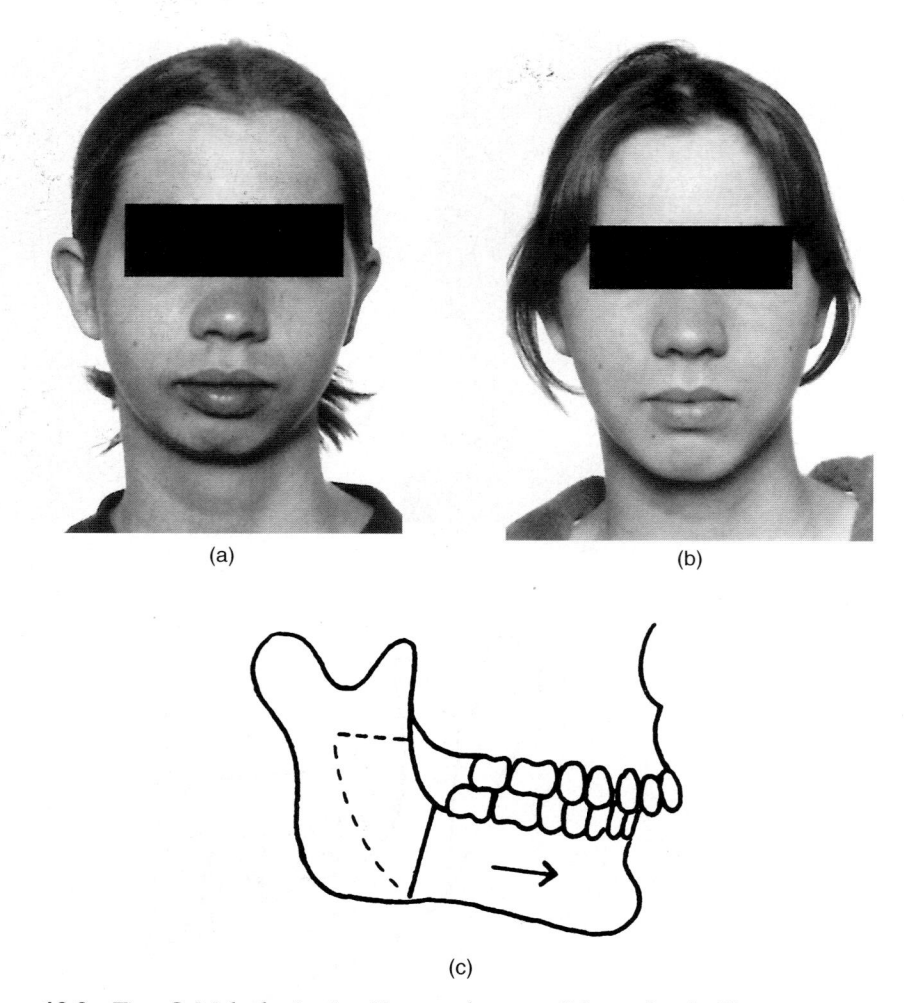

Figura 18.3 Tipo C. Maloclusão tipo II com sobre-mordida profunda. Uma osteotomia sagital foi utilizada para avançar a mandíbula: (a) aspecto pré-operatório (b) aspecto pós-operatório (c) plano operatório.

- Tipo E. Classe II com mordida aberta anterior. É similar ao tipo D, entretanto a mandíbula é pequena e a correção cirúrgica requer um avanço mandibular juntamente com um reposicionamento superior da maxila (Figura 18.5).

Plano de tratamento

Em uma consulta ortodôntica e cirúrgica conjunta o plano de tratamento ortodôntico e as correções cirúrgicas previstas são acordados entre o paciente e os profissionais clínicos, com discussão da antecipação do resultado. Os aspectos ortodônticos são discutidos abaixo.

Planejamento cirúrgico final

É formulado após finalização da fase inicial do tratamento ortodôntico. Uma nova radiografia de perfil (cefalostato) mostrando a posição dos dentes após o tratamento ortodôntico é utilizada para planejar precisamente o procedimento cirúrgico.

Figura 18.4 Tipo D. Maloclusão classe II com mordida aberta anterior. A maxila foi reposicionada superiormente. Plano operatório.

(a)

(b)

(c)

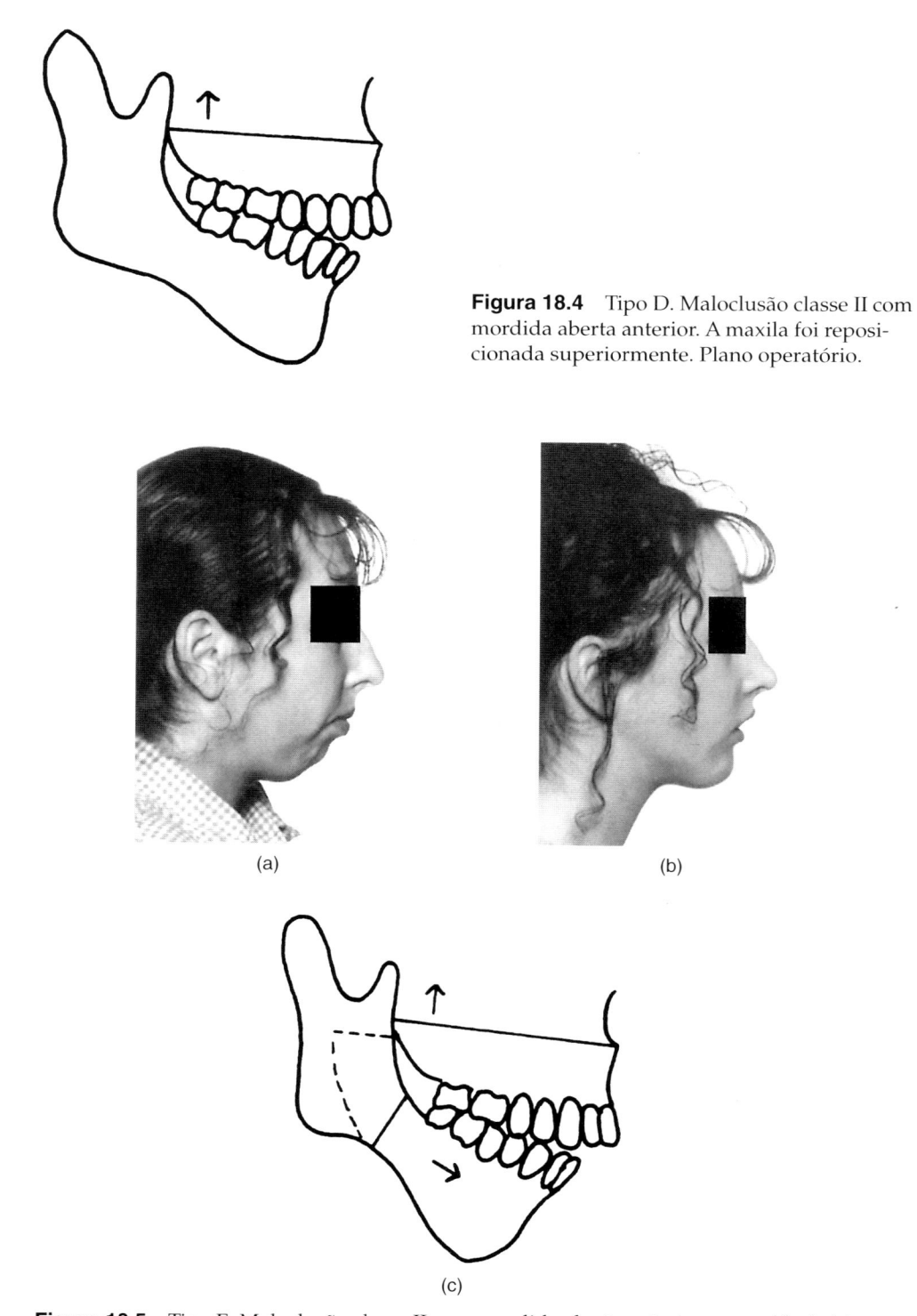

Figura 18.5 Tipo E. Maloclusão classe II com mordida aberta anterior e mandíbula hipoplásica. Foi realizado um procedimento nos dois arcos para reposicionar a maxila superiormente e avançar a mandíbula: (a) aspecto pré-operatório (b) aspecto pós-operatório (c) plano operatório.

Isso envolve fazer um traçado da maxila e da mandíbula juntamente com a dentição. Um grande número de pontos anatômicos e de referências é utilizado para permitir medidas reprodutíveis.

Ortodontia pré-cirúrgica

O tratamento ortodôntico é invariavelmente necessário antes do paciente se submeter à cirurgia. Geralmente é necessária a utilização de aparelhos fixos. O ortodontista realiza a descompensação da dentição, juntamente com o alinhamento e a coordenação dos arcos dentários para permitir a obtenção de uma oclusão pós-operatória satisfatória. A descompensação envolve mover os dentes novamente aos seus alinhamentos e angulações normais em relação às suas bases esqueléticas, freqüentemente revelando o problema esquelético real (Figura 18.6).

Em casos tipo C não se recomenda nivelar o plano oclusal inferior pré-cirurgicamente, o que permite que o cirurgião obtenha um perfil facial mais satisfatório por alongamento da porção inferior da face. A oclusão pós-cirúrgica imediata obtida, geralmente consiste de contatos do tipo "calcanhar e dedo do pé" devido a uma curvatura incorreta do plano oclusal inferior. Pós-cirurgicamente o ortodontista é capaz de extruir os dentes para uma oclusão final satisfatória e estável.

Ortodontia pós-cirúrgica

Na maioria dos casos envolve um ajuste fino da posição dos dentes. Em casos do tipo C o paciente deve estar consciente de que uma quantidade considerável de tratamento ortodôntico é necessária para estabelecer a relação final de oclusão.

O paciente com fissura

A hipoplasia do terço médio está comumente associada com pacientes que apresentam fenda palatina e labial, o que é devido a uma grande fibrose de uma reparação

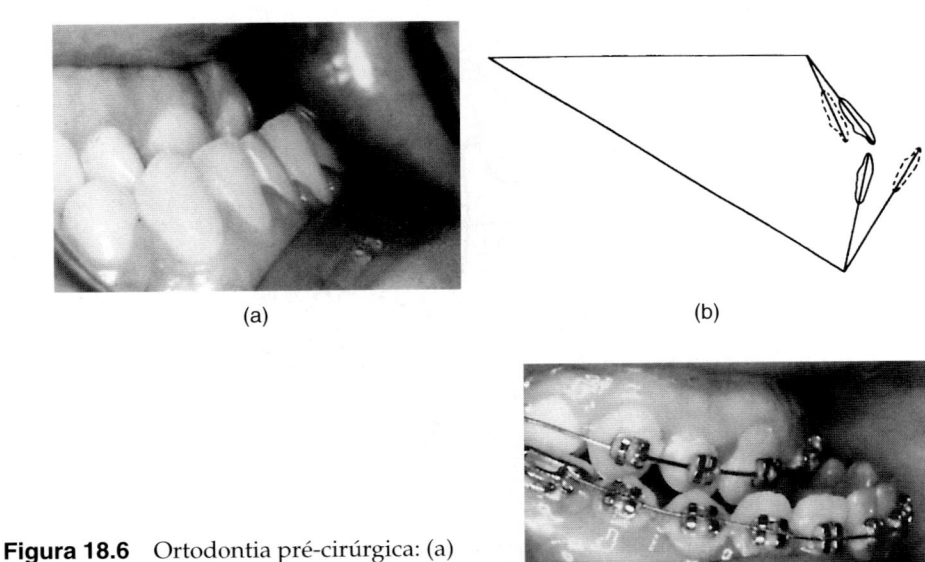

Figura 18.6 Ortodontia pré-cirúrgica: (a) antes do tratamento (b) piora aparente da maloclusão (c) descompensação para se obter uma angulação ideal dos dentes.

primária que perturba um desenvolvimento normal da maxila e, dessa forma, osteotomias para avanço são freqüentemente necessárias para estabelecer uma oclusão e perfil facial mais normal.

Enxertos ósseos alveolares

É freqüentemente realizado para restabelecer a continuidade do alvéolo e permitir a erupção do dente canino.

Considerações ortodônticas

A terapia ortodôntica com aparelhos fixos é necessária e envolverá expansão dos arcos maxilares estreitos.

Considerações cirúrgicas especiais

A fibrose após a cirurgia primária pode ter impacto na habilidade do cirurgião de avançar a maxila para uma posição satisfatória. Também é importante levar em consideração o modo de falar do paciente pois a fonação nasal pode ser exacerbada por um avanço maxilar devido a uma incompetência velofaringeana. As fístulas buconasais estão freqüentemente presentes e cirurgias maxilares podem tanto produzi-las ou aumentá-las.

Cirurgia ortognática

É a cirurgia para corrigir deformidades faciais e as maloclusões associadas, (orto = corrigir, gnatos = mandíbula); a cirurgia envolve a realização de secções ósseas (osteotomias). Os pacientes são analisados em conjunto pelo cirurgião bucomaxilofacial e pelo ortodontista e o contato e as consultas conjuntas são essenciais para um ótimo resultado do tratamento.

Procedimentos mandibulares

Osteotomia sagital

É utilizada para reposicionar a mandíbula anteriormente ou posteriormente. O procedimento é realizado por meio de uma incisão intrabucal e pode ser fixado internamente com parafusos ou placas. A desvantagem do procedimento é a incidência relativamente alta de perda de sensibilidade permanente do lábio inferior como resultado de lesão do nervo alveolar inferior (Figura 18.7).

Osteotomia vertical subsigmóide

É geralmente realizada por meio de uma incisão intrabucal embora tenha sido utilizada uma incisão extrabucal previamente. Somente é utilizada para reposicionamento posterior da mandíbula, e para assimetrias mandibulares menores. Representa um baixo risco de lesão ao feixe neurovascular mandibular. A maior desvantagem do procedimento é que não se pode usar a fixação interna quando o procedimento é realizado intrabucalmente, de forma que a imobilização intermaxilar é necessária (Figura 18.8).

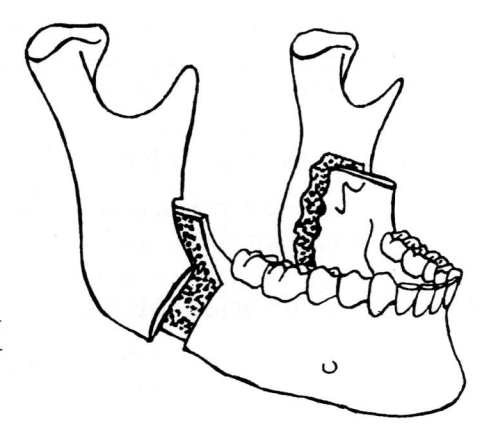

Figura 18.7 Osteotomia sagital. As secções ósseas podem ser fixadas rigidamente usando placas e parafusos (Capítulo 14). Reproduzido por gentil permissão da VU Press, Amsterdam.

Genioplastia

Não tem efeito na oclusão mas é utilizada para ajustar a aparência facial pela redução ou aumento da profundidade e proeminência do mento. Pode ser usada para se obter simetria do mento e é realizada por meio de uma incisão no sulco labial inferior.

Procedimentos na maxila

Osteotomia Le Fort I

A posição da maxila pode ser alterada em todas as dimensões exceto posteriormente. É realizada por meio de uma incisão intrabucal e a desarticulação da maxila do esqueleto facial pode ser obtida por uma série de secções ósseas.

Osteotomia Le Fort I alta

A altura da osteotomia pode ser elevada para se obter maior proeminência da porção média da face após movimentos anteriores (Figura 18.9).

Avanço maxilomalar

É utilizado para melhorar deficiências de proeminência na região dos ossos da maçã do rosto (malares).

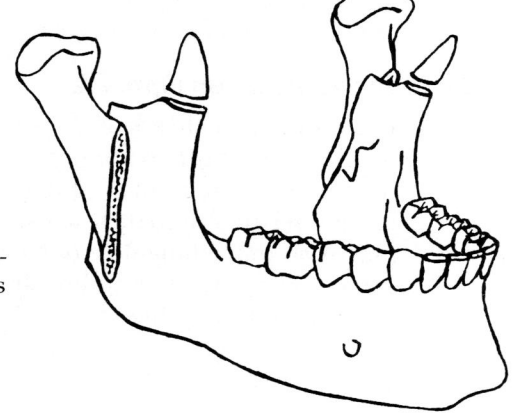

Figura 18.8 Osteotomia vertical subsigmóide. É difícil de se fixar rigidamente as secções ósseas quando realizadas via intrabucal. Deve-se utilizar imobilização maxilo-mandibular (Capítulo 14).). Reproduzido por gentil permissão da VU Press, Amsterdam.

Osteotomia Le Fort II e Le Fort III

Essas seguem as linhas de fratura após traumas faciais como descrito por Le Fort (Capítulo 14). São realizadas menos comumente e utilizadas principalmente para tratar anormalidades craniofaciais como a síndrome de Treacher-Collins.

A cirurgia segmentar raramente é necessária e, de fato, é um reflexo da pobre cooperação entre o ortodontista e o cirurgião. Ela está freqüentemente associada com um resultado deficiente tanto em termos de aparência facial final e problemas periodontais ou lesões dentárias iatrogênicas.

A fixação interna pode ser usada para evitar a necessidade de imobilização maxilo-mandibular na maioria dos casos excluindo-se aqueles pacientes que se submetem à osteotomia vertical subsigmóide; a imobilização intermaxilar se necessária é realizada por meio de aparelho ortodôntico fixo.

Deformidade facial assimétrica

Na natureza a simetria facial raramente (se é que) existe e portanto a deformidade facial assimétrica pode existir de uma forma branda na maioria dos indivíduos e pode envolver simplesmente uma falta de coincidência entre as linhas faciais e dentárias. Alguns indivíduos apresentam um problema de magnitude tal que os situa fora da faixa de variação normal, e freqüentemente apresenta uma patologia subjacente.

Os indivíduos com deformidade facial assimétrica freqüentemente requerem investigações especiais para auxiliar tanto no diagnóstico e no plano de tratamento eventual, como imagens em 3D e a utilização de modelos tridimensionais. Se houver a suspeita de hiperplasia condilar então se utiliza isótopos de tecnécio para definir se o centro de crescimento condilar ainda está ativo antes de se partir para uma correção cirúrgica.

Microssomia hemifacial

É uma condição na qual os derivativos do primeiro arco branquial estão incompletos ou deficientes. A orelha geralmente está afetada juntamente com um encurtamento do ramo mandibular e com graus variáveis de anormalidade da articulação temporomandibular. A correção cirúrgica é complexa e envolve a colaboração entre o cirurgião bucomaxilofacial, o ortodontista e o protesista facial. A cirurgia envolverá o nivelamento da inclinação oclusal devido ao encurtamento do ramo, e cirurgia reconstrutiva para restaurar a simetria facial (Figura 18.10).

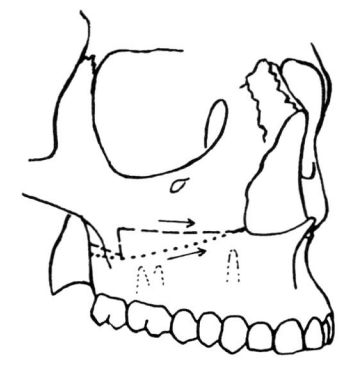

Figura 18.9 Osteotomia Le Fort I. Uma vez mobilizada a maxila pode ser movida para frente, para cima e para baixo. Reproduzido por gentil permissão da VU Press, Amsterdam.

Hiperplasia condilar

A hiperplasia condilar surge quando o centro de crescimento condilar se reativa após cessar o desenvolvimento normal ou quando uma atividade desigual durante o desenvolvimento normal produz uma assimetria mandibular. A correção pode envolver osteotomias tanto na maxila quanto na mandíbula para corrigir inclinações oclusais e pode também requerer ortodontia pré-cirúrgica (Figura 18.11).

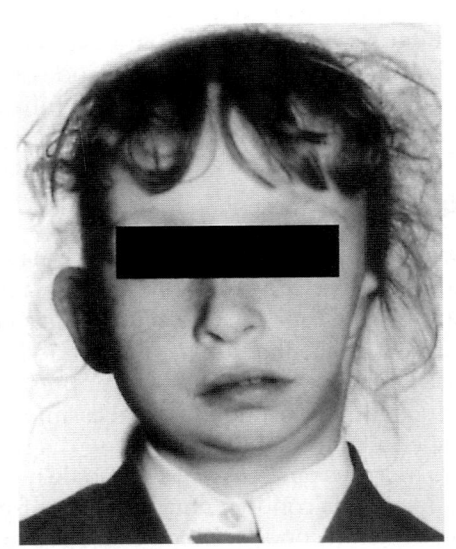

Figura 18.10 Microssomia hemifacial.

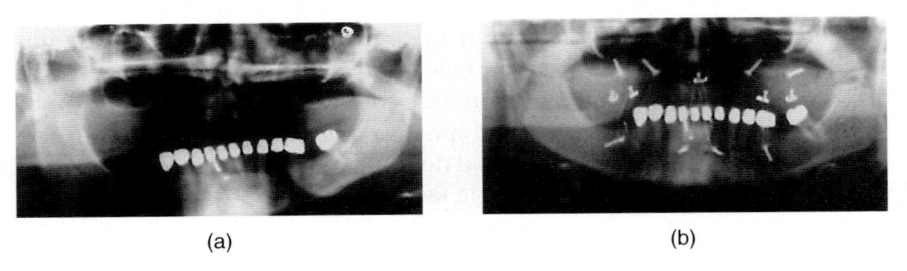

(a) (b)

Figura 18.11 Hiperplasia condilar. (a) A inclinação oclusal pode ser vista nitidamente. A linha média mandibular está desviada para a esquerda. (b) Foi realizada uma osteotomia mandibular unilateral no lado direito. O paciente era desdentado na maxila.

Leitura Complementar

Tuinzing D.B., Greebe, R.B., Dorenbos, J. & van der Kwast, W.A.M. (1993) *Surgical Orthodontics - Diagnosis and Treatment*. VU University Press, Amsterdam.

Índice

Abscesso 160-162
  cerebral 171
  dentário 160-161
  drenagem de 85-86, 163-164
  periapical 166-167, 174-175
  subperiostal 167-168
Acidente vascular cerebral 55-56
Actinomicose 174-175
Adenoma pleomórfico 248-249
Adquirida, síndrome da imunodeficiência (AIDS) 227
Alveolar, aumento de rebordo 155-156
Alveolectomia 146-149
Alveolite (osteíte alveolar localizada) 141
Amarria em ilhós 209-210
Ameloblastoma 188-189
Anafilático, choque 50-51, 58-59
Analgésicos 59-60, 63-64
Anemia de células falciformes 41-42
Anemias 40-42
Anestesia
  em distúrbios hemorrágicos 45-46
  em fraturas 208-209
  escolha da 77-78
  local 62-63
  na infecção aguda 164-165
Anestesia local com sedação 77-78
Angina de Ludwig 172
Angioedema 37-38
Antibacterianos 59-60, 64-65, 162-163
Anticoagulantes 43-44
Antrostomia nasal 136-137
Aparelho de sucção 67
Apicetomia 181-182
Aprofundamento de sulco 152, 154
Armação metálica craniana 220-221
Articulação temporomandibular 251-252
  diagnóstico 251-252
  exame 17, 252
  luxação 254-256
  osteoartrose 253-254
  síndrome da disfunção dolorosa 253
Artrite reumatóide da ATM 251-252
Asma 45-46
Aspiração por agulha fina (FNA) 244-245
Assepsia 77-78
Atendimento ao paciente de ambulatório 32-33
Atendimento ao paciente internado 24
Aterosclerose 38-39

Bandagem 194
Barras 209-212
Biópsia 226-227, 230-231, 244-245
Bronquite 45-46
Bruxismo 253

Cálculos salivares 246-247
Câncer bucal 226-227
  apresentação 227
  avaliação 230
  disseminação 228-229
  etiologia 227
  princípios de controle 229-230
Caninos maxilares, não-erupcionados 111, 123-124
Carcinoma adenóide cístico 242-244
Cardíaca
  insuficiência 39-40
  massagem 54-55
  parada 53-54
Celulite 163-164, 172
Celulose oxidada 44-46, 107-108
Ceratocisto 178-179
Choque cirúrgico 51
Cintilografia 244-245
Cinzéis, uso de 80-81
Cirurgia a *Laser* 67, 226-227
Cirurgia microvascular 67-68, 233-234
Cirurgia pré-protética 145

alveolectomia 146-149
aprofundamento de sulco 152, 154
aumento de rebordo 155-156
frenectomia 151-152
hiperplasia por prótese 151-152
implantes 156-157
toro 147-148
Cisto dermóide 190-191
Cisto globulomaxilar 189-190
    gliceriltrinitrato 39-40
    luvas, colocação 72-73
Cistos 177-178
    aspiração 180
    avaliação dos 180-181
    definição dos 177-178
    diagnóstico 178-181
    muco 242-243
    radiografia 179
    tecido mole 190-191
    tipos 177-178
    tratamento de 181-182
Coleta cirúrgica 19-20
Complicações pulmonares pós-operatórias 30-31
Condilar, fratura 213-214
    hiperplasia 269-270
Conjuntivite pós-operatória 30-31
Consentimento informado 25
Corticosteróides 36-37
Corticosteróides adrenais 36-37
Cuidado intensivo 31-32
Cuidado pré-operatório
    medicação 59-60
    pacientes externos 32-33
Cuidados hospitalares do paciente internado 24, 30-31
Curativos para alvéolos 64-65

Debridamento de feridas 85-86
Deformidade facial 260-261
    assimétrica 269-270
    avaliação 261-262
    cirurgia ortognática 266-267
    ortodontia 260-261, 264, 266
    paciente com fenda 266-267
    plano de tratamento 264, 266
    simétrica 262-263
Dentes impactados 109-111
Dentes não-erupcionados 109-110
    diagnóstico 110
    impactação 120-121, 111
    radiografia 110
    tratamento 114-115
        caninos, maxilares 123-124
        dentes supranumerários 126-127

divisão 117-118
exposição 114-115
remoção óssea 122-123
retalhos 121-122, 125-127
terceiros molares mandibulares 119
terceiros molares maxilares 123-124
Dentes supranumerários 126-127
Deslocamento da ATM 139-140, 254-255
Desmaios 50-51
Diabete 36-37
Diagnóstico 15-16, 21-22
Dieta após cirurgia bucal 24-26
    deslocamento de disco 252
Distúrbios internos da ATM 254-255
Doença cardíaca coronariana 38-39
Doença de Paget 46-47
Doenças hemorrágicas 41-42
Drenos 85-86

Edema pós-operatório 141-142
Elevadores 98-99, 117-118
Emergências em cirurgia bucal 49
    acidente vascular cerebral 55-56
    ataques epiléticos 46-47
    choque anafilático 50-51
    choque cirúrgico 51
    colapso 49
    coma diabético, choque insulínico 37-38
    comunicação oro-antral 131-132
    crise por corticosteróde 36-37
    desmaios 50-51
    fraturas dos maxilares 192-193
    hemorragias 44-45, 83-84, 139-140
    obstrução respiratória 51-52
    parada cardíaca 53-54
    trombose coronariana 38-39
Endocardite 39-40, 60-62
Endocardite infecciosa 39-40, 60-62
Enfisema, cirúrgico 141
Enucleação de cistos 183-185
Epilepsia 46-47
Equipe cirúrgica 70-71
Escovação 72-73
Exame da boca 17-18
Extração dentária 92-93
    alveolectomia 146-149
    avaliação para exodontia 92-93
    complicações da
        alvéolo dentário infectado 141
        dentes fraturados 129-130
        dificuldade em se obter anestesia 128
        dor 128, 141-142
        edema 128-129, 141-142
        enfisema, cirúrgico 141

extração do dente errado 128-129
fístula oro-antral 131-132
fratura da tuberosidade 138-139
fratura dos maxilares 139-140
hemorragia 139-140
instrumentos fraturados 142-143
lesão ao tecido mole 138-139
luxação da ATM 139-140, 254-255
perda de dente ou raízes 130-131
raiz no antro 131-132, 136-137
resistência anormal 128-129
trismo 128-129, 142-143
dentes decíduos 102-103
elevadores dentários 98-99
fórceps dentários 94-95

Faringite pós-operatória 30-31
Febre (pirexia) 29-30, 160-161
Fístula oro-antral (comunicação) 131-132
Fístula oro-antral 131-132
Fixação cranio-maxilar 220-221
Fixação intra-óssea das fraturas 211-213, 208-209
Fluidos intravenosos 31-32
Fluidos, balanço 25-26, 30-31
  reposição 193
Fórceps, extração dentária 94-95
Fraturas de malar 198-199, 214-215
Fraturas dentárias 129-130
Fraturas dos maxilares 192-193
  anatomia aplicada 194-195
  anestesia para 208-209
  avaliação 192-193
  complicações de
    infecção 222-223
    não-união 221-222
    perda óssea 222-223
    remoção de placas 221-222
    trismo residual 223
    união deficiente 221-222
    união tardia 221-222
  controle de infecção 194, 63-64
  diagnóstico 199-200
  emergência, atendimento de 193
  exame 199-200
  feridas de tecidos moles 209-210
  hemorragia retrobulbar 215-216
  imobilização
    amarria circunferencial 219-220
    amarria em ilhós 209-210
    amarria transalveolar 219-220
    bandagem 194
    barras 210-212
    fixação craniomaxilar 220-221

    fixação intermaxilar (IMF) 209-210, 267-269
    goteiras de Gunning 218-219
    placas, colocação de (ORIF) 211-212, 214-215, 208-209
  malar (zigoma) 198-199, 214-215
  mandíbula 194-195, 209-210, 211-212
    côndilo 194-195, 213-214
  maxila 198-199 216-217
  radiografia 201-202
  redução 207-208
  reparo ósseo 206-207
  terço médio 196-197, 214-215
  tuberosidade 138-139
Fraturas Le Fort 197-199, 216-217
Fraturas mandibulares 194-195, 209-212
Frenectomia 151-152

Glândulas salivares 241-242
  cálculos 246-247
  cistos 242-243
  infecções 247-248
  tumores 242-244, 248-249
Glândulas submandibulares
  cálculos 246-247
  excisão de 249-250
Glasgow, escala de coma de (GCS) 194
Goteiras
  de Gunning 218-219
  para distúrbios da ATM 253-254
Granuloma reparador de células gigantes 180-181
Gravidez 36

Hemangioma 67-68, 180-181
Hemofilia 42
Hemorragia
  ataque de 44-45, 83-84, 139-140
  fatores de coagulação 43-44
  pós-extração 139-140
Hemorragia pós-extração 139-140
Hepatite 46
Hidróxiapatita de cálcio 156-157
Higiene bucal 28-29, 33-34
Hiperplasia de prótese 151-152
Hipertensão 38-39
Hipertireoidismo 36
História, obtenção 15-16
Hospital-dia 23-24, 32-33, 77-78

Implantes 156-157
Implantes osseointegrados 156-157
Infarto do miocárdio (MI) 38-39
Infecções 159
  aguda 159

abscesso subperiostal 167-168
angina de Ludwig 172
disseminação pelos planos fasciais 168-169
drenagem 29-30, 163-164
drogas antibacterianas 59-60, 64-65, 162-163
glândulas salivares 247-248
mandíbula 172
maxila 171
maxilares em crianças 173-174
osteomielite 172-173
periapical, dentária 166-167
pericoronarite 164-165
prevenção 77-78, 89-90
tratamento, princípios de 161-162
crônica 174-175
actinomicose 174-175
periapical 174-175
tuberculose 174-175
Instrumentos
compressas 69-70
cuidados dos 67-68
esterilização 68-69
Investigações especiais 19-21

Leucemia 41-42
Leucoplasia 225-226
Linfadenite 170-171
Linfonodos 17-18, 160, 170-171, 228-233
Língua 17-18

Maloclusão 260-261, 264, 266
Marsupialização 186-188
Menstruação 36
Micção 27-28
Microssomia hemifacial 269-270
Mordida aberta anterior 199-200, 203-204, 262-263
Mordida aberta anterior 199-200, 203-204, 262-263
Morte na cirurgia 56-57
Motor odontológico 67

Obstrução respiratória 51-52
Olhos 200-201, 215-216
Osso
corte do 80-81
doenças generalizadas do 46-47
enxertos de 155-156, 222-223
osteomielite 172-173
osteorradionecrose 237-238
reparo 206-207
substitutos 156-157
Osteoartrose 253-254
Osteomielite 172-173

Osteorradionecrose 237-238
Osteotomia
mandibular 266-267
maxilar 268-269
Osteotomia mandibular 266-267
Osteotomia maxilar 268-269
Osteotomia sagital 266-267

Paramentação 72-73
Parotidectomia 249-250
Pericoronarite 164-165
Placas – fraturas 211-212, 214-215, 208-209
Planos fasciais 168-169
Plaquetas – anormalidades das 42, 44-45
Pós-operatório
complicações 29-30
cuidados 28-29, 33-34
instruções 34
medicação 29-30
Pré-avaliação clínica (PAC) 32-33
Pré-câncer bucal 225-226
alteração de campo 226-227
displasia 226-227
Prótese imediata 146-147
Próteses articulares e válvulares 40-41
Próteses imediatas 146-147

Quimioterapia 238-239

Radioterapia 236-237
efeitos biológicos da 236-237
osteorradionecrose 237-238
Raízes no antro 131-132
Raízes, extração das 105-108
Rânula 242-243
Reações adversas a drogas 65
Respiração artificial 54-55
Ressonância magnética 230-231
Retratores 81-82

Sala e ambiente cirúrgico 66
Sangue
anemia 40-42
anticoagulantes 43-44
coagulação do 43-44
doenças hemorrágicas 40-41
leucemia 41-42
Sedação
com anestesia local 59-61
inalação 61-62
pré e pós-operatório 59-60
Seios maxilares (antro) 17-18, 131-132

Sialoadenite 248-249
Sialografia 244-245
Sono 27-28
Sutura 86-87

Talassemia 41-42
Taxa normalizada internacional (INR) 43-44
Terceiros molares não-erupcionados, (impactados) 119, 164-165
Tomografia computadorizada (TC) 203-204, 206-207, 230-231
Tonsilas 17-18
Toro 147-148
Transalveolar, abordagem 105-106
Traqueostomia 52-53, 208-209
Traumatismo na cabeça 193
Trismo 128-129, 142-143, 223, 255-256
Tuberculose 250

Tuberosidade, redução da 150-151
Tumores 224-225
   benignos, tratamento 211-212
   biópsia 226-227, 230
   cirurgia 231-232
   das glândulas salivares 248-249
   dissecação do pescoço 232-233
   disseminação 228-229
   estágios 230-231
   quimioterapia 238-239
   radioterapia 236-237
   reconstrução 233-234
   ressecção 232-233

Vestibuloplastia 154-156
Vírus da imunodeficiência humana (HIV) 46
Vômito, pós-operatório 29-30, 63-64
Von Willebrand, doença de 43-44